主动健康
与
康复丛书

肿瘤
家庭康复

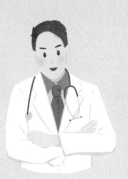

丛书主编　燕铁斌

主　编　王晓稼　龚黎燕

副主编　卢丽琴　罗建文

U0233092

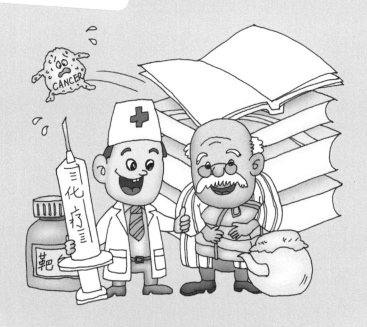

电子工业出版社
Publishing House of Electronics Industry
北京·BEIJING

图书在版编目（CIP）数据

肿瘤家庭康复 / 王晓稼，龚黎燕主编 . —— 北京：电子工业出版社，2022.6
（主动健康与康复丛书）

ISBN 978-7-121-43523-2

Ⅰ．①肿… Ⅱ．①王… ②龚… Ⅲ．①肿瘤－康复 Ⅳ．① R730.9

中国版本图书馆 CIP 数据核字 (2022) 第 085822 号

责任编辑：汪信武
印　　刷：北京虎彩文化传播有限公司
装　　订：北京虎彩文化传播有限公司
出版发行：电子工业出版社
　　　　　北京市海淀区万寿路 173 信箱　　　　邮编：100036
开　　本：720×1000　1/16　　　　印张：19　　　　字数：310 千字
版　　次：2022 年 6 月第 1 版
印　　次：2023 年 10 月第 2 次印刷
定　　价：108.00 元

凡所购买电子工业出版社图书有缺损问题，请向购买书店调换。若书店售缺，请与本
社发行部联系，联系及邮购电话：(010) 88254888，88258888。

质量投诉请发邮件至 zlts@phei.com.cn，盗版侵权举报请发邮件至 dbqq@phei.com.cn。

本书咨询联系方式：QQ 20236367。

主动健康与康复丛书

《肿瘤家庭康复》
编委会名单

沈　霞（中国科学院大学附属肿瘤医院）

张　峰（永康市中医院）

张鹏海（永康市中医院）

陈　超（中国科学院大学附属肿瘤医院）

陈　韵（浙江省人民医院）

罗建文（厦门市中医院）

周利群（中国科学院大学附属肿瘤医院）

周琴飞（中国科学院大学附属肿瘤医院）

赵永明（义乌天祥医疗东方医院）

赵佳正（中国科学院大学附属肿瘤医院）

俞新燕（中国科学院大学附属肿瘤医院）

贾　勤（浙江省人民医院）

高文仓（浙江省新华医院）

郭　勇（浙江省中医院）

龚黎燕（中国科学院大学附属肿瘤医院）

眭明红（华中科技大学协和深圳医院）

覃　晶（中国科学院大学附属肿瘤医院）

楼寒梅（中国科学院大学附属肿瘤医院）

蔡凌旸（厦门市中医院）

廖小方（衢州市人民医院）

潘月龙（杭州市第一人民医院）

瞿　丽（杭州市第一人民医院）

漫　画　龚黎燕

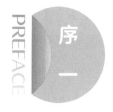

健康是人生最大的财富。

健康最基本的要求是脏器无疾病，身体形态发育良好，体形匀称，人体各系统具有良好的生理功能，有较强的身体活动能力和劳动能力。现在，健康的涵义更为广泛，包括躯体健康、心理健康、社会健康等诸多方面。

国家发布的《"健康中国2030"规划纲要》提到："健康是促进人的全面发展的必然要求，是经济社会发展的基础条件。实现国民健康长寿，是国家富强、民族振兴的重要标志，也是全国各族人民的共同愿望。"由此可见，国家对国民健康的重视程度。没有全民健康，就没有全面小康。目前的"以疾病治疗为中心"的被动医疗模式，难以解决人的健康问题，也不可持续。实现由以疾病治疗为中心向以促进健康为中心的主动健康模式的转变，已经成为当下健康管理的重要任务。

主动健康，就是主动获得持续的健康能力、拥有健康完美的生活品质和良好的社会适应能力。其倡导的是主动发现、科学评估、积极调整、促进健康的理念。主动健康，首先意味着每个家庭、每个国民都要对自己的健康负责；意味着广大医务工作者要以人民健康为中心，开展医学研究，提高临床工作的能力，关注生命全周期、健康全过程；意味着政府及相关部门要把健康融入万策，有效实施健康影响因素评估，为健康中国战略奠定坚实的基础。

在这样的大背景下，"主动健康与康复丛书"应运而生。本套丛书从临床常见病、多发病入手，通过简洁明了的疾病描述，详细生动的指导措施，使读者在轻松阅读间就普及了主动健康与康复的理念；同时，还可以根据书中提供的内容快速掌握适合自己病情的康复和预防方法。

希望本套丛书的出版，能促进主动健康先进理念的推广，为推进健康中国的建设、营建和谐社会做出贡献。

故乐之为序。

美国医学科学院外籍院士

南京医科大学第一附属医院康复医学中心主任

2021年夏

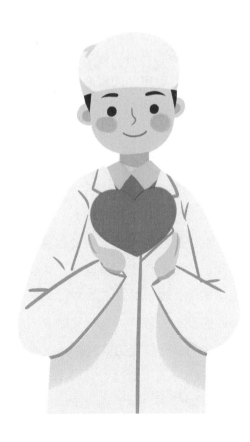

序二

健康是每个人穷尽一生所追求的目标，人活着就是希望自己能健康、快乐地享受生活！

根据《世界卫生组织宪章》中的定义："人的健康并非是指没有疾病或不虚弱，而是指个体自身的躯体、精神与社会处于一种完美和谐的状态"。基于此，我们今天关注的健康应该包括生理健康、心理健康和良好的社会适应能力，且构建这种完美和谐的状态应该是个体可以主动参与的一个充满变化的过程。"主动健康"是在国家提出《"健康中国2030"规划纲要》后医学界频频出现的一个充满正能量的词汇。对普通大众来说，"主动健康"就是主动获得持续健康、拥有健康完美的生活和良好的社会适应能力。

"主动健康"是针对"被动健康"或"被动医学"而言的。"被动医学"或被称为"对抗医学"，它忽视了人体的自我修复和主动参与的能力，它是以个体的病灶为攻击目标，倾向于通过药物或者手术对抗、压制、切割和消除这些现象，过于追求疾病的缓解或者各项生理指标的正常，而忽略了个体作为一个整体的功能价值。因此，"主动健康"不仅适合健康人群，同样也适合患有各种疾病的人群。从生命走过的时间长轴来看，如果说以预防和治疗疾病为主的现代医学是推动生命向"右"发展，那么以自我管理和积极参与为中心的"主动健康"则是推动生命向"左"发展的一个全新的医学模式。

我的健康我做主！我的健康我管理！

为了顺应国际医疗保健趋势，将主动健康和健康管理的基本知识和方法传授给公众，在电子工业出版社的积极策划下，我们组织了国内一批从事健康管理和临床康复的专家，编写了这套"主动健康与康复丛书"。本套丛书的编写宗旨一是普及主动健康与康复理念，让患者及其家属能比较容易地找到适合自己病情的康复方法；二是介绍一些常用的可以在社区及家庭开展的适宜康复技术，方便患者及其家属在社区和家庭开展自我康复，实现主动参与健康管理的目标。

"健康管理"或称"管理健康"（Managed Care）这个概念，是20世纪50年代末在美国被提出的。在中国，"健康管理"是以现代健康的概念（生理、心理和社会适应能力）和全新的医学模式（生理－心理－社会）以及祖国医学（中医）治未病的理念为指导，以现代医学和现代管理学的理论、技术、方法为干预手段，对健康状况及其影响因素全面评估、有效干预，其目的是用最小的投入获取最大的健康效益。因此，"主动健康"的核心就是"健康管理"。

　　"十三五规划"之后，国家提出了建设"大健康"的构想，大力推动人民群众健康从被动医疗转向主动健康管理。随着国内经济的发展、全民医疗的实现，以及慢性病、老年人口的增加，康复对象不断增多，康复市场不断拓展。党和各级政府对康复的重视，进一步推动了国内康复的全面提速发展。此外，分级诊疗模式下的医院－社区－居家康复一体化的出现，使得康复理念已经开始从医院延伸到社区、家庭。患者及其家属越来越不满足于传统的院内康复，渴望能了解康复、参与康复。因此，"主动健康与康复丛书"的出版顺应了社会的发展和需求。

　　"主动健康与康复丛书"的顶层设计采取开放式的编写模式，即根据普通大众和患者及其家属的需求以及市场反馈不断增加新的分册。每一分册针对某一种（类）疾病的家庭康复，希望每一分册都能成为一个独立的家庭康复医生。书的内容力求文字简洁，通俗易懂，贴近大众。为了方便家庭使用，每一分册还充分利用了多媒体资源，尽可能配了一些简单易学的插图和小视频。

　　承蒙参与本套丛书的各位专家和出版社的信任，让我担任"主动健康与康复丛书"的总主编，定当不负韶华，只争朝夕；也感谢美国医学科学院外籍院士、南京医科大学第一附属医院康复医学中心主任励建安教授欣然为本书作序，为本套丛书锦上添花！

中国康复医学会副会长
广东省康复医学会名誉会长
中山大学康复治疗学系副主任

2021 年夏于广州

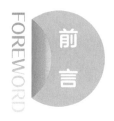

在康复治疗过程中，有些问题是有共性的。大部分恶性肿瘤患者在完成初步治疗（如手术以及放、化疗）后，还需要一个相当漫长的康复过程。肿瘤患者的康复治疗需要家庭、社会和医护人员共同参与、积极配合才能达到康复的目的。肿瘤患者的康复治疗既离不开广大病友的自身努力，也离不开家人的理解与配合，更离不开医护人员的专业指导。例如：肿瘤患者到底该怎么吃才是合理的；手术治疗后还能像以前一样去上班吗；肿瘤患者到底该不该去健身运动；肿瘤患者需要服用的药物较为特殊，在家用药该注意些什么；妇科肿瘤手术以后还能生育吗；为什么肿瘤患者脾气会变得这么难相处；这些都需要相关专业人员才能正确的回答。而临床医生们日常工作繁忙，难以反复回答患者一系列具有重复性的康复治疗问题。为了解决这一矛盾，2019年，我们组织专家编写并出版了《肿瘤居家康复指导》一书。该书出版后读者反响较好，但也提出了很多宝贵的意见和建议。

近年来，国内专家提出了"主动健康"的概念。电子工业出版社抓住时机，与中国康复医学会副会长燕铁斌教授达成一致意见，组织编写"主动健康与康复丛书"。由于我们团队有编写《肿瘤居家康复指导》一书的经验，从而欣然承担了编写《肿瘤家庭康复》一书的任务。

该书是在总结《肿瘤居家康复指导》编写经验及读者反馈的意见基础上编写而成的。旨在从专业角度出发，用通俗易懂的语言，指导肿瘤患者进行康复治疗，并回答一些常见问题。力求让本书的内容与时俱进，贴合广大病友的需求和阅读习惯。

本书简明地介绍了肿瘤相关的一些常识，读者可以客观、清晰地认识肿瘤常见治疗模式和药物，以及可能带来的一些并发症，并正确面对。读者可以根据自身需要，有针对性地选读不同内容。如恶性肿瘤相关的饮食管理如何进行，了解肿瘤术后的生育、美容问题，以及康复期间如何处理工作、心理问题，呼吸、消化、心血管各系统的常见症状以及管理方法均有篇幅讲述。对于需要长期服用抗肿瘤药或镇痛药的患者，本书在家庭用药和疼痛管理上特地详细讲述了相关常识。

本书若能对患者的康复过程有所助益，我们的编者就深感欣慰了！尽管我们也尽心尽力地想将内容写好，但由于医学知识更新较快，本书内容难免有疏漏和不妥之处，欢迎广大读者批评指正。愿此书能继续携手广大病友读者，战胜病魔，享有高品质的生活！

2022年4月

CONTENTS

目录

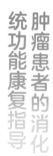

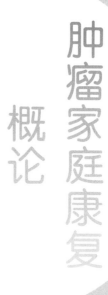

Part 1

肿瘤家庭康复概论

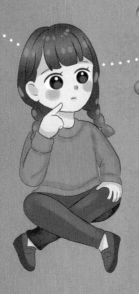

1　早诊早治，恶性肿瘤康复可期

2　肿瘤患者家庭康复所涉及的范围

3　肿瘤患者康复展望

早诊早治，恶性肿瘤康复可期

　　恶性肿瘤是全球重大公共卫生问题之一，严重威胁着人类的健康，是 21 世纪人类健康的第一杀手。近几十年来，发展中国家的肿瘤发病率呈现快速上升的趋势。我国作为一个发展中大国，恶性肿瘤发病的形势也愈发严峻。2021 年 1 月，世界卫生组织国际癌症研究机构（IARC）发布了 2020 年全球最新癌症负担数据，统计了全球 185 个国家 36 种癌症类型的最新发病率、死亡率情况，以及癌症发展趋势。2020 年，全球 1930 万人被新确诊为癌症，以女性为主的乳腺癌新发患者数首次超过肺癌，成为全球最常见的癌症。中国 2020 年新发癌症 457 万人，占全球的 23.7%，其中肺癌发病仍居首位，其次为结直肠癌、胃癌以及乳腺癌。2020 年全球有近 1000 万人死于癌症，其中中国癌症死亡人数约 300 万，占全球癌症死亡总人数的 30%，中国无论新发癌症人数或癌症死亡人数均位居全球第一，形势较为严峻。这提示肿瘤已经成为我国民众的常见病与多发病，严重威胁着国民的身体健康和生命。

　　尽管恶性肿瘤被称为不治之症，但是，随着科学技术的不断发展、人们对疾病的认识不断加深，众多科学的防癌、治癌手段被广泛应用，我们坚信癌症最终会被战胜。回顾人类的抗癌历程，人们逐渐认识到癌症也确实可防可治，大部分早期肿瘤可以治愈，如子宫颈癌、皮肤癌、甲状腺癌、绒癌、部分白血病和淋巴瘤、乳腺癌和结直肠癌等。另外，很多恶性肿瘤尽管不能根治，但是通过综合治疗可以使患者长期生存，也就是"带瘤生存"。

　　数十年来，我国大力推进肿瘤防治工作，不但各省相继成立了肿瘤防治办公室，近年来国家还成立了癌症中心。每年的 4 月 15 日至 21 日，称为"4·15全国肿瘤防治宣传周"，这是中国抗癌协会在1995年倡导发起的，现在已被国家卫健委纳入每年的正式卫生宣传日活动。每年此时，各省（市、自治区）抗癌协会、肿瘤医院、相关人士均会通力合作进行多种形式的肿瘤防治知识宣传，使广大人民群众提高了防癌意识、增加了科学知识。

而且，每年的"4·15全国肿瘤防治宣传周"都有独立的宣传主题，如第一届、第二届（1995年、1996年）的主题是："提倡科学、文明、健康的生活方式；人人参与抗癌防癌活动；癌症可防可治；癌症不等于死亡。"第二十三届（2017年）的主题是"科学抗癌，关爱生命"，副主题为"加强健康教育，远离不良习惯"。这些活动响应《中国防治慢性病中长期规划（2017—2025年）》的要求，通过各种媒体开展形式多样的癌症防治宣传教育，提升公众对癌症核心知识的知晓率，普及科学防癌的理念，引导公众远离不良生活习惯，建立健康的生活方式，实现对癌症的有效防控。

由此可见，随着医学科学及相关学科的快速发展，恶性肿瘤的早期发现、早期诊断与早期治疗，以及诊治水平不断增高，患者长期存活的机会大大增加，恶性肿瘤治愈也是完全有可能的。像手术、放疗和化疗等治疗手段，虽然已尽可能地把肉眼可见的肿瘤完全清除，甚至于达到完全缓解的地步，但也很难保证日后不出现复发或转移。所以很多患者在进行抗肿瘤治疗的同时或完成抗肿瘤治疗之后还是需要进行康复治疗的，主要目的就是尽快恢复自理，正常回归家庭与社会，这就是肿瘤康复方面的问题了。

肿瘤患者家庭康复所涉及的范围

世界卫生组织从成立时就提出："健康是一种在身体上、心理上和社会上的完满状态，而不是没有疾病和虚弱的状态。"因此，肿瘤患者尽管病情严重，但是只要他们身上的肿瘤细胞得到有效控制，并且患者有机会

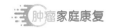

长期生存，我们就有义务帮助他们回归家庭和社会。现今的医学模式已从单纯的生物－医学模式转变为生物－心理－社会医学模式。因为疾病是人的心理、生理和环境（自然的和社会的）体系中所有相关因素相互作用的结果。所以我们面对患者时要做到全面考虑，要意识到疾病是由生理、心理和社会等很多因素共同作用的结果。

肿瘤患者家庭康复所涉及的主要方面包括心理康复，身体与功能康复，生活、社交与职业指导，带瘤生存，维持治疗等。

心理疏导很重要

人一旦得了肿瘤，心理会承受多重的打击，会产生严重的心理问题，或者加重其原有的心理疾病。有些患者从最初的拒绝承认自己得了癌症，到最后被迫接受事实和进入绝望状态，会一直生活在"癌症是不治之症"的阴影中，心理状态很复杂，对生活、家庭、社会的态度会发生很大的变化。

所以肿瘤患者的心理疏导十分重要，希望医院、有关机构和医护人员要高度重视。如何帮助肿瘤患者心理康复？建议可以从这几个方面着手：医护人员尽量多与患者沟通，增强患者及其家属对肿瘤的认知，让患者认识到肿瘤并不可怕，现代医学很强大，有很多肿瘤问题是有办法解决的；动员社会力量，比如志愿者、抗癌协会等，一起帮助肿瘤患者，让他们树立战胜肿瘤的信心。

体质恢复需要正确的营养支持

肿瘤患者是否需要营养支持众说纷纭，多数患者或家属，甚至有些医护人员也认为给肿瘤患者提供营养支持反而会加速肿瘤生长，常常建议患者控制饮食，导致患者"忌口"现象严重，长此以往会出现营养不良，反而耽搁或者延误了抗肿瘤治疗的时机。

实际上，健康饮食对任何个体都至关重要。对于肿瘤患者，健康营养的饮食补充有利于患者顺利完成各类治疗，还能帮助患者保持体力以及保证身体抵抗感染的能力。事实上，大多数有良好饮食营养补充的患者能更好地克服肿瘤治疗过程中产生的毒副作用，并能耐受较大剂量抗肿瘤药物和放疗。而在完成抗肿瘤治疗后，营养状态良好的患者也能更快恢复体质，改善生活质量。

肿瘤患者为什么需要重新融入社会

肿瘤患者是一个特殊的社会群体，应该让他们早日回归家庭和社会，尽可能与正常人一样生活、社交，甚至工作，这也是肿瘤患者康复训练的最终目标。肿瘤患者的一个重要心理特点，就是不愿生活在他人的同情、怜悯中，更怕别人把他们当成另类，甚至误认为肿瘤会"传染"给他人，因而疏远了原有的社交圈，即社交回避问题。所以，建立一个新的社交圈来帮助他/她们恢复自信至关重要。目前较常见的组织是各种"病友群""康复协会"和"沙龙"等，可以帮助患者获得认同感、归属感，从而迈出回归社会的重要一步。这些组织的任务就是科学地引导和帮助患者康复，这是家庭和医疗机构无法替代的。这些组织起初是让患者们互相交流疾病治疗和康复心得，后来逐步发展为患者们在各方面互相帮助，包括重新就业、重新学习、调整人生目标等。

在上述组织的工作中，"抗癌明星"的推选是成功的范例，他们的榜样作用激励着广大病友。所谓的"抗癌明星"，是那些不愿向命运屈服，勇敢地与顽症抗争，在科学的医疗干预下取得胜利的肿瘤患者。这些特殊的"明星"，让肿瘤患者和社会知道：患癌症不等于死亡。自20世纪90年代以来，全国各地先后开展"抗癌明星"评选活动，这些"抗癌明星"大多数为中晚期肿瘤患者，有的生存5年以上，有的甚至长达几十年。有些患者在病愈后还为社会做出了很大贡献。这使得更多的肿瘤患者对治疗充满信心，最终康复并回归社会。

肿瘤患者需要康复治疗。宣传"抗癌明星"、总结交流肿瘤康复的经验，都是为了激励患者振作精神，坚持不懈地与疾病斗争，同时也呼吁社会各界给予肿瘤人群充分的关爱和支持，改善肿瘤患者的治疗环境，让更多的肿瘤患者活下来并重返社会。

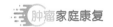

"带瘤生存"意味着"放弃治疗"吗

"带瘤生存"是肿瘤治疗中的特殊阶段或目标。肿瘤是一种致死性疾病，早年的时候，诊疗技术有限，大家都认为只要得了恶性肿瘤就意味着死亡，所以一直以来人们"谈癌色变"。近30年来，世界范围内的肿瘤诊断和治疗水平明显提高，三分之一的肿瘤患者可以被早期诊断与治疗，并得到治愈；三分之一的肿瘤患者可以得到有效控制，并长期生存；另外三分之一的肿瘤患者可以通过有效治疗改善症状、并延长生存时间。因此，让肿瘤患者及其家属接受"带瘤生存"的理念很重要，对于中晚期肿瘤患者而言，这是一种比较务实的方法。特别是一些生长缓慢的肿瘤，如肾癌、孤立性转移癌、单纯骨转移癌等。尽管目前我们还无法做到根治，无法将癌细胞"赶尽杀绝"，但是，通综合治疗实现患者的长期"带瘤生存"，与肿瘤"和平共处"还是有可能实现的，可以把肿瘤治疗当成像高血压、糖尿病、冠心病等慢性病一样去理解，无须过度担心甚至是恐慌。

"带瘤生存"并不是不采取治疗，有肿瘤在身体内，病情随时都有可能恶化。"带瘤生存"也不是听之任之，而是选择适合自己的治疗模式，让肿瘤和机体达到一种暂时的平衡或者相持状态。这符合从"循证医学"发展而来的"个体医学"的理念。

首先，世界卫生组织早已经把肿瘤列为一种慢性病，因为，人类征服肿瘤的梦想还没有实现，病情发展是有一个过程的，不能治愈，终身存在，跟糖尿病、高血压、冠心病一样。其次，如果过度积极治疗也是对机体的一种伤害，临床上经常会遇到一些老年肿瘤患者，儿女们常常选择不惜一切代价去治疗，不但没有获得好的效果，还影响了老年人的生活质量，甚至生存期反而缩短了。因为老年人，以及有较多合并症的患者，身体各种功能都已经退化或者不全，根本无法耐受手术和放疗、化疗。因此，此时完全不必去考虑消灭肿瘤，可以选择相对保守的治疗方式来实现"带瘤生存"。再次，倡导"带瘤生存"并不意味着放弃所有治疗，可以选择良好的时机重新评估病情后选择外科手术、放疗、化疗等方法控制肿瘤，甚至实现治愈也是完全有可能的。

肿瘤的"维持治疗"是什么意思

目前，肿瘤维持治疗已不再是一个陌生的概念，这一概念最初来源于结核病治疗的经验，后续在白血病的治疗中得到了很好的应用。目前很多实体瘤的治疗中都会应用维持治疗的概念，在乳腺癌、肺癌、结直肠癌等实体肿瘤中已经成为共识。肿瘤维持治疗是指肿瘤患者接受若干个疗程（一般是 6~8 个）联合治疗后疾病无进展，为巩固疗效而采取的进一步治疗。维持治疗对于康复期患者尤其重要，比如内分泌治疗、靶向治疗等，是一种低毒、有效的手段。经典的模式是保留其中一种药作为维持治疗直至疾病有进展，另一种方式是换药维持。维持治疗的目的是控制肿瘤更加持久，但是可能需要以更多的毒副作用为代价。所以选择维持治疗的策略必须谨慎。在乳腺癌治疗中，即使是内分泌治疗，也可能产生广泛的毒副作用，如潮热、抑郁、失眠、烦躁、骨质丢失、心血管及血脂异常、妇科疾病等，会长期困扰患者的日常生活。因此，医生要对患者进行全程、全方位的管理，促进患者的身心康复，否则会造成患者中断治疗，使得肿瘤控制不佳。

3 肿瘤患者康复展望

在肿瘤康复事业迅速发展的今天，康复的概念和范畴不断延伸，对于那些已经治愈的肿瘤患者，康复的重点是促使身体、功能、心理等方面的全面康复，目标是走出家庭，走向社会，甚至回归社会，重返工作岗位，再次为社会做贡献。对于部分早期肿瘤患者，这样的目标似乎并不难实现。但是，"恶性肿瘤患者"这样的称呼，像一个巨大的阴影常常笼罩着他们，影响了他们工作与生活的信心以及社交信心与能力等，需要不断调整身心状态。

除了带瘤生存的患者外，一些患者肿瘤控制不佳，剩余的生存时间较短，缺乏有效的抗肿瘤治疗手段，只能通过对症与支持治疗改善症状、延长生存时间，通常称为"姑息治疗"。这个名称在一定程度上阻碍了姑息治疗的实施（尤其是非终末期推行的"早期姑息治疗"），此时患者及医护人员大多会认为这是一种消极疗法，所以怎么定义这样的治疗专家们一直有争议。2012年《柳叶刀•肿瘤学》发布了《亚太地区姑息治疗指南》，认为狭义的"姑息治疗"是针对晚期及终末期肿瘤患者的，而广义的"姑息治疗"则包含三个方面：支持治疗，即针对所有肿瘤患者，贯穿于诊疗全程的活动；姑息治疗，针对晚期肿瘤患者；临终护理，针对终末期肿瘤患者的临终关怀、善终服务。

任何的肿瘤康复，最重要的都是要建立医生、家庭及社会支持体系，并重视肿瘤患者的心理治疗。肿瘤患者不仅忍受着身体上的痛苦，还忍受着极大的精神上的痛苦。在治疗期间他们完全丧失家庭及社会适应性，即使到了康复期，仍需要一个较长的疗养和恢复阶段，不能参加正常的家庭建设、工作、学习和其他社会活动。患者一旦得到了心理上的支持，熟悉治疗和康复方面的知识，就会情绪高涨，增强其战胜疾病的信心。医学界研究证实，健康教育、社会心理治疗这些手段，对于改善肿瘤患者生活质量、延长生存期、提高疗效有非常重要的作用。由此看来，肿瘤患者的全面康复，不仅需要医生的治疗，还需要家庭及社会的辅助。

肿瘤康复是一项系统工程，需要医生、家庭及社会建立支持系统，其中医生无疑起着最为重要的作用，因为患者住进医院接受治疗，最信赖的是医生，把一切希望也都寄托在医生身上。国内外专家为此制订了一系列指南与共识，如《化疗及放疗相关的恶心呕吐防治指南》《发热性粒细胞缺乏症防治指南》《癌症治疗相关的口腔及胃肠黏膜损伤防治指南》《中心静脉导管置入与管理指南》《化疗药物的血管刺激及外渗问题的防治指南》《化疗与靶向治疗及放疗相关性心血管毒性防治指南》《绝经后早期乳腺癌患者血脂异常管理的中国专家共识》《癌痛诊疗指南》《促红素治疗癌性贫血指南》《促血细胞生长因子应用指南》《肿瘤患者骨健康指南》《晚期癌症姑息治疗计划指南》《肿瘤患者妊娠及不育问题指南》《呼吸困难处理指南》《终末期难治症状的镇静治疗指南》，等等。从这些指南和共识的名称中不难看出，支持治疗工作的重心和特点更侧重于抗癌治疗过程中不良反应的防治及症状的控制方面。

Part 2

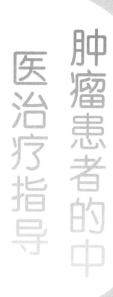

肿瘤患者的中医治疗指导

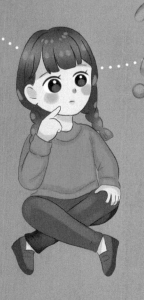

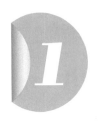

中医药调理在肿瘤治疗中的地位及作用知多少

中医治疗肿瘤是从患者的整体出发、重点关注生病的"人",且以患者主观感受及其治疗结果为评价指标的医学体系。其在人类文明发展史上不断被认知、完善,凝聚了中华民族独有的、完整的理论基础和临床实践经验。在现代医学背景中培养出来的中医肿瘤医生心中,"肿瘤患者"不单单是"人得了肿瘤",更重要的是"得了肿瘤的人"。在现代科学技术进步带来的一个个创新性的抗肿瘤现代治疗过程中,比如"根治性手术""分子靶向治疗""免疫治疗",肿瘤被切除了或缩小了,患者却开始"吃不下""睡不着""拉不出"了,甚则出现肿瘤复发转移。因此,患者有必要了解中医治疗在肿瘤治疗全过程中不同的身份、角色,明确中医治疗作为现代肿瘤不同阶段的辅助治疗地位,从而配合医生来实现最理想的中西医结合治疗。

在以患者为中心的肿瘤全程管理模式中,有很多问题可能会关系到患者是否能顺利接受规范化的现代治疗,从而影响患者最终的治疗结果。这其中包括:围手术期(术前+手术时+术后1个月)治疗阶段(如肠癌患者肠道手术所致肠功能紊乱,很多肠癌手术的患者术后大便次数明显增多,另外如果患者术前体弱,不仅影响患者本身术后的恢复,可能还会耽误术后辅助化疗的治疗时机);辅助治疗阶段(术后的巩固治疗期,如辅助化疗、放疗所致的不同程度的血液学毒性、消化道毒性等可能影响根治性辅助化疗、放疗是否能完成足疗程的问题);随访观察阶段(治疗完成后的康复阶段,包括前期治疗带来的毒性问题、最值得注意的是随访过程是现代医学治疗的盲区，尚没有推荐可用于预防复发转移的药物治疗方式）；晚期患者治疗阶段（包括晚期放疗、化疗毒性问题，患者生活质量和治疗强度权衡的问题，以及恶病质、肿瘤相关疲劳、肿瘤相关抑郁、癌痛等晚期症状管理问题）。这几个阶段中出现的问题，是可以通过中西医结合的治疗方式使患者相关的症状得到一定的改善的。中医治疗确实能使肺癌、大肠癌及肝癌术后患者的 2 年复发转移率下降 6%~8%。

我们想告诉朋友们的是，中医治疗可以作为辅助现代治疗的方式治疗肿瘤，通过"扶正、健脾理气"来"调和阴阳"，强调"整体观"和"辨证论治"。在"整体观"方面，中医治疗注重人 – 瘤关系，肿瘤是全身疾病的一个局部表现，强调人对基本需求的调整；在"辨证论治"方面，重点在于中医药通过影响每个人的状态（证候）来影响疾病发展（预后）。肿瘤患者多多少少都会在现代治疗的基础上接触到中医治疗，如何来进行具体的配合呢？我们将从以下"四个时期"——围手术期、辅助治疗期、随访观察期、晚期姑息治疗期来说明每个阶段中的中西医结合治疗。

手术前后中医药如何帮助患者快速康复

围手术期是指从患者确定手术治疗时起，直至与这次手术有关的治疗基本结束为止（常为术后 1 个月）。手术是目前治好或减少肿瘤体积的最直接方法，然而围手术期由于麻醉、手术及心理创伤等因素，极易造成患者失去原来的阴阳平衡状态。中医治疗与手术的配合可提高患者对手术治疗的耐受性，提高术前体力状态，从而增加手术的安全性，减少手术对身体的创伤和术后并发症的发生。总的来说，通过改善患者术前或术后身体状态来减轻手术对患者体能的影响。

中医治疗在围手术期配合现代手术治疗主要从以下几个方面进行。

❯ 诊断初期：肿瘤患者一经确诊后一般都会出现怀疑、否认、抑郁、焦虑、恐惧等负面情绪，现代医学认为癌症是一种典型的心身疾病，可通过各种"心理－神经－免疫－内分泌－细胞因子网络"机制影响癌症的发生、发展、预后和转归，从而直接关系到患者的生存。中医学认为情志内伤是疾病发生发展的常见病因之一。因而患者此时大多以肝气郁结为主要病机，治宜疏肝解郁，调畅气机。肝脏疏泄功能正常，则气机调畅，血的运行、津液的输布代谢及脾胃的运化功能正常，气滞、瘀血、痰浊自消，从而起到治疗恶性肿瘤的作用。除了中药治疗之外，中医还可通过五色疗法、耳穴疗法等调畅患者情志，消除患者负面情绪，使患者保持乐观心态，增强患者对恶性肿瘤治疗的信心，从而为后续的治疗提高保障，提高肿瘤治疗效果。

❯ 术前：中药的运用以提高患者对手术的耐受性为目的，为手术的成功进行提供了保障。如许多消化道恶性肿瘤患者在术前存在不同程度的营养不良，此时进行手术往往会导致患者术后恢复不良，甚至诱发或加重原发肿瘤、出现较严重的并发症、引起患者的心理问题等严重后果，从而影响手术的治疗效果，降低患者的生活质量及总生存时间。在中医辨证施治的前提下，以"扶正"为原则，运用中医古方如四君子汤、八珍汤、保元汤、生脉饮等随症加减，可改善患者营养状态及体力评分，增强应激能力，提高患者对手术、麻醉等操作的耐受性。

❯ 术后：中医认为恶性肿瘤手术切除过程破坏了人体的整体平衡，因此术后患者往往出现恢复慢、并发症多等情况，如低热、多汗、食欲不振、神疲乏力、胸腹胀满、大便不通等，影响了患者的生存质量及后续治疗的实施。因此，术后机体的康复时间、康复程度成为能否及时进行后续治疗的关键。术后患者在西医常规处理的基础上尽早采用中医辨证干预对提高机体免疫力、恢复脏腑功能、促进手术创口愈合、减少术后并发症的发生有较好的作用。癌毒之邪易损阴液，手术创伤耗气伤血，术后发热耗散阴津，以致术后出现潮热盗汗、头晕耳鸣、神疲乏力、口燥咽干、手足心热、夜寐不安等气阴两虚症状，此时可运用益气补血、养阴生津的中药改善重要脏器的血供，改善微循环，保护骨髓造血功能，提高机体细胞的免疫功能，从而促进术后机体尽快康复。术后早期由于手术本身对脏器的刺激、麻醉，术后近期不能摄食等原因使得肠壁内源性运动活性的神经性抑制，胃肠道推进性蠕动消失，导致气机郁滞，脏腑传导不利，升降失司，表现为胸腹胀满、大便不通、恶心泛呕、不思饮食等症状，在此期间使用理气通腑、行气导滞的中药治疗，使得脾运得健、气机调畅、升降有序，则胃肠功能快速康复，有利于术后肠功能的缓解。手术恢复后长期服用中药，除了可改善体质外，还可以提高患者免疫功能，从而确保患者顺利接受进一步的治疗。

辅助治疗毒性大，中医治疗来保驾

辅助治疗期（巩固治疗期）是指从根治性手术完成后，进行标准化方案辅助治疗以防止术后复发转移的治疗阶段，包括辅助化疗、辅助放疗、辅助内分泌治疗（乳腺癌）。对于早中期可行手术切除的肿瘤患者，辅助治疗（辅助化疗、辅助放疗等）有利于降低术后复发率，延长患者无瘤生存时间。已有的研究表明，现代治疗，尤其是化疗、放疗可作为中医角度的"病因"来影响患者状态，如辅助化疗可使患者产生脾虚而不思饮食；放疗被中医学认为是一种热毒之邪，可损伤机体的津液致阴虚烦热；乳腺癌的内分泌治疗可使机体产生阴虚内热或肾阴不足。因而，此阶段中医治疗配合辅助治疗的目的是为了增加辅助治疗的通过率，使得患者更容易轻松地、足疗程地、不延地的完成标准辅助治疗，减轻辅助治疗所致的毒性反应，解决患者治疗期间基本的生活质量需求，以间接延长无瘤生存时间。

中医治疗在辅助治疗期配合现代辅助化疗、辅助放疗、辅助内分泌治疗主要从以下几个方面进行。

◗ 辅助化疗：从中医的角度来看，化疗的毒性作用较为复杂，近期多以脾胃伤为主，继则耗气伤血，两者相互影响。胃肠道毒性作用常见恶心、呕吐、腹泻、口腔溃疡或肝功能损害等。此时中药的应用应注意顾护胃气，以理气健脾、降逆止呕为主。药用太子参、白术、茯苓、陈皮、半夏、薏苡仁、山药等；舌苔厚腻酌加清热理气化湿之品，如苍术、黄连、青蒿等；若口腔溃疡，兼舌质红绛，则加养阴清热之品，如玉竹、沙参、麦冬、玄参等；腹痛加白芍、佛手片等。此时尤其要重视气机通畅，要做到养阴而补脾胃，理气而不伤阴，补气而不壅堵，才能使脾胃健运。同时，在化疗中也不排斥西药对症支持治疗，认为此时应增加补液，加快排毒，积极应用止吐药物以保护脾胃，有助于患者体质恢复。血液系统毒性反应以白细胞、血红蛋白、血小板减少为常见。临床表现以气虚为主，兼见血虚。可见头晕乏力、多汗、面色苍白等症状，应用补气养血法，方以四君子汤为主，加黄芪、山药补气生血；加鸡血藤、当归、仙鹤草、丹参、大枣等养血。用药时不可滋腻碍胃，可酌加陈皮、佛手使中焦气机流畅。尤以鸡血藤等补血兼行血的中药，使血得补而又不留邪。必要时（3度及以上血液学毒性）应用西药，如集落刺激因子，以帮助患者度过化疗反应期，使化疗得以顺利进行。

▶ 辅助放疗：放疗所引起的不良反应包括全身反应和局部放射性损伤。全身反应包括放疗期间所表现出的乏力、食欲减退、骨髓抑制、肝肾功能损害等。局部放射性损伤包括对脑、脊髓、唾液腺、肺、胃、肠、膀胱、肾脏、皮肤以及黏膜反应，如口干、皮肤溃疡或坏死等。远期毒性反应尚有放射性食管炎、放射性肺炎、出血性膀胱炎、直肠炎等，治疗手段较少，或者通过减低放射靶区的剂量来减轻毒性。放疗损害主要为损伤阴液，有时气阴两伤。因此在放疗过程中常配合应用滋阴之品。同时根据病变种类和部位不同，以及个体差异，用药各有偏重。如头颈部肿瘤放疗后常发生口腔炎、咽喉炎等，予以养阴生津、清热的药物，如生地黄、麦冬、天冬、天花粉、石斛及金银花、山豆根、桑叶、连翘等。肺癌患者放疗后多见肺阴亏耗，见干咳、气急等症状，予以南北沙参、杏仁、百合、枇杷叶等养阴润肺，加五味子敛肺；兼见咳痰可加浙贝母；发生放射性肺炎者，除予以沙参、麦冬、天冬、玉竹、石斛、百合等养阴生津之品外，应加丹参、红花等活血化瘀之品。放疗毒性反应多表现为脏腑多系统反应，症状错综复杂，但总体仍不离阴虚内热。重视辨证与辨病的结合（头颈部肿瘤辨病用药：山豆根、大青叶），重视保护脾胃之气，维持脾胃功能正常运化，结合清热药的应用，注意益气养阴，调理气机，使攻邪而不伤正，在扶正的基础上祛毒攻邪。结合放疗情况，根据治疗特点不同，毒性反应不同酌情治疗。对于临床疗效主要考虑三点：临床症状的改善；体重、饮食、治疗疗效及毒性情况、患者整体体能评分情况；大小便、舌脉及证候的变化。

关于放射性肺炎，在进行可能产生的肺毒性的放疗治疗阶段，西医治疗采用药物预防为主，并采用先进的放疗技术减轻非组织的损伤，在这个阶段，患者尚未出现肺毒性相关临床表现，中医治疗应以"治未病"为原则，放疗多以耗损气阴为病，正气虚弱，邪气直中而进一步发病，故在这个阶段中药治疗应以适当养阴益气，巩固卫表为主。在急性损伤期，患者临床表现为正气虚损，同时又受到放疗损伤，此时肺毒性处于急性发作时期，易进一步传变，导致重症发生。本阶段的患者中医病机为虚实错杂，应辨明患者正虚邪实的轻重，治疗以祛邪扶正并举，根据实际情况决定扶正与祛邪的比重，同时注意加用顾护脾胃之品，以防治较大剂量糖皮质激素治疗时所产生的不良反应。在肺毒性发展至慢性损伤期，肺部炎症迁延反复，肺纤维化逐渐加重，病情较重。中医辨证多属于虚喘范畴，治疗以补益脾肾，兼以祛邪为主要原则，组方中可酌情加入具有对肺纤维化有治疗作用的药物。肺与大肠相表里，在降气的过程中，可辅以适当润肠通便的药物。

◗ 辅助内分泌治疗：进行辅助内分泌治疗的患者，由于其治疗时间至少 5 年，因此这部分患者属于辅助治疗期。对于绝经前使用三苯氧胺内分泌治疗的乳腺癌患者，三苯氧胺可能导致患者的脂代谢异常，甚至血栓形成，在中医辨证施治过程中，考虑其存在"湿浊"的病因，兼以化湿，适当酌情化瘀。对于绝经后使用芳香化酶抑制剂内分泌治疗的乳腺癌患者，

芳香化酶抑制剂可导致骨密度下降，可能出现骨质疏松、骨痛、筋脉拘急不适等不良反应。在中医辨证施治过程中，在考虑主要病机背景下，可适当加用疏经通络的药物，同时顾护脾胃功能。在对激素受体阳性患者使用内分泌治疗过程中，中医治疗未必适合补肾，不推荐患者自行应用中草药混搭。

另外，一些日常饮食会在

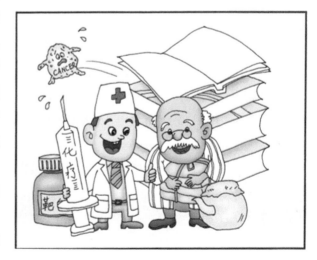

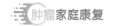

一定程度上影响患者的内分泌水平，在进行内分泌治疗时，患者及其家属也应加以关注。如甲状腺癌术后患者在服用优甲乐时，饮食方面应注意控制高碘食物的摄入量，如海带、紫菜、虾皮等，以及含碘量高的调味品如碘盐等。除中药复方饮片、泡脚方外，针灸及穴位贴敷法亦可达到健脾和胃，益气生血，舒经活络，通络止痛的效果，减轻辅助治疗期间出现的毒副反应，增强治疗效果，提高患者生活质量，延长患者无瘤生存时间。

随访观察等于等待复发吗

随访观察期是指经过根治性手术及辅助治疗完成后，尚没有复发的证据，直至出现新发病灶的阶段。现代医学对随访观察期的肿瘤患者一般采取观察、定期复查的手段而不推荐药物干预治疗，而此阶段肿瘤的复发率较高，达到30%~50%。这个阶段是现代医学治疗过程中存在的盲区。中医治疗在此阶段有较大的发挥余地。以期通过调理体质、辨证施治等方式改善患者的整体状态（内环境），达到减少肿瘤的复发及转移的目的。

中医治疗在随访观察期配合定期随访、复查主要从以下几个方面进行。

在随访观察阶段的早期：患者在经历根治性手术和 / 或辅助放、化疗来根治肿瘤的同时，治疗相关不良反应会一直延续，以至于患者日常生活受到不同程度的干扰，如消化道肿瘤术后消化道重建导致胃肠功能紊乱、奥沙利铂辅助化疗所致周围神经毒性、希罗达辅助化疗所致手足综合征、辅助放疗所致放射性肠炎等。该阶段的中医治疗以减轻毒性反应、"清余毒"、改善患者生活质量为主。如头颈部肿瘤患者接受放疗后，患者临床常常表现为口干、咽喉干痛、吞咽困难等阴虚内热之象，因而根据不同的证型给予养阴生津、益气活血清热、兼以顾护脾胃等治法。手足综合征为临床中常见的使用化疗药物（卡培他滨、奥沙利铂、紫杉醇等）及靶向药物引起的一类周围神经毒性反应，表现为手足部皮肤出现红斑、水肿、水疱、脓疱、色素沉着、皮肤皲裂等皮肤损害，并伴有疼痛、麻木感等自觉症状，不仅降低了患者生活质量，还会限制化疗用药的剂量。在中医辨证中，肿瘤总属"本虚标实"的属性，而化疗药物乃大毒之品，治疗肿瘤则是以毒攻毒之法，故化疗时加重了正气的损伤，导致气虚血瘀，气滞湿阻，血行不畅，脉络瘀滞，气血不能达于四末，肌肉筋脉失于濡养，出现肢体疼痛、麻木和感觉异常等症。故手足综合征以正虚为本，血瘀为标。在治疗过程中，配合以益气活血的中药（鸡血藤、虎杖根、威灵仙、络石藤、桂枝、川芎、玫瑰花、红花）外洗，可达到益气行气、补血活血、养血息风、祛瘀止痛的功效。

在随访观察阶段的后期：人体的正气水平即免疫状态是决定疾病预后的关键因素。手术和辅助放、化疗后患者本身肿块已切除，从患者的角度来说，已处于无瘤状态，邪气已去，理论上已不需要治疗，但60%~70%的患者仍会复发、转移，说明人体正气水平即体质状态是肿瘤复发、转移，特别是手术放、化疗后的肿瘤患者复发、转移的决定因素。因而，对于随访观察阶段已完成根治性手术和放、化疗的患者，临床上已处于无瘤状态。中医治疗的目的是预防复发、转移，这时运用中药治疗主要以调理体质为主，通过调整患者不平衡的体质，提高其正气，达到使肿瘤失去复发、转移的目的。在调理体质期间，如果因内外环境的影响出现相关证候时，可临时转为以治疗证候为主，药性药量和药味根据需要加减，一般证候在 4 周左右可以得到纠正，借此与病理体质相区别，在此基础上，仍辅以调体质药物控制患者一般状态。同时，考虑到中药的毒性和长期服用可能引起的毒性反应，应当注意中药服用的时间。因为术后 1~3 年往往是肿瘤复发、转移的高发期，因此笔者认为中药的术后应用一般不要超过 3 年，如果用药期间体质转为平和体质，可考虑停服中药，如果用药后体质仍有偏颇，可适当延长治疗时间。

由于患者有体质的差异（王琦九体论），随访观察期患者的证候情况较为复杂，需要我们将辨病与辨证相结合，运用中药辨证施治，以预防肿瘤复发、转移。

晚期肿瘤中医药调理，有"症"可循

中医治疗在晚期姑息治疗期配合现代治疗主要从以下几个方面进行。

▶ 对于体力状态良好，可接受姑息（晚期一线二线）化疗、放疗或靶向治疗的患者：由于肿瘤局部晚期或已有远处转移，以化疗、放疗或靶向治疗等抗肿瘤治疗为主，中医治疗的配合主要起到改善治疗相关不良反应，使患者有好的体力状态继续接受现代抗肿瘤治疗，从而延长患者的疾病控制时间。近年来，随着分子靶向药物的研发和临床运用，分子靶向治疗在肺癌、乳腺癌、肝癌、肠癌等的治疗中越来越受到重视。从临床研究的不良事件发生数据以及临床实践来看，这些药物的毒副反应不容忽视。例如肺癌患者服用表皮生长因子受体拮抗剂（TKI）类药物可能出现不同程度的皮疹、腹泻、乏力等不良反应，给患者额外增加治疗相关的痛苦。靶向药物所致皮疹属中医学"药疹"范畴，由阴虚血燥、毒邪结聚所致，治疗上以养阴清热为基本法则，佐以疏风、化湿、凉血、解毒、益气等药物，常以沙参麦冬汤、生脉饮、益胃散、六味地黄汤、五味消毒饮、消风散、清营汤等加减。必要时还可配合使用清热解毒、活血化瘀的中药外洗，常用的药物有苦参、蛇床子、白鲜皮、野菊花、金银花、当归、红花、鸡血藤等。西医治疗常局部使用氢化可的松软膏或红霉素软膏等，严重者联合全身治疗，若合并皮肤感染者，可同时给予抗生素治疗。此外，配合中医药膳食疗法，熬制金银花、鲜白茅根、生薏苡仁、竹蔗、羊肉，煮水温服以清热解毒、滋阴祛湿。关于分子靶向药物所致消化道反应，尤其素体脾胃虚弱患者，从健脾、理气、疏肝等为治疗角度出发，辨证施治，通常患者腹泻、疲倦、乏力可有改善。

◗ 对于体力状态欠佳，仅接受维持生命（最佳支持）治疗的患者，以解决"癌痛、癌性发热、肿瘤相关营养不良、肿瘤相关抑郁"等基础的内科治疗为主。中医在治疗这些肿瘤常见并发症上，不同时机均有其独到之处。

◗ 关于中医配合治疗癌性疼痛（简称癌痛）：癌痛是指恶性肿瘤、肿瘤相关性病变及抗肿瘤治疗所致的疼痛，是晚期恶性肿瘤最常见的伴随症状之一，严重影响患者的生活质量。癌痛对肿瘤患者的身体、心理、社会、家庭等多个方面产生不良影响，因此控制癌痛，对于提高肿瘤患者的生活质量极为重要，应将控制癌痛作为推动姑息治疗的切入点。目前，临床上常用"三阶梯药物止痛法"控制癌痛，临床疗效确切，但其不良反应不容忽视，影响患者整体的生活质量。临床上在使用西药止痛的同时配合使用中药，可明显减轻阿片类药物引起的恶心、呕吐、便秘、尿潴留等症状，进而起到减毒增效的作用。如阿片类药物引起的恶心、呕吐病机多属本虚标实，以健脾和胃为基本治疗原则，佐以降逆、祛湿、化痰、理气、养阴、益气等治法；便秘者根据"六腑以通为用"的法则，采用润肠通便、宣肺下气、泻下通便、行气通便、温补脾肾、温阳开结等治法；尿潴留者以通利小便为主，辅以清热利湿、温补脾肾、疏利气机、活血化瘀之法。中药不仅可以减轻癌痛治疗产生的不良反应，还可以控制癌痛本身。中医学将癌痛的基本病因病机归纳为"不通则痛""不荣则痛"。

◗ 关于中医配合治疗癌性发热：癌性发热是指肿瘤患者出现的直接与恶性肿瘤有关的发热，常以低热为主，或自觉发热，而体温测试显示体温升高，血常规中白细胞、中性粒细胞多数正常，抗感染治疗效果不佳。现代医学对癌性发热的原因尚不明确，临床上常给予物理降温、非甾体抗炎药、糖皮质激素等方法处理，虽能迅速降温，疗效确切，但停药后体温又回升。中医治疗癌性发热虽不如西药见效快，但不良反应小，且作用持久，停药后体温一般不易回升，同时能兼顾其他伴随症状。针对癌性发热产生的原因分别采用养阴清热之青蒿鳖甲汤、甘温除热之补中益气汤、利湿清热之八正汤、活血化瘀之血府逐瘀汤、疏肝解郁之丹栀逍遥散等方法处理。

◗ 关于中医配合治疗肿瘤相关营养不良：肿瘤恶病质是一组以脂肪、肌肉组织等的丢失，营养状况进行性恶化为主要特征的症候群，临床表现为进行性消瘦、食欲不振、全身乏力以及糖类、蛋白质代谢紊乱等，是晚期恶性肿瘤最常见的临床综合征之一。恶病质属中医学"虚劳"范畴，本病的治疗强调"虚则补之，损则益之"，临床上多选用扶正固本、补益虚损的药物，如黄芪、党参、淮山药、薏苡仁、茯苓、白术、当归、地黄、麦冬、沙参等。在恶病质的治疗中以调理脾胃最为关键，应贯穿治疗的始终。同时少佐活血化瘀、清热解毒、行气化痰、软坚散结等祛邪之剂。住院患者还可以配合使用康莱特注射液、参茯扶正注射液、黄芪多糖等静脉制剂，最大限度地改善恶病质，增强机体免疫力，提高患者的生活质量。

▶ 关于中医配合治疗肿瘤相关抑郁：晚期肿瘤因无法根治且并发症较多，使得患者常常产生负性心理，如焦虑、恐惧、抑郁、孤独、烦躁等。长期受负性心理影响，会使机体的内环境稳态遭到破坏，免疫力下降，进而加速肿瘤的发生、发展；与此同时，恶性肿瘤又可以反过来影响人的心理状况，对疾病的治疗产生负面影响，故心理因素对肿瘤的转归既是一种促进剂、又是一种诱生剂。在晚期姑息治疗期，重视患者心理状况的调节，不仅可以改善机体的内环境，增强患者免疫力，强化疾病治疗效果，还可以提高患者的生活质量。中医在调节情志上具有丰富的经验，可以应用中药加以调理，解除不良情绪，通常选用疏肝解郁、养心安神、理气活血等中药，如柴胡、郁金、八月札、枳壳、香附、玫瑰花、玳玳花等。可选用逍遥散、柴胡疏肝散、天王补心丹、甘麦大枣汤、交泰丸等方剂加减，以调节患者的不良情绪，有利于疾病的正向发展。

中医治疗恶性肿瘤应避免的误区：①不切实际盲目追求中医治疗的高疗效，想以中医治疗替代手术、放疗、化疗、靶向治疗等现代治疗手段，最后延误患者的治疗时机，使病情恶化。至今没有任何一个证据能证明单用中药可以治愈肿瘤，中医只能与其他治疗方法配合应用，不可本末倒置，喧宾夺主。②违背科学原理追求中医治疗肿瘤的"特效药"。③把本身预后较好的病理类型的肿瘤归结为民间用药所致特效，不合理使用同样具有抗肿瘤作用的动物或植物类药材，耽误患者接受最佳治疗的时机。④不讲科学性的大杂烩治疗，造成医疗资源浪费，又引起医源性损害。⑤早期不用中药，到了晚期西药也无法医治的时候才想到用中药单枪匹马试试。

肿瘤治疗是一个慢病管理的过程，在恶性肿瘤的全程管理过程中，中医治疗可在不同阶段发挥不同的辅助作用，个体化的综合治疗，尤其是中西结合的方式，可能是我国目前最佳的肿瘤治疗方式。总的来说，我们要熟知现代肿瘤治疗的方式，重视肿瘤治疗的阶段特点，在以"辨证施治""整体观"为核心，贯穿"脾胃乃后天之本"的"健脾、理气、清化"治疗原则下，使得中西医结合治疗肿瘤达到最佳效果。

(1)　中药一般什么时候开始服用，服用多长时间？

在患者被诊断为肿瘤、肿瘤的手术切除、切除后的辅助放疗和化疗、随访到晚期复发后的整个治疗过程中，中医均可参与治疗，并起到不同的作用。术后配合中医治疗可加快患者体力状态的恢复，调理气血生化；辅助化疗、放疗阶段配合中医治疗以减轻化疗、放疗相关不适反应，增加患者接受辅助治疗的通过率；随访阶段配合中医治疗以调和阴阳为原则，恢复患者平衡状态，维持患者内环境稳定，延长患者无瘤生存时间；晚期治疗阶段配合中医治疗以减轻药物相关毒副反应以及疾病相关并发症。无瘤状态时中医以平和的中药调和阴阳为主，有瘤状态在调和阴阳的基础上增加抗肿瘤中药。

(2)　服用中药期间是否应忌口？

中医辨证为"热证"的患者，多有口干、唇燥、便秘、咽喉红痛、消瘦、舌质偏红、少苔或剥苔等症状，在服用清热养阴的中药汤剂时，不宜吃辛辣及热性的食物（如菠萝、荔枝、榴莲、芒果、桂圆、韭菜、辣椒、葱、蒜、牛羊肉等），以避免辛辣及热性的食物抵消清热或养阴药物的作用。中医辨证为"脾胃虚弱"的患者，多有口淡、大便溏薄、舌质淡红、苔白或厚腻等症状，在服用健脾化湿的中药汤剂时，不宜食生冷食物，尤其舌苔厚腻的患者不宜自行添加养阴的鲜石斛等。饮食原则是维持正常体重，营养均衡，荤素搭配，饥饱适度，食谱要广，烹调得当。

(3)　哪些患者适合使用膏剂？

对于肿瘤患者应慎用膏剂。在我国肿瘤患者中，尤其与膳食有密切关系的消化道肿瘤，如胃癌、肠癌，根据不同肿瘤的情况，各种现代医学的治疗手段，或手术，或放、化疗，或生物治疗等，

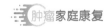

这些治疗均可造成消化道吸收功能障碍，若加以膏剂服用（阿胶、龟甲胶等高脂厚味之品），势必加重消化道负担，从而适得其反，甚至加重病情。而对于其他肿瘤，如肺癌、鼻咽癌、卵巢癌等与饮食无关的肿瘤患者，出现虚证或以虚证为主的证候，可以考虑服用膏剂，以调整体内阴阳平衡，补养正气，提高机体免疫力。

(4)　对肿瘤患者来说，怎么选择中医治疗？

肿瘤学是一个在现代科学技术指导下飞速发展的学科，手术、放疗、化疗、靶向治疗、免疫治疗均在改变着患者的肿瘤治疗策略。因此熟知肿瘤专业现代治疗并有系统的中医思维的中医肿瘤医生，能更好地帮助患者在肿瘤治疗的全过程中进行中西医结合治疗。患者需要走出盲目的"与瘤共存""特效药""只用中药治疗"等误区。

(5)　中医治疗肿瘤的效果如何？

根据中医治疗肿瘤的效果情况，我们可以将肿瘤患者分为三类：①中医治疗受益的患者：在中医肿瘤的临床观察中，大部分的肿瘤患者接受中医治疗后病情有不同程度的改善，包括症状缓解、肿瘤负荷减轻、肿瘤指标下降、生活质量提高及生存期延长等。②中医治疗受益不明确的患者：部分完成根治性治疗而无明显不适的肿瘤患者，无明显中医治疗切入点，或经治疗基本达到阴平阳秘状态的患者，是否需要继续中医治疗也存在争议。③中医治疗有害的患者：中医治疗具有一定的毒性反应，某些体质特殊的患者存在中药过敏的现象。当前在群众中存在一个误区：中药没有毒性反应。中药制剂的毒性反应总体较西药为弱，但也有一定的毒性反应。因此在考虑中医治疗受益人群问题时，也应充分考虑中药的毒性，即使是平补之品，长期服用也可能产生不良反应。

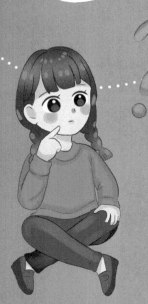

Part 3

肿瘤患者的饮食与营养指导

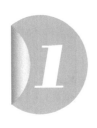

营养与人体的关系

蛋白质是什么，饮食中怎么补

蛋白质占人体重量的 16%，它能给人体提供多种氨基酸；帮助身体制造新的组织替代坏死组织；通过血液向细胞输送氧和各种营养物质；调节体内的水分、电解质平衡；为免疫系统制造对抗细菌和感染的抗体；促进伤口愈合。人的肌肉、心、肝、肾等组织器官中含有大量蛋白质；指甲中含有角蛋白，可以说没有蛋白质就没有生命。蛋白质在体内处于不断合成与分解的动态变化中，因此，每天要从饮食中补充足量的蛋白质。蛋白质的来源主要是瘦肉类、鱼虾类、蛋类、奶类和奶制品、豆类和豆制品等。肿瘤患者因为代谢原因，需要的蛋白质比正常人多。

为什么要吃碳水化合物

碳水化合物也称糖类，我们平时吃的五谷、地瓜、芋艿、白糖、红糖、冰糖、蜂蜜等，都是碳水化合物的来源，是提供能量最经济的营养素。因此，饮食中主食不能少，如果碳水化合物摄入不足，身体会把摄入的蛋白质分解供能，甚至动用人体肌肉供能来维持血糖稳定。有些患者住院时因为吃得过少，一段时间后就明显消瘦，皮肤松弛，就是因为蛋白质摄入不足导致体内脂肪和蛋白质过度消耗造成的。当碳水化合物供应充足的时候，人体可以较好地利用蛋白质，让蛋白质发挥应有的作用。但是肿瘤细胞是靠糖代谢的，因此不建议肿瘤患者吃糖。

肿瘤患者需要脂肪吗

我们称脂肪为备用油箱，它的作用是提供热量，参与体内某些激素的合成，维持体温，保护和固定内脏，提供必需脂肪酸，增加饱腹感，改善食物的感官性状，促进脂溶性维生素的吸收等。但是脂肪又与肥胖、高血脂、动脉粥样硬化等有千丝万缕的关系，有人喜欢有人厌恶，康复期的患者要根据自己的情况来选择脂肪类食物。肥胖或有"三高"的，要控制油脂摄入；消瘦的人，适当增加脂肪摄入。食物中脂肪的来源主要是食用油，如各种调和油、橄榄油、山茶油、亚麻籽油、菜籽油、动物油脂等。

维生素是什么？

维生素就像润滑剂，它不产生热量，人体需要量较少，但是有着十分重要的作用，分水溶性和脂溶性。维生素缺乏会发生疾病，甚至发生肿瘤。据研究，几种有抗氧化作用的维生素与肿瘤关系密切。大量的流行病学和实验室研究表明，维生素 A 和肿瘤具有密切关系，多吃含类胡萝卜素的食物，对肺癌、食道癌、喉癌、卵巢癌和胃癌等具有保护作用，可降低肿瘤的发生。各种动物肝脏、蛋黄，以及胡萝卜、沙棘、芒果、葡萄、杏、柑、番石榴是维生素 A 原的良好来源，在体内可以转变成维生素 A。维生素 E 能降低某些恶性肿瘤发生的危险性，小麦的胚芽、棉籽油、大豆油、花生油、芝麻油以及坚果类均含较多的维生素 E。维生素 C 具有很强的抗氧化、抗癌作用，富含维生素 C 的食物有新鲜山楂、鲜枣、番茄、沙棘、橘子、橙子、柠檬、猕猴桃等。维生素 B 族（ B_1 、 B_2 、 B_6 、 B_{12} 、叶酸、生物素、泛酸等），在物质代谢中都有重要作用，缺乏维生素 B 族都会发生症状，如食欲不振，舌炎、口角炎、贫血等。谷类、肉类、酵母、内脏、豆类、坚果等食物中均含丰富的维生素 B 族。

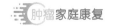

人体有哪些宝藏

人体含60多种矿物元素，其中21种为人体所必需，包括常量元素和微量元素，也是人体组织构成和维持正常生理功能所必需的。在人体中含量大于体重的0.01%的矿物元素称为常量元素，有7种，包括钙、磷、钾、钠、硫、氯、镁；微量元素包括铁、铜、碘、锌、硒、锰、钼、钴、铬、锡、钒、硅、镍、氟14种。矿物质来源较广，存在于各种食物中，比如牛奶、虾皮、豆制品含钙丰富，猪肝、瘦肉含铁质较多，海产品含碘较多，食盐含氯、钠较高，贝壳类含锌较高，毛豆、香蕉、橘子含钾较多。因此，日常饮食中食物一定要多样化，才能得到多种矿物质。

荤菜中有膳食纤维吗

膳食纤维主要存在于植物的细胞壁中，豆类、谷类、新鲜的蔬菜和水果中含量多，它能调节餐后血糖，提高胰岛素的敏感性，增加粪便体积，缩短食物残渣在大肠内存留的时间，降低大肠癌的发病率。日常饮食中只要有足量的蔬菜、水果、全谷类食物，就能起到有效防癌、抗癌的作用。荤菜中没有膳食纤维。

怎么喝水

水是构成细胞和体液的重要组成部分，占人体重量的60%~70%。水参与新陈代谢，排毒，调节体温，润滑关节、器官等。很多人平时没有喝水的习惯，等到口渴了再喝水，其实体内已经到了缺水的地步，正确喝水是有规律地少量多饮，晨起一杯温水非常重要，它能起到润滑黏膜，稀释血液，补充夜间丢失的水分的作用。9时，11时，15时，17时，20时都可以适量喝水，但不提倡饭前喝太多水，以免冲淡胃液，导致消化不良。另外，夏季出汗多时要随时补充水分，在空调房待着也要多喝水。

肿瘤患者营养指导

营养不良的原因及饮食原则

肿瘤患者发生营养不良的比例非常高，患者经常会有厌食、恶心、呕吐等症状，一方面是吃得太少，另一方面是体内代谢紊乱，内脏和肌肉组织中的蛋白质合成降低，分解增加，加上肿瘤细胞本身的大量繁殖，也会使体内的营养素被消耗，而手术、放疗和化疗等治疗手段会加重营养缺乏。因此，肿瘤康复期患者的饮食原则是：进食高能量、高蛋白、高维生素饮食，快速补充营养，促进康复！

人每天需要的营养素有几十种，而这些营养素不在同一种食物里面，因此，肿瘤患者每天的食谱要更换，品种要多，才能得到充足的营养。最好每天摄入12种以上的食物，每周25种以上。谷类是我们人类最合理、最经济的能量来源，对能正常吃饭的患者来说，每天吃粮食（全谷类）不能少于250~300克。蔬菜、水果作为日常饮食中的两大类，虽然在营养成分和健康功效方面有些类似，但还是有区别的，不能相互替代。新鲜蔬菜每日

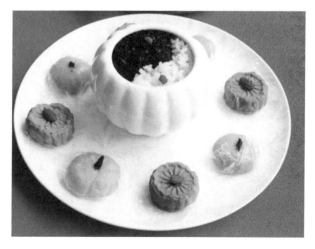

不少于 500 克，水果不少于 200 克。动物性食物的饮食内容包括：每天 100~150 克鸡肉、鸭肉或鱼肉（同类食物可以替换），200~300 毫升牛奶或羊奶，鸡蛋 1~2 个。每天吃点坚果、菌菇类，烹调用油 30~35 克，食盐 6 克左右。保证蔬菜、水果、全谷类及豆类占到每餐餐盘的 2/3。多选择深色的蔬菜、水果，如西红柿、西兰花、芦笋、草莓、蓝莓、胡萝卜和哈密瓜等；避免含糖饮料，限制高热量食物的摄入（如甜食、腊肠、肥肉、油炸食品）；限制腌制食品的摄入（如咸菜、泡菜、咸肉），不喝酒，少吃加工食品（如香肠、腊肉、快餐面、膨化食品、罐头食品、火腿肠、贡丸、蜜饯等）。

术后患者的饮食

手术后患者多数会有气血亏虚的症状，如乏力、头晕、贫血等，可吃些山药、红枣、桂圆、核桃、莲子、鱼、红糖、鸡蛋、奶类等食品，如山药炖排骨、红枣莲子羹、火腿老鸭煲、红糖桂圆鸡蛋、莲子红枣白木耳羹、补气鲈鱼汤、黄芪炖鸡、人参乌鸡汤、人参老鸽煲、红枣枸杞炖乌鸡等，以补气养血，加快恢复。不同的病种有不同的要求，比如胃癌、食道癌患者，主食可以选择米粥、馄饨、水饺、面条、馒头、软饭，副食选择水蒸蛋、肉丝豆腐、清汤肉圆、清蒸鱼、千张包子、土豆泥等，蔬菜尽量挑选叶子菜，避免纤维过多的笋、芹菜等。避免煎炸熏烤和油腻食物。

肺癌患者术后常常会有咳嗽、多痰的症状，可以吃一些萝卜、笋、荸荠、梨、白木耳等，从而起到止咳、化痰的作用。也可以吃猪肺汤、西芹百合、白果炖鸭、虫草鸭煲、荸荠笋丁等。一些性质平和的食物都具有养肺生津的作用，如白木耳百合汤。

结直肠癌患者术后要避免吃芹菜、毛笋、藕等纤维高的食物，应从少渣、软质食物开始，主食选稀饭、面条、馄饨、馒头等，搭配水蒸蛋、黑鱼豆腐、清蒸鲫鱼、清蒸草鱼、盐水明虾、清蒸泥鳅、鲈鱼煲、清蒸鲑鱼、泥鳅豆腐、清汤鱼圆、红烧鱼头等。蔬菜用叶子菜或瓜类蔬菜，如茄子、葫芦、青菜、丝瓜、冬瓜，蔬菜都要切碎，减少对肠道刺激。应注意少吃高脂食物，以低脂优质蛋白食物为首选。肠道功能不好的患者更适合吃酸奶，因为酸奶中含双歧杆菌和乳酸杆菌，能加强肠道功能，增加有益菌群。做到品种多样，一日多餐，这样才能获取体内所需的各种营养素。避免辛辣食物，辣椒、胡椒等食物对肛门有刺激作用，尽量少吃或不吃。

放疗后患者饮食

患者接受放疗后，很多人会出现口唇干燥、舌红少苔、味觉及嗅觉减轻、食欲低下等津液耗损的现象，这时可多吃些滋阴生津、润肺的甘凉食品，如藕、荸荠、萝卜、绿豆、冬瓜、芦根、百合等。主食可以用软饭、小米粥、面条、馄饨、麦片，搭配细软的蔬菜，水果可以吃香蕉、葡萄、西瓜、猕猴桃、杨梅、山竹、火龙果、梨、柚子等。平时可以吃百合红枣粥、小米薏苡仁粥、花旗参炖老鸭、虫草炖鸭、银耳燕窝、山药排骨、春笋烧河蚌、葱油花蛤、鱼头豆腐、黄瓜拌海蜇等。阴虚症状严重的人建议吃新鲜的铁皮石斛，煎汤或嚼服，也可以把枫斗磨成粉或用水煎服，能改善阴虚症状。吞咽困难时考虑用特殊医用食品。

化疗后患者饮食

化疗后，由于药物在杀伤肿瘤细胞的同时，难免会使正常的细胞受到一定损害，产生相应的不良反应，如免疫功能下降、白细胞减少、消化道黏膜溃疡、脱发等。这时应以理气和胃、化湿止呕为原则，常用食物有生姜、柑橘、陈皮、白萝卜、山楂、薏苡仁、白扁豆、山药、大枣、牛奶、蜂蜜、神曲等，如陈皮粥、山药莴笋片、鲜山楂等。当疗程结束，患者食欲开始恢

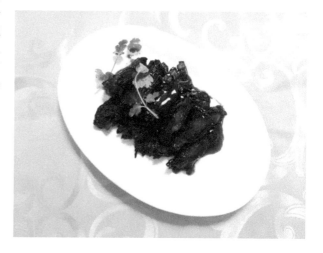

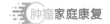

复，可以根据个人情况，逐步增加自己喜欢的高蛋白质食物，如牛奶、羊奶、豆奶、豆腐脑、豆腐、素鸡、瘦肉、动物肝脏、带鱼、黄鱼、鲳鱼、泥鳅、鲈鱼、鲑鱼、墨鱼、牛肉、鸭肉、鸽子蛋等，有助于升高白细胞。化疗后如有骨髓抑制，可以多吃山药枸杞子排骨煲、红皮花生红枣汤、黄豆猪骨头汤、当归薏苡仁炖猪尾巴、山药排骨、炒猪肝、鸭血豆腐、清蒸甲鱼等。

我为什么越来越瘦

对于康复期的患者来说，疾病是消瘦的主要原因，手术前后禁食、放化疗期间食欲减退、恶心及呕吐等都会造成营养摄入不足。消瘦的人要调整饮食结构，调理脾胃功能，食物要精工细做，以平衡膳食为基础，增加坚果类，适当增加油脂的摄入，餐次增加，让能量有富余并变成脂肪储存起来。平时多吃健脾开胃的食物，如小米、山药、山楂、陈皮、猪肚、莲子、薏苡仁、红枣等，根据个人情况也可以选择全营养配方食品或预消化全营养配方食品，额外补充维生素矿物质制剂，以促进消化吸收功能，只有消化吸收能力增强了，体重才会上升。

 营养师教您合理安排食谱

学会做营养早餐

所谓营养早餐，就是食物种类多，营养均衡，它必须符合四要素：谷类 / 豆类、蛋类、奶或奶制品、蔬菜水果类。

营养素要求：富含碳水化合物、蛋白质以及多种维生素、矿物质、膳食纤维等营养素。干稀搭配，荤素搭配，早餐最好不要太油腻，清淡的早餐更容易被胃肠所接受。

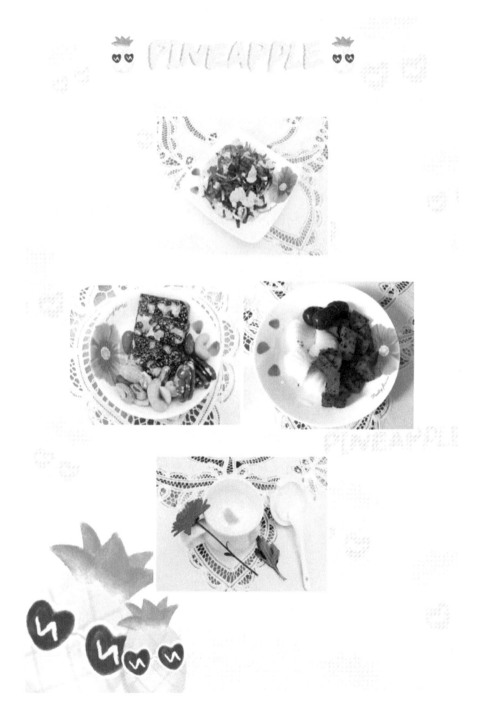

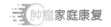

早餐举例：

▶ 纯牛奶配馒头、炒青菜香菇豆腐皮、煮鸡蛋 1 个、橙子适量。

▶ 糯米小米红枣粥配发糕加煮鸡蛋、炒香蒿、苹果适量。

▶ 豆腐脑配千层饼、核桃肉、蒜泥生菜、香蕉适量。

▶ 五谷豆浆加花卷、茶叶蛋、火龙果适量。

▶ 白米粥加包子，花生适量，炒花菜、木耳，鹌鹑蛋 4 只，猕猴桃适量。

▶ 桂圆枸杞鸡蛋加馒头，水果适量。

▶ 牛奶配粗粮面包，坚果适量，水果适量。

▶ 片儿川加鸡蛋，拌莴笋丝，水果适量。

▶ 酸奶木瓜奶昔加黑米糕，坚果适量。

▶ 五谷杂粮粥（黑米、核桃、芝麻、薏苡仁、红枣、莲子、芡实等），搭配小笼包，炒娃娃菜、豆腐皮，水果适量。

每个人只要掌握原则，按照自己的情况决定食量即可。

平衡的午餐

午餐讲究平衡，充足的热量和各种营养素摄入能快速补充上午的消耗，也能为下午储备能量。主食要有米饭、面条、馒头等 100~150 克，搭配鱼虾类 125 克或肉类 40 克，豆制品每天都要有，蔬菜 250 克，油脂 10~15 克。很多患者主食只吃稀饭或馄饨、水饺，因此需要搭配荤菜和豆制品，蔬菜也不能少，这样营养摄入才会充足。水果是膳食的重要组成部分，每天都要保证摄入水果，最好在餐前半小时或两餐之间吃。

合理的晚餐

晚餐不宜吃得过饱、过于油腻，以免导致消化不良或造成肥胖。晚餐包括主食、蔬菜、豆制品、适量鱼虾。如果主食以小米、燕麦、大米等煲粥更易消化，蛋白质以低脂优质蛋白为主要来源，如泥鳅、黑鱼、鲑鱼、包头鱼、鲈鱼、带鱼、鲳鱼、明虾、沼虾、基围虾、河虾，烹调方法以清蒸、水煮为好，用量约 125 克，搭配少量豆制品，如豆腐、千张、腐竹、油豆腐、素鸡等，少用油，避免煎炸熏烤。新鲜蔬菜 200~250 克。

肿瘤患者需要合理忌口

什么是发物

中医所谓的"发物"是指某些特定的食物，人类进食后会诱发某种生理或病理变化甚至加速病情发展。这些特定的"发物"大致分三类，一是能发奶（促进产妇分泌乳汁）的食物如鲫鱼、猪蹄；二是食用后引发风疹、哮喘等病变的食物，如鱼、虾、海鲜；三是能"助邪发病"的食物，如公鸡、老鹅、猪头肉等。肿瘤患者要忌的一般是指第三类。对于肿瘤患者而言，蔬菜水果类，一般不用禁忌。葱、姜、蒜等调味料，性偏热，但作为调料，用量较少，一般也不必禁忌，除非阴虚症状严重的人。鱼类尤其是深海鱼含有丰富的锌、钙、硒、碘等元素，有利于抗癌；海参含有海参多糖，对肉瘤有抑制作用；而菇类富含多糖类，具有防癌作用。因此肿瘤患者如何避免发物，最好是听取有经验的中医医生的宣教。

简单辨别实证、虚证

虚证与实证的鉴别主要依据以下四方面，即病程、体质、症状及舌脉象等。虚证病程长，实证病程短；虚证体质多虚弱，实证体质多壮实；虚

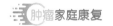

证精神萎靡，实证精神兴奋；虚证声低息微，实证声高气粗；虚证疼痛喜按，实证疼痛拒按；虚证发热为五心烦热、午后微热，实证发热为蒸蒸壮热；虚证畏寒，得衣近火则减，实证恶寒，添衣加被不减；虚证舌质嫩，苔少或无苔，实证舌质老，苔厚腻；虚证脉象无力，实证脉象有力。

实证怎么忌口

中医有一句话叫"闭门留寇"，意思是把盗贼给关到屋里了。就是说有病邪在内的时候，若先进行补虚，虚虽补了，却等于是关了门，将病邪留在体内就很难驱逐。因此邪盛体虚时治疗首当祛邪，不可随便进补，此所谓"实者泻之"。若必须进补，也应攻补同用。此外食物各有偏性，食物的偏性如果与病邪的属性相同，则可能助邪，反之可能减轻病邪的危害。因此实证患者慎补，且如何趋利避害最好在中医医生的指导下合理选择。

虚证饮食上要注意什么

虚证是指人体正气不足，脏腑功能衰退所表现的证候。前贤曾云："阴虚发热，阳虚怕冷，血虚发燥，气虚无力"。可见虚证也是要具体分阴阳气血之不同，不能一味言补，不区分具体情况，就会导致事倍功半，甚至南辕北辙。比如阴虚不宜食用羊肉、红参、鹿茸等温补之物，阳虚不宜食用西洋参、知母等甘寒之物。另外，虚证补益也要注意，滋补药一般具有阻碍中焦脾胃运化的弊端，在进补的同时加入消导化积之品如麦芽、山楂、鸡内金等就能两全其美了。

肿瘤患者有哮喘、皮肤病时怎么忌口？

哮喘多数由过敏因素而诱发，因此哮喘患者平时应少吃或不吃鱼虾、生冷、腌菜、甘肥等食物，如油菜花、黄花菜、虾皮、带鱼、螃蟹等，少吃鸡蛋、肥肉等容易生痰的食物，宜吃清淡易消化且富含纤维素的食物。哮喘还要忌盐，中医学认为哮喘的起因常与患者小时候多吃咸的食物有关，患支气管哮喘的患者，切忌吃得过咸，对食醋等酸性食物也要少吃。哮喘患者还要戒烟、忌酒。

皮肤病有很多不同的类型，一般过敏性皮肤病的患者是需要禁忌辛辣食物，如辣椒。如果是色素性皮肤病患者，不要吃无花果等具有光敏性的食物，否则会加重色斑。红斑鳞屑类皮肤病的患者不要吃辣椒、牛羊肉、海鲜等。脱发类疾病的患者要注意不要吃辛辣食物、大葱、姜等。

治疗中有出血时哪些东西不能吃

白酒、胡椒、羊肉等，具有辛热入血、动血伤络、迫血外溢之性，凡是月经过多、皮下出血、尿血等患者，应当忌食。肝硬化患者由于有食管静脉曲张，禁食粗糙、辛辣及刺激性食物，应特别注意避免坚硬粗糙的食物，以免诱发出血。辛辣、香燥、油煎等食物以及烟酒、浓茶、咖啡可损伤胃肠黏膜，有引起上消化道出血的可能。

乳腺癌患者能吃豆制品吗

有一些文章提出豆制品含有"植物雌激素"，可能会影响乳腺癌患者的预后。这种情况目前未被证实。毕竟豆制品中"植物雌激素"的含量是十分少的，另外"植物雌激素"与人体内源性雌激素还是有很大的区别的，因此乳腺癌患者不能吃豆制品缺乏理论依据，也缺乏现实证据。乳腺癌患者适当吃豆制品是安全的。

放、化疗后口干舌燥、大便很干要避免哪些食物和调料

患者放、化疗后常常会出现口干舌燥，甚至大便干燥，本质上是因为

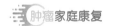

放疗和化疗药物性质属于燥烈之品，容易耗伤人体的津液。因此，患者接受放化疗后出现口干或便秘，应该进食水分充足，易消化的软食或流食，避免进食温热和香燥的食物，如干果、瓜子、油炸食物、肉干等。

肿瘤患者能吃葱、姜、蒜和料酒吗

中式餐饮因调味的需要，常常添加葱、姜、蒜和料酒，少量进食对肿瘤患者是没有损害的。但是有些中药在使用过程中不主张与葱、姜、蒜和料酒等这一类具有辛香特性的调味品同用，否则可能影响中药的药效，因此肿瘤患者在服用中药期间是否忌葱、姜、蒜和料酒，需要咨询有经验的中医医生。

喝中药的时候要注意什么

喝中药时，中药的药效能否发挥与自身饮食密切相关，喝中药期间通常的饮食禁忌有忌辛辣类（如葱、蒜、韭菜、生姜、酒、辣椒等）、忌鱼腥类（包含一些淡水鱼及海鱼等）、忌发物（易动风生痰助火之品，如公鸡肉、猪头肉、母猪肉等）、忌生冷类（如白萝卜与人参不宜同服）、忌油腻难消化类（动物油脂及油煎、油炸的食物，糯米、竹笋等）、忌酸涩类（浓茶、酸菜等）。

中药不宜与食物同时服用，二者必须间隔一段时间。慢性病则要按时服药，一般中药选择在两餐之间服用，即上午9—10时，或下午3—4时各服一次，如需服用三次，可在临睡前再加服一次。但急性重病则不拘时间、次数，应根据医生的医嘱尽快服药。

不同的肿瘤在不同治疗阶段忌口有讲究

不同的肿瘤有不同的忌口要求，一般肺病忌酒、烟。心脏病忌油腻、动物性脂肪。肝病忌芹菜、动物内脏、油腻食物、酒。肾病忌鸡、鸭脚、过咸食品、酒。失眠忌动物内脏、过燥食品。胃病忌香蕉、槟榔、油炸物等。

　　肿瘤在不同治疗阶段，有不同的饮食宜忌，肿瘤术后，胃肠功能虚弱，宜进食软的易消化食物，忌油腻，难消化食物；肿瘤化疗后，容易出现消化道反应以及骨髓抑制，宜摄入营养均衡的易消化食物，可以配合一些具有益气养血的食物，如大枣、桂圆、枸杞等；放疗后易出现津液亏损、骨髓抑制，宜摄入生津润燥之品，如生地、沙参、芦根、石斛、枸杞等，避免摄入辛辣刺激性食物；靶向治疗阶段，患者容易出现腹泻和皮疹，腹泻明显者宜摄入山药、莲子、葛根、马齿苋等健脾固摄之品，避免水果、牛奶、香蕉、蜂蜜等油腻滑肠之品；皮疹明显者宜食用易消化食物，避免食用辛辣的食物，如大葱、姜等，也要忌白酒、牛羊肉、海鲜等食物。

5 认识保健品

什么是保健品

　　保健品是保健食品的通俗说法，也称为功能食品，是指在医学或营养学上有特殊要求、特定功能的食品。能调节人体功能，适用于特定人群食用，不以治疗疾病为目的。

保健品怎么分类

　　◗ 以现代营养学为依据，保健品分为：氨基酸、维生素矿物质类、蛋白粉、乳清蛋白粉、牛磺酸、维生素类（A、B、C、D、E）、钙、铁、锌、

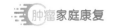

硒等。

▶ 以中医药学为依据，保健品分为：

A. 药食两用食材：大枣、山药、薏苡仁、茯苓、龙眼肉、百合、黑芝麻、枸杞、山楂、桃仁、红花、花椒、杏仁、白果、莲子、酸枣仁、淡竹叶、乌梅、生姜、菊花、薄荷、胖大海、金银花、鱼腥草、佛手、莱菔子、陈皮、木瓜、赤小豆、罗汉果、沙棘、决明子、芦根、荷叶、葛根、银耳、花粉、灵芝、猕猴桃、葡萄、菌菇等。

B. 中药类：人参、黄芪、白术、刺五加、阿胶、地黄、玉竹、石斛、麦门冬、鹿茸、冬虫夏草、淫羊藿、三七、川芎、五味子、山茱萸等。

▶ 以生命科学理论为依据，保健品分为：黄酮类、酚类、精氨酸、谷氨酰胺、ω-3多不饱和脂肪酸、麦芽油、大蒜素、双歧杆菌及双歧因子、螺旋藻，其他如小麦胚芽、茶多酚、食物纤维、甲壳质等。

保健品能替代饭菜吗

保健品不能替代饭菜。首先还是要保证每天的正常饮食，在此基础上，根据个人实际情况来挑选。例如：术后气虚乏力者，可以多喝黄芪红枣汤；放化疗后咽干舌燥、手心热、大便干结的人可以吃点西洋参、铁皮石斛，有很好的滋阴清热、生津止渴的作用，反之，大便溏泄，不喜欢喝水，舌质偏白的人不适合；冬至过后，体质偏热的人可以吃山参，偏寒怕冷的人吃别直参，都要分次服用，可以大补元气，有助于康复；日常饮食吃得过少，抵抗力差的患者，可以加点蛋白粉或乳清蛋白粉，温水冲服或加在稀饭里服用，饭后再补充多种维生素矿物质片剂，以促进消化，增加免疫功能。

益生菌有什么作用

益生菌一般被认为是食后对宿主（如动物或人类）有正面效益的活性微生物。益生菌的主要作用是增强肠道屏障，促进消化吸收，改善便秘，减少脂肪堆积，缓解腹泻，降低胆固醇，调节机体免疫力，是一种具有调节胃肠功能的微生物。如有便秘、腹泻等现象，可适量服用益生菌来改善症状。益生菌里面的活性嗜热链球菌和布氏乳杆菌能够产生一种乳糖酶，帮助乳糖不耐受的人们消化乳糖，可以缓解不耐乳糖症状。益生菌还可以缓解过敏症状，益生菌能产生调节体内免疫球蛋白抗体，起到缓解过敏症状的作用。除此之外，补充益生菌还能预防骨质疏松。

肿瘤患者合并糖尿病时怎么选择保健品？

肿瘤患者合并糖尿病的营养要求是：适量能量、低脂肪、高纤维、优质蛋白质、高维生素，加入微量元素和活性物质，避免葡萄糖和蔗糖摄入。常用含有活性多糖的食物有老南瓜、荞麦、燕麦、薏苡仁；补充维生素 C、维生素 B_6、微量元素铬；用功能性甜味剂代替蔗糖，如大豆低聚糖、木糖醇、麦芽糖醇等。

肿瘤患者怎么吃水果？

食物有寒、凉、温、热的性状，人也有寒体、热体之分，那么肿瘤患者究竟该怎样选择水果呢？

依据体质选择水果

中华中医药学会将体质分为以下 9 类：平和质、气虚质、阳虚质、阴虚质、痰湿质、湿热质、血瘀质、气郁质、特禀质。

平和质适宜吃苹果，苹果味甘酸、性凉，入肺、胃经，有消炎、润肺、生津止渴等功效，也可以选择李子、菠萝、葡萄、柠檬、山楂、橄榄、橘子、杨梅等。气虚质适宜吃大枣，大枣性味甘温，入脾、胃经，具有补脾和胃，益气生津等作用，有利于气虚体质的人调补脾胃。阳虚质适宜吃菠萝，因为菠萝味甘酸，性平，生津和胃，比较适合为阳虚的人补充阳气，也可以选择荔枝、龙眼、樱桃、杏、榴莲等。阴虚质适宜吃西瓜，西瓜性寒味甘，有清热解毒、生津止渴、利尿除烦的作用，又称"天然白虎汤"，阴虚内热的患者非常适合，

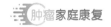

也可以选择甘蔗、桃子、山竹、葡萄、杨梅等。痰湿质适宜吃荸荠，荸荠性寒、味甘，入肺、胃经，有清热、止渴、利湿、化痰，消食除胀气等功效，也可以选择山楂、橘子、橄榄等。湿热质适宜选山楂、橄榄、橘子、葡萄等。血瘀质适宜选山楂、圣女红果、橄榄等。气郁质适宜选柑橘、金橘、葡萄、橄榄等。特禀质适宜选橘子、葡萄、杨梅、桂圆、荔枝、大枣、苹果、桃子等。

根据症状选择水果

咳嗽痰多可以多吃些鸭梨、雪梨；大便干燥、便秘者多吃些香蕉、火龙果、苹果；神经衰弱患者，宜常吃有补益作用的荔枝、龙眼等。心力衰竭和水肿严重的患者，不宜吃水分含量高的西瓜、椰子；腹泻的患者不宜吃滑肠的香蕉、梨、西瓜等。

(3) 适合肿瘤患者的食养饮品有哪些？

◗ 绿茶：绿茶有抗衰延年、清肝明目、防癌抗癌、抗氧化、降血压、消炎等作用。肿瘤康复期的患者可以多喝茶。但是茶叶中含有咖啡因，睡眠不好的人睡前不要喝浓茶，贫血的人不要喝茶。

◗ 黄芪红枣枸杞汤：黄芪 30 克，红枣 15 克，枸杞 12 克。所有材料洗净加水 1000 毫升，入锅合煮，大火煮沸转小火再煮 20 分钟，滤渣饮用。此汤有补气健脾的作用，适用于气虚乏力的人。

◗ 鱼腥草红枣汤：鱼腥草（干品）40 克，小红枣 15 粒。将鱼腥草洗净，红枣切开留核，二者加水 3000 毫升合煮，大火烧开后小火煮 20 分钟，滤渣当茶饮。鱼腥草可以增加白细胞的吞噬能力，有提高免疫力、抑菌、抗病毒的作用，还有抗肿瘤的作用。

◗ 胡萝卜苹果汁：胡萝卜 200 克，苹果 200 克，二者洗净去皮切块，用榨汁机榨出原汁，趁鲜饮用。常喝能改善视力，增加抵抗力，抗氧化，抗癌。

● 土豆苹果汁：土豆 100 克，苹果 200 克。土豆洗净，挖掉表面芽眼（切记不要挑发芽的，有毒性），用榨汁机榨出原汁，沉淀 3 分钟，倒掉底部的沉淀；苹果洗净去皮切块，榨出原汁，与土豆汁混合一起饮用。此饮品有很好的抗癌作用。

● 五汁饮：苹果 100 克，大黄瓜 100 克，苦瓜 50 克，圆椒 50 克，西芹 50 克。苹果、黄瓜去皮切块，苦瓜、圆椒、西芹洗净切块。所有材料用榨汁机榨出原汁，现榨现喝。"五汁饮"富含酵素，有清热退火，利尿排毒的功效。适合高血压、脂肪肝、高血糖、体质偏热的肿瘤患者。

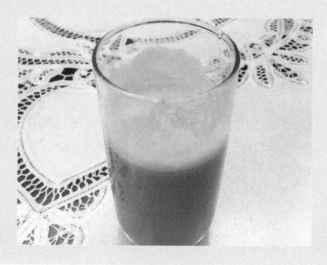

(4)　肿瘤患者怎么做抗癌药膳？

　　肿瘤的中医治疗法则可分为祛邪和扶正两大类。祛邪又包含清热解毒、活血化瘀、软坚散结三类；扶正包括补气、补血、补阴、补阳四类。

　　与清热解毒法配合的食材有：苦瓜、牛蒡子、莴苣、鱼腥草、蒲公英、夏枯草、绿豆、荷叶、冬瓜、西瓜、萝卜等。这一类食材性凉，能够增加清热解毒的作用。代表药膳有绿豆雪梨饮、夏枯草瘦肉汤、苦瓜瘦肉排骨汤、鱼腥草田鸡粥等。脾胃虚弱、胃口差、腹胀、便稀的患者慎用，必要时辅助健脾补中的药物。

与活血化瘀法配合的食材有：当归、赤小豆、桃仁、益母草、月季花、凌霄花、山楂、田七等。这一类食材有活血行气的作用。代表药膳有田七炖鸡、益母草煲猪骨、当归红枣煲鸡爪、桃仁鲑鱼、当归黄花瘦肉汤等。有出血倾向者这类食物应慎食或在医生指导下食用。

与软坚散结法配合的食材有：昆布、海藻、紫菜、贝母、牡蛎肉等。代表药膳有紫菜牡蛎汤、猪胰干贝海带汤、海参丝瓜汤等。此类食物有消除良性肿瘤的作用。甲状腺癌患者要慎用海藻、紫菜。

扶正类药膳见本书相关内容。

(5) 食品和药品有啥不同？

食品是人类赖以生存的必需品，它能提供能量和各种营养素，能维持人体的各种生理功能和新陈代谢，是细胞需要的，没有食品人类无法生存。药品有严格的适应证和禁忌证，不能随便吃，没有营养作用，吃了对身体会产生不良反应。

(6) 不吃饭菜能饿死肿瘤细胞吗？

不吃饭菜不能饿死肿瘤细胞。人体正常细胞需要营养，肿瘤细胞也需要营养，只有摄入充足的营养，人的正常细胞才能与肿瘤细胞做斗争。

(7) 清淡饮食就是吃素？

清淡饮食不等于吃素。清淡饮食是指进食一些容易消化但又有营养的食物，如小馄饨、碎菜蛋花面、虾仁米线、小米粥等，而不全是蔬菜、水果、米饭等素食。

(8) 腹泻患者怎么吃?

腹泻时要避免吃油腻不消化的肉类、粽子、坚果、油炸食品、寒凉食物,不吃香蕉、猕猴桃、火龙果等,严重时需要低脂无渣饮食。

(9) 便秘患者吃什么?

便秘时患者需要增加膳食纤维和水分的摄入,如玉米棒、地瓜、芹菜、韭菜、藕、燕麦、藜麦、香蕉、苹果、凤梨等,适当增加油脂摄入。

(10) 喝肉汤有营养吗?

肉汤里面营养很少,除了脂肪,就是一些浸出的氨基酸,蛋白质都在肉里面。另外,肉汤里面含有较多嘌呤,容易诱发痛风。

(11) 果汁能当饭吃吗?

果汁不能当饭吃。果汁富含维生素、矿物质、糖,但是缺乏蛋白质和脂肪,如果当饭吃,热量和蛋白质不足,越吃越瘦,不利于健康。

(12) 我一喝牛奶就拉肚子怎么办?

有很多人缺乏乳糖酶,不容易消化牛奶和奶制品,喝完牛奶后会发生胀气、腹泻、腹痛等,可以改喝豆浆、羊奶等。

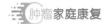

(13) 韭菜、笋是发物吗?

韭菜、笋是春季的时令菜,与发物没有关系。腹泻、胃不舒服的人尽量少吃。

(14) 肿瘤患者能吃鸡肉和鸡蛋吗?

鸡肉富含蛋白质和氨基酸,脂肪含量比其他肉类少。最好吃养殖周期稍微长一些的鸡,3 个月内的鸡最好不要吃。鸡蛋的蛋白质生物价值较高,其氨基酸模式与人类最接近,口感也比鸭蛋好,所以可以吃。

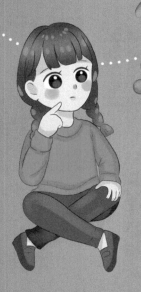

Part

4

肿瘤患者的心理康复指导

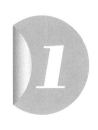

肿瘤患者常见的心理问题和表现

  肿瘤是一类复杂而且常见的疾病，严重威胁着人类的健康和生命。目前恶性肿瘤的发病率和死亡率在世界范围内均呈上升趋势，且发病年龄越来越年轻化。如何对肿瘤进行合理有效的治疗、提高患者的生存质量和延长生存时间，是全世界医学家及科学家不断努力的方向。

  虽然传统的治疗手段在癌症的治疗和康复过程中起着相当重要的作用，但人类仍不能战胜癌症。与此同时，由于肿瘤患者治疗时间长，费用高，治疗后易出现并发症及丧失劳动能力等原因，整个过程中容易出现各种心理问题，例如焦虑、恐惧、抑郁、绝望等，严重的出现精神异常。这些心理问题会对肿瘤治疗和康复产生了不良的影响，甚至与肿瘤复发、扩散也密切相关。这些年来，大家越来越意识到肿瘤的治疗和康复不仅需要各种科学的医疗手段，还需要积极干预患者的心理问题，以及家庭亲友的配合、理解、关心和爱护等。

  那么，肿瘤患者确诊后容易出现哪些心理问题呢？不同阶段的肿瘤患者心理问题有其各自的特点。例如：确诊前，关心各种与诊断相关的信息，担心医疗费用和工作问题，以及对患病后可能出现的疼痛、治疗、死亡等的恐惧；确诊后，内心无法接受现实，往往会产生愤怒、焦虑、恐惧等；治疗期担心治疗效果不好或不良反应大，担心复发，害怕疼痛与死亡；肿瘤复发后，部分患者对治疗失去信心，四处求医及试用各种偏方，如同无头苍蝇，心态濒临崩溃；终末期的患者常见的则是绝望及对死亡的恐惧。这些心理问题除会影响自身治疗和康复外，也可能对社会造成相关后果，例如个别患者可能会出现杀人、报复社会的想法和行为。对于上述心理问题，应采取恰当的方法及时进行干预，如健康教育、情绪疏导、家庭支持、药物治疗等，减轻患者的不良情绪和精神异常，增强患者的抗癌信心，提高生活质量，促进患者康复。

焦虑、恐惧：情绪上的恶性循环

焦虑主要表现为紧张不安、心烦、睡眠紊乱、易怒等。主要原因来自肿瘤引起的疼痛、对生命的威胁、治疗可能带来的痛苦、经济损失以及对工作和前途的影响等。严重的焦虑会发展为恐惧。恐惧的心理普遍存在于恶性肿瘤患者中，由于对肿瘤片面的认识，很多患者认为身患肿瘤意味着可能面对死亡，也要面对病情的折磨以及治疗所带来的不良反应，而且还可能失去工作、社会地位和经济来源等。常见的恐惧有对疼痛的恐惧、对孤独的恐惧、对肿瘤复发和转移的恐惧、对死亡的恐惧。而恐惧又能增加患者的紧张、失眠、食欲不振等反应，进而影响患者的机体免疫力，使得患者不能积极配合治疗，形成恶性循环，影响治疗效果及生活质量。

抑郁：对生活没兴趣

抑郁是一种持续时间长、身不由己的悲伤、沮丧、苦闷和失望的情感，常常伴有焦虑。多数患者认为身患恶性肿瘤意味着可能丧失生命，并要承担疾病和治疗带来的痛苦。因此，肿瘤患者往往会产生悲伤和抑郁情绪，表现为心情差，对周围事物提不起兴趣，反应慢，烦躁不安等。在晚期，特别是伴有疼痛的肿瘤患者，抑郁是一种非常常见的心理问题。积极有效地控制患者的抑郁情绪，不仅可以延长患者的生命，更重要的是能够提高患者的生活质量。

易激惹：反应过度

癌症治疗失败、复发或转移，会使患者灰心丧气，并且容易被激惹。易激惹是一种反应过度的状态，包括烦恼、急躁或愤怒。很多肿瘤患者经常一遇到刺激或不愉快的情况，即使极为轻微，也很容易产生一些剧烈的情绪反应，例如因为小事而激动、愤怒、悲伤、大发雷霆等。

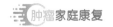
绝望：丧失信心

绝望是指完全失去了生活的信心。患者往往经历了多次的失败和重大打击，失去自信心，最终导致绝望。肿瘤患者的绝望情绪往往由错误观念引起，患者认为得了肿瘤就意味着死亡、目前的治疗方法对肿瘤都无效且不良反应显著，以及患者在肿瘤复发或转移后对治疗失去信心等。

自杀：对自身的绝望

肿瘤患者的自杀率明显高于一般人群，很多原因可能导致患者从恐惧、绝望发展到自杀。具体有以下几种：①心理问题，患者被确诊后出现恐惧、抑郁等情绪，若治疗失败、病情恶化，又没有得到亲人和朋友的宽慰及帮助，很容易陷入绝望，从而选择自杀。②疼痛，疼痛是晚期肿瘤患者最常见的表现。疼痛的折磨是常人无法想象的，使得自杀率大大提高。③经济原因，恶性肿瘤治疗时间长，费用高，一般家庭难以承受。尤其是患者知道自己治疗无望后，怕拖累亲人，往往会选择自杀。

精神异常：敏感又冷漠

肿瘤患者有时会对外界的反应出现异常，可能显得特别敏感，如觉得普通的灯光都特别刺眼；或者显得特别的冷漠，对任何事物都不关心等。更严重的可能出现幻觉，如有的患者会凭空听到别人在辱骂、斥责自己，倍感苦恼，或者说看到了别人看不到的东西，使周围的人感到莫名其妙。

也有一些患者表现为思维问题，如脑中反复出现同一想法，明知没有必要，却无法摆脱，或者同一问题反复追问、在多家医院不断重复检查等。更严重的表现为妄想，如肿瘤手术，长时间的化疗、放疗等使得患者内心变得多疑而敏感，会将家人无意间的疏忽放大，认为被家人嫌弃甚至放弃治疗，又或者反复认为邻居、病友私下的聊天是在谈论甚至嘲笑自己的病情等。

如何应对心理问题

　　"百病皆生于气""万病源于心"，治病要治"心"。恶劣的情绪，忧郁的精神状态，对人体健康的损害甚至比细菌、病毒厉害得多。情绪可以杀人，也可以救人。因此对肿瘤患者只采取单纯常规的治疗是不够的，还需要从"心"入手，唯有从"心"入手，加上常规的肿瘤治疗方法才可以产生更积极的效果。如何通过"心"的努力让身体更健康，就变得更重要了。

　　那么身处不同的角色，我们该如何帮助肿瘤患者应对这些心理问题，渡过难关呢？

病情告知要适当，隐瞒不是好方法

　　作为医生，告知患者不好的消息时应注意三个适当：即适当时候、适当方式、告知适当部分。形式应该轻松、自然一点，不以说教的形式进行，要保持前后一致性，包括医、护、员工、家属等，切忌不统一，切记支支吾吾，以免患者敏感猜忌，胡思乱想。90% 以上的肿瘤患者希望了解他们的病情和治疗的可能性，如果因担心患者无法接受而隐瞒病情反而会影响后续的治疗，因此适当告知患者的病情才是最关键的。整个告知的过程中要注意患者和家属的情绪反应，不要只注重事实，而不注意表达；要给予患者希望，但不要提供幻想；关于治疗计划应告知每个参与者，并取得他们的配合；部分患者在得知病情时会有强烈的情绪反应，这时不要马上安慰并且改变话题，而是等一会，看患者是否同意继续。特别要注意的是识别患者是否有消极意念，是否存在自杀的可能性，必要时联系心理科及精神科医生，以及取得家庭的支持和积极参与；帮助联系与他有过类似经

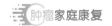

历的患者，找出"榜样"，或者组织开展肿瘤患者康复俱乐部等形式的活动，促进病友间交流，增强患者的抗癌认知和信心。

家庭支持是有力的保障

作为患者家属，可以通过咨询、网络等方式了解疾病的一些基础知识，提高对疾病的认识。在治疗过程中针对相关问题进行实时咨询，帮助患者解决疾病治疗及康复过程中的困惑和疑问。在有保障的家庭环境支持下，能提高患者治疗的依从性和效果。给予患者充分的情感支持，让患者感到不孤独，要善于倾听与理解，可帮助患者宣泄情感，甚至诱导其痛哭一场，以释放其心中的压力。平时与患者多沟通，帮助其舒缓压力的同时，让他们接受现实，面对现实，当然也可以适当稀释或淡化患者对肿瘤的恐惧。帮助患者解决实际困难，例如经济问题等，以减轻患者的顾虑及后顾之忧，从而提高肿瘤治疗的疗效及促进患者的康复。

树立信心，自身调整要积极

作为患者自己，首先要正确认识疾病，得了癌症不要害怕，更不要自责，既然患病事实已无法改变，就应尝试接受。积极配合治疗，要坚强起来，要勇于与疾病做斗争，在心理上压倒疾病。要放下包袱，面对现实，正确认识自己因手术等情况而产生的身体变化。寻求家属和朋友的帮助，学会向家属和朋友表达自己悲伤、焦虑和不愉快的情绪，你并非一个人，没必要独自承受，家人和朋友是你最亲密的人，他们非常愿意甚至渴望与你交流，帮你分担，把情绪宣泄出来可以帮助你更好地战胜疾病、更快地康复！

正确应对心理问题，让肿瘤患者能处于一种良好的状态，从而调动身体内各种生物因子使机体处于良好的内环境中，从而能提高患者的免疫水平，增强抗肿瘤能力，以达到有效控制肿瘤细胞甚至杀灭肿瘤细胞的效果，延长生存时间。良好的心理状态还能减轻肿瘤患者的疼痛感受，或者当伴有疼痛的肿瘤患者本身存在一些心理问题时，心理治疗也可缓解相关的疼痛，如类似催眠的方法（如放松、暗示和转移性想象等）。

常用的心理治疗和药物治疗

如果患者发现不管自己如何努力，或者家人、医生如何尽力地帮助自己，都无法放松心情，或者说不能从这些心理问题中脱离出来时，请不要过于担心，我们还可以向心理科或者精神科医生寻求更专业的支持，包括心理治疗、药物治疗等。不用觉得羞涩或者丢面子，更不用讳疾忌医，在我们看来很难的问题，也许医生用非常简单的方法就能解决。

心理治疗，旨在"放松"

常见的心理治疗包括支持性心理治疗、行为治疗、认知治疗、家庭治疗、团体治疗等，心理科医生会根据你的具体心理问题采用不同的治疗方法，而你需要做的就是配合、倾诉和聆听，学会完全地相信医生，表达任何你想要表达的，不用担心被人嘲笑或被泄露秘密，医生可以成为你最忠实的保护者或秘密守护者。当然你也可以自学一些实用性的方法，如放松训练、音乐疗法等。放松训练用得最多的是渐进性肌肉松弛法，我们可以根据指导语交替收缩或放松自己的骨骼肌群，同时体验自身肌肉紧张和松弛的程度，有意识地去感受四肢和躯体的松紧、轻重和冷暖的程度，从而取得放松的效果。此外，还有静坐放松、呼吸放松和想象放松等。

药物使用有讲究

对心理问题较严重，情绪异常较明显的患者，为快速控制症状，可根据病情酌情选用抗焦虑药、抗抑郁药或抗精神病药。这些药为处方药，有依赖性，应在医生指导下使用。

(1) 为什么需要使用药物控制肿瘤患者的心理问题？

肿瘤患者的心理问题是非常复杂的，也是非常普遍的。他们共同的特点是强烈的负性心理反应，包括抑郁、焦虑、恐惧、易激惹、绝望等，甚至发展为自杀。这些情绪反应导致患者无法积极配合治疗、康复，影响了患者的预后和生存质量。虽然大多数患者可通过健康教育、家庭及社会的心理支持和环境支持等社会心理治疗得到缓解，但是部分患者则效果不明显，因此，这部分患者就需要在相关专业医生的指导下给予药物治疗。

(2) 不良心理因素是致癌的危险因素吗？

焦虑、抑郁等不良心理因素会影响人体的免疫状态，增加患癌的风险。对于癌症治疗后患者，会增加肿瘤复发、转移的风险。另外，不良情绪会引导人产生不良的生活习惯，使患者更容易暴露在致癌环境中。

(3) 肿瘤患者如何让自己放松下来？

通过转移注意力可以减轻肿瘤患者的不良情绪。患者应坚持参与社交活动，与朋友保持联系，适当宣泄自己的不良情绪。患者应学习与疾病相关的知识，充分了解自己所患肿瘤的特点，不要盲目担心。了解肿瘤治疗的首要目标不是消灭它，而是如何有效地管理和控制它，减轻肿瘤给患者带来的压力。同时，可以尝试放松训练、音乐疗法、想象、瑜伽等方法帮助自己放松下来。

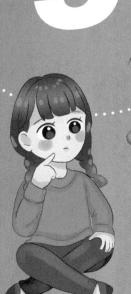

Part

5

肿瘤患者的社
交与职业指导

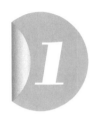

调整自身，回归社会，如何恢复正常生活

如何调整自己的状态和情绪

肿瘤除了给患者带来痛苦和生命的威胁之外，对心理也会造成不同程度的伤害，患者情绪多表现为愤怒、焦虑、抑郁等。这些心理状态虽然不致命，但是却给治疗和康复带来不小的影响。那么肿瘤患者主要的心理状态包括哪些呢？

孤独绝望感

患者在治疗过程中，由于症状变化，或道听途说的一些信息，难以避免地认为自己是患了不可治的"绝症"。由于病程长，思想负担重，有的患者一直难以接受现实，有的失去治疗信心甚至产生自杀的念头。此外又因为一些治疗方式的影响，如手术、放疗等，患者肢体、器官不再完整，往往带来"我和别人不一样"或"我不是个正常人"的感受，由此自觉或不自觉地把自己孤立起来，逐步与社会脱离。

焦虑多疑

一部分患者表现为内心紧张不安，对身体的变化非常敏感，听到别人低声细语，就以为是在议论自己的病情。康复期的病情变化也会使其担心家人和医生有没有骗自己，这也是肿瘤患者常见的情绪反应。患者往往陷入沉重的心理负担，而旁人也感到难以与之沟通。

退化依赖感

在漫长的治疗过程中，疾病或相关治疗带来的痛苦，使得多数患者处在被家里人无微不至地关怀与照顾的环境中。长此以往，患者在进入疾病康复期后，还处在一种"过分依赖"的状态下，比如生活起居不能自理，无法完成简单工作，不考虑他人需求，一切均以自己为中心等。

回归家庭，离不开家属的帮助

家庭支持是肿瘤康复极其重要的一环。除接受专业的治疗外，家庭环境是影响患者能否更好地恢复、更快地回归家庭和社会的重要因素之一。家庭环境，除了指物质条件外，家庭气氛也是一种表现形式，是对患者最具影响力的外部环境。患者在家庭生活中的情绪和感受，患者与家属之间的相处方式等，都会对患者的康复起到潜移默化的影响。家庭干预，体现在家人的陪伴、劝导、扶持、关心、鼓励等方面。良好的家族干预不仅能提高患者治疗的依从性，还能提高患者的自信心，从而提高其生活质量，延长生存时间。良好的家庭干预包括以下几点。

首先，患者及其家属需要了解疾病的相关知识，提高对疾病的认识。患者及其家属可以选择专业的互联网医疗平台，针对相关问题进行实时咨询，解决疾病治疗及康复过程中的困惑和疑问。建议使用医院的平台或者是主管医生推荐的网站，不要选择非专业网站。若在网站上得到一些所谓的"偏方"，一定要及时咨询专业的医生，不可轻易尝试。通过网络与医生互动，在有保障的家庭环境支持下，能提高患者治疗的依从性和治疗效果。

其次，要建立一个温暖宽松的家庭环境。家人的关心疏导和生活起居的照顾，能帮助患者树立战胜疾病的信心，并且积极配合治疗。一个和睦、充满正能量的家庭对患者的康复是必不可少的。家属之间的亲情和彼此的关爱，以及长期生活中建立起来的默契，有利于增强患者生活信心。患

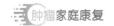

者情绪乐观、积极配合、善于表达，这些都能增强身体免疫功能，使康复之路走得更为顺畅。

作为一个肿瘤患者的家属，要怎样去展开具体行动呢？家属首先应该表现出与患者共渡难关的意愿。与患者相处，要以倾听者的姿态，不能先于患者表达焦急的情绪。要保持耐心，可以先引导患者发泄不良情绪。当患者提出不能实现的要求，甚至因此大发脾气时，要做进一步的沟通：要坦诚表明你能理解患者的感受，让患者也学会理解别人。至于对那些无法做到的要求，要在拒绝时尽力维护患者的心理不受伤害；同时也要表现出对患者的包容，让其知道虽然这件事做不到，但可以帮助患者做其他事情。在康复期要鼓励患者逐步树立责任感，原则是"条件允许，适当而为"。在患者情绪与疾病都较稳定时，鼓励患者参与一些康复活动或家庭事务决策。就某些事情征求其看法、决定等，这样反而可以激发患者的生活兴趣与责任感。

总之，鼓励患者"将命运掌握在自己手里"。要再次强调的是，对于他们生活自理行为要予以爱护、支持和鼓励。如果对患者过于的关心爱护，"凡事包办"，那么疾病就会成为其负担，导致患者走向颓废。如果将患者作为正常人对待，有时候更能激发其积极康复的动力。

回归社会，勇敢走出去

肿瘤患者在患病期和康复期，属于一个特殊的社会群体，但不应该永远是一个特殊的社会群体。回归社会，尽可能与正常人一样工作、生活，是肿瘤患者康复的终极目标，也是提高患者生活质量的重要内容。肿瘤患者的一个重要心理特点就是不愿生活在他人的同情、怜悯中，因为有"癌症会传染"之类的言论，患者往往因病远离了原来的生活圈和社交圈。所以要恢复患者的自信，首先需要建立一个新的社交圈。比较常见的方式是通过"病友群"、各种"康复协会"等组织，与具有同样经历的病友相互交流，取得认同感、归属感，这是迈出回归社会的重要一步。这些组织的任务就是科学地引导和帮助患者康复，这是家庭、医院都无法完成的。在这个群体里，患者起初是交流疾病治疗、康复心得；随着时间推移，逐步发展为在各方面互相帮助，包括重新就业、重新学习、调整人生目标等。

在这个圈子里，不分职务高低，不分籍贯南北，不分年龄大小，彼此同病相怜，互相鼓励，在康复之路上重拾平等、自尊。这些组织大多能定时开展各种娱乐、宣教、公益活动，通过群体抗癌模式，不仅帮助患者更全面地了解癌症知识，还能调整情绪，使他们不再那么悲观，激发幸福感，帮助他们更好地融入社会。

但是群体抗癌模式也存在一定的问题。因为恶性肿瘤的治疗始终强调个体化和专业化，个例绝对不能指导群体，个人经验不宜过分放大。患者往往缺乏深厚的医学背景知识，盲目照搬别人经验是万不可取的。群体中提到的任何与治疗相关的信息，一定要及时向专业医生或自己的主管医生求证，万不可随意尝试。

挑对时机，量力而行，兼顾工作和身体

选择合适时机，回到工作岗位

经过系统的治疗，肿瘤康复期患者病情已得到控制，达到临床治愈。此时生活可以自理，机体功能基本恢复至患病前的水平，就可以参加力所能及的工作，减轻家庭经济负担，回归社会。

一般来说，康复期的患者职业选择应遵循"力所能及、量力而为"的原则。患者都想早日康复，能做一些相对轻松的工作，从工作中可以获得愉快和成就感。肿瘤康复期患者参与社会活动，精神上就会产生信心和力量，对疾病的进一步康复有好处。患者可以根据自身的情况，先从起居做起，适当参加娱乐活动和体育锻炼，培养生活情趣，逐渐恢复病前工作。

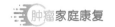

家属可以从旁协助，让患者恢复部分或全部家庭和社会工作。

那么如何选择合适的工作时机呢？对于早期患者来说，若疾病发现较早，肿瘤单发且无远处转移者，经手术治疗后，若不需要化疗和放疗，半年后可考虑从事半天工作或轻松工作。若体力允许，可逐渐恢复平时工作量，当然需量力而为。

若治疗期需要进行化疗和放疗，化疗一般要6~8个疗程，短则半年，长至2年；放疗相对时间要短些。一般建议在所有治疗结束半年至1年后根据体质恢复情况，考虑从事轻松工作。在康复过程中要根据自身的体力、精神来适当安排工作，最好先进行半天的工作适应一下。在化疗或放疗期间建议以休息为主。

对于肿瘤晚期患者来说，虽然一般病情较重，但随着目前医学的发展，治疗效果也得到了极大的改善。一些肿瘤晚期患者不但生存期较长，生活质量也非常不错。因此，肿瘤晚期患者若能维持病情稳定，并且较好地控制疼痛、疲劳、记忆力下降和麻木等症状，带瘤生存的患者可在医生的严密观察下，做一些力所能及的轻松工作，但工作时间不宜过长。

肿瘤患者可以选择哪些职业来复出

肿瘤患者具体的工作安排还是强调量力而为。如果疾病能被早发现、早治疗，得到根治，工作能力的完全恢复是毫无问题的。但是当疾病已经并非早期，治疗本身又给身体带来一定的损伤和某些后遗症时，患者在康复过程中就要根据自身的体力、精神来适当安排工作。

首先应避免从事与癌症相关度较高的职业，如煤矿、石油、化工、钢铁等相关行业；其次如程序员、司机等需要久坐的职业，或消防、救援等工作压力较大的职业，也不适合肿瘤康复期患者。最后，易引起内分泌紊乱，从而影响免疫功能，经常需要熬夜的职业也是一大禁忌，如媒体广告、计算机行业、医疗行业等。

对于非早期肿瘤患者来说，一系列治疗或多或少可能给患者带来机体上的损伤或遗留疼痛、疲乏等症状，一般来说不推荐从事重体力工作。另外，也不建议患者从事一些创造性的脑力工作。建议患者从轻松工作做起，适应 1~2 年，再逐步增加工作量。在工作的同时，可选择坚持服用调节机体免疫力的药物或中药以改善免疫功能。

掌握正确方法，公私也能兼顾

工作安排要以不影响治疗为前提。对初期治疗结束但尚需进一步维持治疗的，应以服从继续治疗为前提。对正在治疗的患者，则应全力以赴配合医生治疗，以争取理想的治疗效果。对于治疗结束后已经进入工作状态的患者来说，也应牢记以下要点。

💧 **生活要规律**：为了适应新的生活和工作，要建立良好的生活习惯。每天的起床、睡觉、户外活动、服药、锻炼、娱乐、饮食安排、休息等要制订好计划，形成规律，使体内各系统功能适应规律性的变化，避免过度紧张和疲劳，有助于防病、治病和康复。

💧 **注意合理饮食**：饮食均衡搭配，粗细混食，严格控制不宜吃的食物，不能强求过多的蛋白质、脂肪等。

💧 **保持稳定乐观的情绪**：以乐观豁达的心态对待工作、生活，正视现实，增强身心方面的稳定和平衡。在娱乐、锻炼和社会交往以及自己喜好的活动中发现自我价值，适度锻炼，多与朋友及病友接触，相互激励。

💧 **增强自我保护意识**：肿瘤患者免疫力低下，极易受到细菌、病毒的侵袭，稍有不慎便会外感风寒而致感冒、肺炎等病症。要注意工作环境、工作方法和维持自身健康不能冲突。

💧 **避免"补课"式工作**：有的患者回到了工作岗位，一门心思要把损失的时间补回来，拼命努力。这固然是积极向上的一面，但过度劳累会导致机体免疫功能降低，从而使病情恶化。因此，肿瘤康复期患者要调整好心态，适应现在的状态，工作上量力而为。

💧 **定期检查**：肿瘤康复期不等于肿瘤没有复发的风险，因此定期复查是重要原则。一般肿瘤经治疗后在 5 年内是最容易复发的，尤其是在手术后前 3 年内，因此这段时间的复诊是非常重要的。复诊有个原则，即距离治疗结束的时间越近，复诊的间隔时间应该越短。需要注意的是，复诊应该是终身的，即使没有到复诊时间，如果身体出现了不适，也应该及时去医院复查。建议肿瘤康复期患者 2 年内每 2~3 个月复查 1 次，2~5 年每 4~6 个月复查 1 次，5 年以后每 6~12 个月复查 1 次。

(1) 乳腺癌患者王阿姨在完成治疗出院后时不时地会有些问题想要询问医生，例如用药的问题，药物不良反应的处理等。通常她只能大清早坐很久的公交车赶到医院，排队挂号，奔波辛苦，常常体力不支。儿女工作繁忙，又不能经常请假陪同，导致王阿姨情绪比较低落。家属询问：有什么方法能解决？

解决方案：首先家庭成员应该互相沟通，建立一个积极向上的家庭氛围，安抚王阿姨的情绪。同时家属应教会王阿姨使用易加医（肿瘤专属应用程序），线上与医生直接沟通，小问题无须再长途跋涉去医院了，能免去来回奔波的辛苦。需要去医院复查时，使用医院官网和微信公众号进行挂号预约，时间成本会明显降低。这样处理以后，王阿姨体力好转了，心情也开朗了不少。

(2) 小林是个篮球运动员，性格活泼开朗，因患骨癌实行截肢（左下肢膝盖以下截肢）和化疗。虽然术后身体恢复理想，但是已无法恢复运动生涯。他不能接受这个现实，也不知道该怎么办，变得孤僻、暴戾、自闭。家属询问：该怎样帮助他？

解决方案：小林身体的残缺已无法避免，需要建立重新生活的信心。父母联系残联后，帮助小林加入了残疾人俱乐部，重新开始了篮球运动生涯。小林慢慢恢复了训练，并参加了残疾人运动会。经过亲人的耐心引导，小林发现，天其实也没有塌下来，逐步接受了身体残疾的现实，重新变得开朗，比以前更加坚强了。

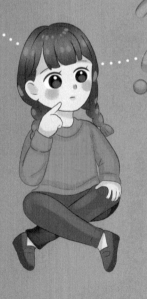

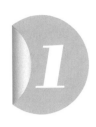

卧室布置：明亮温馨亲情深

　　日常生活及家庭康复对肿瘤治愈率的影响大大超过医药的作用。患者在家中有亲人陪伴会倍感温暖，在熟悉的家庭环境中会感到无拘无束、轻松自在、舒适方便。当我们将肿瘤患者从医院接回家前，亲人首先要把家里收拾、打扫、布置一番，给患者一个温馨的感觉。那么，如何来布置家族环境呢？

　　首先要把卧室布置好。根据患者的爱好来布置房间，最好为患者安排单独的朝南或东南方向的房间，有充足的阳光，室内采光良好，使患者感到温暖舒适，有利于患者早日恢复健康。床靠近窗户，以便更多地晒到阳光。但床不要与墙或窗户靠得太近，因为墙壁和窗户的表面温度对人体散热有很大影响。不要使阳光直射患者的眼睛，窗户最好有多重窗帘等遮挡物，可随时调节采光。窗帘用暖黄色比较好。房间装饰色调应遵从安静、舒适、明快的原则，颜色搭配力求柔和温馨。天花板和墙壁选白色较佳，还可以在卧室内悬挂患者喜欢的画。台灯罩、花瓶等小物件可选用鲜艳一些的色彩装饰。卧室的光线要柔和，灯的瓦数稍低些（13~50瓦），便于营造出温馨的气氛，使患者更容易进入睡眠状态。其次家具不宜过多，要实用，容易清洗。比如一个床头柜，一把有扶手的椅子（患者坐时比较舒服，且能提供有力的支持）。床上应备两个枕头，以支持患者的头和肩。如患者侧卧时可在背部放置枕头，使患者获得支撑而感到舒适。最后要准备暖水瓶、茶杯、痰杯或痰盂、便壶或便盆等。患者的卧室每天要打扫一次。患者用的餐具和脸盆要保持干燥清洁，痰盂、便盆或便壶等用后随时倒掉，并刷洗干净。总之，要为患者建立一个舒适、清静、整洁、卫生而富有生机、能得到充分休息、便于生活起居和锻炼的环境。

亲情往往是患者的精神支柱。患者感受家属和亲友的关爱，生活在舒适和谐的环境中，心情愉悦，战胜疾病的信心就会增强，也就有利于疾病的康复。

如何选择家用制氧机？

如果有条件的话可以购置一台家用制氧机，吸氧可辅助改善患者症状，有利于患者的康复。目前所有医疗用制氧机采用的都是世界先进的 PSA（变压吸附）空气分离制氧技术。家用制氧机市面上有很多种，由于制氧的原理不同，各种制氧机的使用特点也不同。应综合考虑患者的需求、家族条件等选择合适的家用制氧机。

卧床的患者如何选择专用床？

如果患者不能自己起来走动，那么就要选择具有平躺、起背、屈腿、翻身、助便等多功能的专用床，让患者躺着舒适，让亲人摆脱护理难题。医疗器械店一般都有售，专用床有电动的，也有手动的，还有可以翻身的和带厕所的，家属可以根据患者情况选择购买。

肿瘤末期患者如何在家做好临终关怀？

如果是肿瘤末期患者，家属应该把病情真相告诉患者。在生命的最后一程，患者最希望得到的是临终关怀。对家庭来说，最好的支持就是陪伴，在熟悉的居家环境中享受亲人的陪伴，不仅减轻了患者身体上的痛苦，最重要的是患者得到了心灵上的抚慰与支持，让患者在相对平静舒适的环境中延长生存期，留下美好的记忆。

室温调节：冬暖夏凉温如春

　　肿瘤康复期患者休养的环境应舒适安静，并根据气候情况，保持房间温度、湿度适宜，做到冬暖夏凉温如春。使用空调时冬天温度要保持在 18~25℃，湿度要保持在 30%~80%。夏天温度保持在 26~28℃，温度不宜过低，还要注意室内外温差不要过大。建议在患者房中放置一个测试温度和湿度的仪器。室内放盆水能保持湿度，避免因空调排水引起空气干燥，使人体水分流失过多。开空调不要连续超过 10 小时，要经常开窗透气；这样不仅能使室内空气新鲜，也可延长空调的使用寿命。更重要的是室温的适当变化对人体有良好的保健作用，它可刺激各个系统的功能活跃，从而增强机体的抗病能力。反之，如果室内温度长久地保持不变的话，就会使患者的体温调节功能衰退，抵抗力降低，容易罹患感冒等疾病。即便是天气太过炎热，晚上睡觉必须开空调，也要设定关机时间，避免整晚开空调。同时，要注意盖被，最好穿着长袖长裤睡衣避免着凉。

　　如果没有空调，要以患者的感觉为主，夏天使用电风扇不宜直吹，或者可以放置冰块降温，使患者感到凉爽舒适。家里挂上有瀑布、冬雪等题材的风景画，也可放"高山流水"等优雅轻松的音乐，有助于心静，使人产生"凉快"的感觉。另外，扇子扇出的是自然风，比空调吹出来凉气透骨的风要健康得多。冬天，要保持理想的温度和湿度，可安装双层玻璃窗，窗缝贴好封条，并使用棉布帘等；也可以用暖风机、壁挂暖气片、电暖器等。北方家庭取暖方式还有火坑、火墙等。选择采暖方式应该因地制宜，需要考虑安全、卫生，不使灰尘、煤烟及有害气体污染室内空气，无发生火灾或一氧化碳中毒的危险。

(1) 为什么室温也要因人而定?

对不同患者,室温可以有所不同。发热患者室温宜低些;老年人或女性住的地方室温宜高些;平时怕冷的人、体质偏寒的患者室温宜高些;平时怕热的人、体质偏热的患者室温宜低些。总之,要根据各人所适合的室温来采取相应的措施。

(2) 为什么要保持室内安静?

患者居室要保持安静,减少噪音。因为过强的噪音会打乱人大脑皮质兴奋与抑制的平衡,使人出现头痛、头晕、失眠、食欲不佳、记忆力减退等,而对肿瘤康复期患者的危害更加明显。因此,家属在做家务、走路、说话、娱乐时,不要发生过大声响。安静的环境是保证肿瘤患者休养康复的重要条件。

开窗通风:病菌灭踪不感冒

人有80%的时间是在室内度过的,肿瘤康复期患者在室内的时间甚至可以达到95%~100%。而温暖不适宜、光照差、空气不流通的房间很适合细菌、病毒的生长繁殖,从而增加人患呼吸道疾病的风险。因此,要特别注意讲究卫生,多开窗通风、让阳光照进来是最简便、经济的空气消毒法。开窗通风有利于减少空气污染,保持室内空气清新,还能使对人体有益的负离子进入室内。空气中的负离子能够改善人体免疫系统、呼吸系统及中枢神经系统的功能。清新的空气令人心情愉快,精神振奋,对于人体的健康有着非常重要的作用。

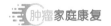

紧随着通风而来的问题，就是防尘。空气流通不可避免地要带来灰尘，灰尘也是人体健康的敌人。家里常用吸尘器清洁环境，提倡用湿拖布直接擦地，有条件的还可采用 2% 的来苏儿 100 倍稀释液进行室内消毒。湿式除尘还能保持地面湿润、防止尘土飞扬，同时有利于调节室内的湿度。

(1) 开窗通风时要注意哪些事？

开窗通风也是有讲究的，希望多关注城市空气质量状况，低于"良"的情况下，不要长时间开窗。通风时间最好在上午 9 时至 11 时，下午 2 时至 4 时。因为这两个时段内，气温已经升高，沉积在大气底层的有害气体已经散去，开窗通风效果较好。可每天开窗 2~3 次，每次 30 分钟左右，可使室内空气中的细菌数减少 70% 以上，是预防呼吸道疾病的有效措施之一。

(2) 是否需要买家用空气净化器？

有条件的家庭可以买一台家用空气净化器（负离子发生器）。负离子能沿着人体呼吸道直抵肺部，再穿过肺泡进入血液，到达全身各处，促进血液循环，使红细胞和血红蛋白增加，加速肌肉内积存的代谢产物的输送，从而消除疲劳；还能改善患者呼吸功能，促进新陈代谢，增强抗病能力，调节中枢神经系统的兴奋和抑制状态，改善大脑皮质的功能，使人精神焕发、充满活力。

4 凉台养花：赏心悦目心情好

养花是一种愉快的劳动，每天侍弄花木，醉心于为花施肥、培土、浇水、整枝，会让患者忘却不愉快的事，达到忘忧、忘病、忘我的境地，从而调节了机体神经系统功能，使人心胸开阔，乐在其中，而且还能活动四肢，灵活关节，使人得到锻炼。养花不仅增添了生活的情趣，使生命更富生机，同时花香飘溢作用于人的嗅觉，深深呼吸，有益于心肺功能，还可以镇静安神，调和血脉。如茉莉花的香气能给人以轻松、愉快之感；薄荷的清凉气味有醒脑清神之功；桂花的馨香，沁人心脾，增进食欲；菊花的清香可清肝明目，长期使用菊花枕芯，还可降低血压。

养花不但能从劳动中获得悠闲情趣，还能起到美化居室之效。选一盆最会"吸毒"的植物搬回家吧。米兰淡淡的清香，是天然的清道夫；虎尾兰、金心吊兰、绿叶吊兰、巴西铁等可以清除空气中的有害物质，有"绿色净化器"之美誉；常绿的芦荟有美容、吸收异味、净化空气作用；非洲茉莉产生的挥发性油类具有显著的杀菌作用，可使人精神放松、有利于睡眠。建议给肿瘤康复期患者客厅或室内摆放一些吊兰、仙人掌等盆景，既可美化环境，又可吸附甲醛、苯等有害气体，减少室内有害物质。吊兰能在微弱的光线下进行光合作用，可吸收室内 80% 以上的有害气体，吸收甲醛的能力超强。同时能将火炉、电器、塑料制品散发的一氧化碳、过氧化氮吸收殆尽，还能分解苯，吸收香烟烟雾中的尼古丁等有害物质。一盆吊兰在 8~10 平方米的房间内，就相当于一个空气净化器，故有"绿色净化器"之美称。仙人掌被称为夜间"氧吧"，它多在晚上比较凉爽、潮湿时进行呼吸，吸入二氧化碳，释放出氧气。仙人掌也是吸附灰尘的高手，室内放置一盆仙人掌，特别是水培仙人掌（因为水培仙人掌更清洁环保），可以起到净化环境的作用。

对于身体条件允许的患者，可以到公园散步，在花草树木生长的地方，空气比较清新，负离子积累也多，吸进这些负离子，能获得充足的氧气，为防癌、抗癌提供有利的条件。俗话说"花中自有健身药""养花种草，不急不恼，有动有静，

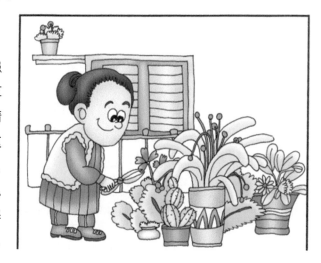

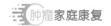

不生杂病""种花长福，赏花长寿，爱花养性"，都说明了以花为伴的人容易获得健康长寿。但需要注意的是不要在郁金香花丛中停留时间太长，如果待上 2~3 小时，就会头昏脑涨，出现中毒症状，严重者还会毛发脱落。

厕所防滑：安全措施要周到

肿瘤康复期患者体力较虚弱，平衡能力不是很强，患者活动不便，很难保护好自己，要特别注意居家环境的安全。卫生间相对其他房间更易发生事故，成为"家庭事故"的高发地，因此，安全是卫生间设计中首要考虑的因素。确保卫生间的门能从外面打开，以防患者被锁在里面。如果患者不能自己洗澡，家人要仔细尽力帮助。卫生间光线要明亮，地面使用防滑瓷砖。在卫生间门口、浴盆、浴缸附近，铺上防滑地垫，可以增大脚底的摩擦，起到安全防滑的作用，可避免患者滑倒。卫生间的台子边缘如果是直角的，要加装圆弧形的防护棉垫，以免患者滑倒时受伤。在卫生间安装扶手，让患者在站起、坐下时有可以借力的东西。为患者选防滑的鞋（鞋底有橡胶小颗粒），能起到保护作用；也可在地上贴上防滑条。卫生间的地面上如果有水渍，要及时擦干净，以免地面湿滑。卫生间的电线要布置妥当，以免潮湿引起短路。卫生间必须设置应急呼叫按钮，患者万一有事可以应急呼叫。

 (1) 患者坐轮椅要注意哪些问题？

如果患者要坐轮椅，目前市面上轮椅种类很多，无论选用哪种轮椅，必须要保证患者坐得舒适、安全。还可以根据患者的体形量身订制。轮椅使用前应检查前轮、后轮、刹车等各部位的螺丝及后轮辐条，如有松动请锁紧，以免产生安全隐患。使用时按规定操作，特别是上、下轮椅时，应预防事故发生。

如何预防肿瘤康复期患者跌倒？

患者晚上起床上厕所与早晨起床之时，因为机体平衡力差，易发生跌倒。因此起床别太急，①醒了后，躺着别动，等半分钟，再坐起来；②坐在床上等半分钟，以适应暗环境；③坐在床边，脚垂在地上，等半分钟，让肌肉慢慢恢复协调力，再站起来走。不要在卫生间门边放置用来吸湿的旧衣服或者毛巾，因为常常会成为患者的"绊脚石"而造成跌倒。洗完澡穿裤子、换鞋这些有"单脚操作"的动作，应该准备个凳子让患者坐上去慢慢来。

厨房除烟：科学烹饪营养高

肿瘤康复期患者卧室不要靠近厨房，厨房是家庭中空气污染最严重的区域。其污染的主要来源除油烟外，另一来源是从煤气、液化气中释放出的一氧化碳、二氧化硫、二氧化碳、氮氧化物等有害气体。因此，要想做菜更健康，必须改变"急火炒菜"的烹饪习惯，减少油烟。炒"过火"菜看起来很美，但吃起来不健康，而且油烟更大。因为"过火"时油的温度会超过300℃，这时极易产生致癌物苯并芘，致癌物微粒还会附着在菜和油烟机上，危害人体健康，肿瘤康复期患者身体虚弱，对其危害更大。因此，提倡蒸、煮、炖，尽量少煎、炒、炸，就能把油烟对肺的伤害降到最低。

(1)

如何做好厨房的通风换气？

要做好厨房的通风换气，迅速排除厨房油烟，首先要正确使用油烟机，要早开晚关，即点火前就打开油烟机，炒完菜后延长

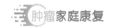

排气 5~10 分钟再关闭油烟机，把残留在厨房中的油烟尽可能吸走。要及时清理油烟机，保证其正常的工作效率和质量。还要选择信誉好、质量好的品牌油烟机，不要使用质量不过关的产品。

哪些厨房电器较少产生油烟危害？

使用微波炉、电饭煲、电烤炉、电磁炉等厨房电器，较少产生油烟危害。建议用不粘锅代替传统炒锅。不粘锅的平底设计，使其受热面积大、传热均匀，瞬间就能达到很高温度，有效缩短了烹饪的时间，而且不会出现糊锅的现象，减少油烟的产生，这样可大大减少厨房内的空气污染。改变烹饪习惯，就能远离油烟危害。

客厅接待：谢绝二手烟

在每一个家庭中，客厅是家庭的活动中心，它既是家庭成员经常活动聚会的地方，也是接待亲朋好友、聊天休闲的地方。家里有肿瘤患者休养康复时，要避免过多亲友入室探望或过多的人来回走动，适当控制探视人数，来访人员在与患者交谈时，说话要热情、真诚、亲切，但时间不宜过长。家人对来访人员不要敬烟，也要婉言谢绝来访者敬烟，尽量劝说客人不要吸烟。因为香烟在不完全燃烧过程中要发生一系列的热分解和热合成化学反应，产生的烟雾中存在 2000 多种有害物质，其中至少有 64 种是极其强烈的致癌物质，可以引发几乎所有的癌症。例如口腔癌、鼻咽癌、肝癌、胃癌、食道癌、皮肤癌、乳腺癌、膀胱癌、睾丸癌和白血病（血癌）等。肿瘤患者，尤其肺癌患者在休养康复期间除了戒烟外，更不能受到二手烟、三手烟的危害。

 小问答

有抽烟习惯的家人如何戒烟？

肿瘤患者的家人有抽烟习惯者，最好戒烟，这是对患者最好的支持与爱护。戒烟时会出现烦躁不安、头昏脑涨、失眠焦虑等不适感。目前市面上虽然已有一些药剂和方法可以帮助戒烟，但更重要的是吸烟者个人的决心和毅力。烟瘾犯了，告诉自己为了爱护患者，不要因为自己的坏习惯给患者带来损害，在忍耐的同时，不妨做一些事情来分散自己的注意力，例如上网、刺绣、做家务等。通常，15 分钟后，可能就没有吸烟的欲望了。也可以在想吸烟的时候，用零食来堵住嘴。家人戒烟会给患者带来感动和喜悦，同时也能增强患者战胜癌症的信心。

8 常洗衣服常洗澡，常晒被褥疾病少

俗话说："常洗衣服常洗澡，常晒被褥疾病少"。谚语告诉我们，生活中应该养成良好的生活习惯，使我们少得病，健康长寿！肿瘤康复期患者抗病能力弱，更要做到常换衣服常洗澡，常晒被褥疾病少。

衣服对内可以吸附身体排出的代谢产物，对外起到防止灰尘、细菌侵入身体的作用，是一道隔绝体内外的屏障。一件衣服穿一天，其上面可以沾染几十万个细菌，还有灰尘和一些其他有害物质。衣服一定要勤洗勤换，保持干净。衣服在收藏过程中要注意防霉、防虫，被褥、棉衣、羽绒服等要勤晾晒，让日光中的紫外线对衣服进行杀菌消毒。收藏时间较长的衣物，要洗后再穿。

洗澡是一个人最为放松的时候，洗澡后人会感到神清气爽，轻松愉快。

洗澡不仅能清除汗垢油污，改善皮肤和肌肉的血液循环，还能起到消除疲劳，舒筋活血，改善睡眠，提高皮肤的代谢功能和抗病力，保持皮肤健康的作用。通过温水的浸泡或冲洗，能够治疗某些疾病。洗澡水的温度应根据个体情况而定，一般以 35~37℃ 为宜，若水温过高，会使全身表皮血管扩张，供应大脑和心脏的血液随之减少，加之出汗多丢失体液，极易造成晕倒甚至心脏病发作。每次洗澡时间以 15~30 分钟为宜。洗澡顺序：先洗脸，再洗身子，后洗头。患者洗浴时，家人可帮助按摩、搓背。搓背最好的工具是丝瓜络，它本身就是一味中药，具有通经活络的作用。夏季人体新陈代谢旺盛，出汗较多，每天应冲洗一次。春、秋季天气不热，隔天洗一次。冬天则不要勤洗澡，因为皮肤分泌的油脂有保护肌肤的作用，冬天太干燥，皮肤需要这些油脂的保护。冬天洗澡的次数可因人而异。

晒被子是我们生活中一个很好很健康的生活习惯，睡觉时身体会出汗，还会蒸发出一些热气，这些水分被困在被子里出不去，就使被褥的棉花潮湿发硬，被子上吸附了来自空气和人体的细菌、尘埃等有害物质，而在潮湿的房间里"过冬"的被子上的有害物质就更多。被子上还有我们肉眼看不到、摸不着，远远小于 1 毫米的螨虫。每张床上的被褥上螨虫至少要有 1500 万只，这些螨虫靠食用人体自然脱落的皮屑生存，并产生造成人体各种过敏的物质。在阳光灿烂时晒被子，紫外线有强力的杀菌作用，在阳光和空气流动的作用下，有害的病毒、细菌、螨虫在很短时间内就会被杀灭。对于长期卧床的患者更要注意常晒被子，勤换床单、被套。

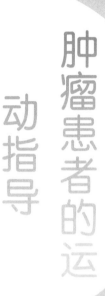

Part 7

肿瘤患者的运动指导

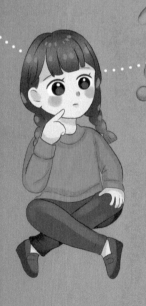

肿瘤患者适度运动有好处

中国古代医家提出"久卧伤气"的养生理念。用通俗的话说就是日常生活中既不能任何劳动都不参加，也不能过度劳累，超过自身的承受的范围。近年来，大量的实验和临床观察证明：适度的运动对肿瘤患者有显著的治疗作用，它不仅可以提高肿瘤患者自身的免疫力，而且还可以改善因为肿瘤所引起的睡不着、心神不宁、疲乏劳累、自暴自弃等相关身心问题。因此，适度运动对提高肿瘤患者的生活质量具有极其重要的意义！

所以，我们建议肿瘤患者，无论是治疗期间还是治疗后都要进行适度的运动。治疗期间尽量减少卧床或坐的时间，治疗期间的适度运动不但可以防止血液凝成块，减少肌肉萎缩，还可以改善因为治疗所引起的心烦、难过、担心、害怕等不良情绪。治疗后的运动，最好制订一个适合自己身体的、可实现的活动目标，锻炼强度要循序渐进，这将有效的延长肿瘤患者的寿命。

散步简单又舒缓

步行，是日常生活中最为简单而舒缓的运动方式之一。现在的实验研究证实：每天在 20 分钟内行走完 1600 米，对乳腺癌、前列腺癌、肠癌都有良好的治疗效果，甚至可降低一半的死亡风险。所以，散步对于肿瘤患者的治疗效果十分显著。

那么肿瘤患者如何散步呢？首先要根据自己的身体情况进行行走，刚开始，不要走得太远，速度慢一点，年老体弱可以拄着拐杖行走，切记不能超过自己身体承受的范围。走一段时间适应之后再把走的距离加长一些。这时行走可以注意姿势、速度、时间、地点、准备等方面。从而达到标准的行走要求。标准行走的具体要求如下：

◗ 姿势：标准的走路姿势应该是抬头挺胸，目视前方，躯干自然伸直；收腹，身体重心稍向前移；上肢与下肢配合协调，步伐适中，两脚落地有节奏感。

◗ 速度：每秒走两步。严格地讲，快走应保证每天 40~60 分钟。不少专家提出，每天要走 6000~10000 步，其实就是对锻炼时间的量化处理，大概每秒走两步。当然，运动讲究循序渐进，肿瘤患者刚开始锻炼的时候可先走 10 分钟，再逐渐延长时间。行走时，心率一般维持在每分钟 100~120 次，以身体微微出汗、稍感疲劳为宜。部分身体状况较好的患者，行走可能达不到出汗效果，这时可辅助慢跑，走跑结合，以达到健身的目的。

◗ 时间：下午 4 时以后和晚上是运动的最好时间，这时关节灵活，体力、肢体反应和适应能力最好，心跳和血压也较平稳。值得提醒的是，如选择晚饭后走路，应在饭后半小时至睡前两小时范围内进行。很多人习惯晨练，但早晨湿度大，不利于污染物扩散，空气质量不佳。对有心脑血管疾病的人来说，早晨锻炼易诱使疾病发作。

◗ 地点：应选择道路平坦、空气新鲜的地方。这里特别强调，公路边不适合行走，因为车流量大，空气质量差，而且柏油路面太坚硬，对膝盖和脚踝有很大的伤害。松软的土路和塑胶操场更适合行走，还要绕开施工工地和环境复杂的道路。最好在公园等空气质量较好的地方行走，可保护呼吸系统。

◗ 准备：穿双好鞋，做足热身。一双合脚的软底跑鞋，可缓冲走路时脚底的压力，并保护脚踝关节免受伤害；宽松舒适的运动装和透气的袜子也会让身体更放松；随身带瓶水，可以随时补充水分；糖尿病患者最好带块糖，预防低血糖发生。为避免运动伤害，快走前应先做一些伸展四肢的热身活动，防止因步幅过大、频率太快造成拉伤。

3 气功虽好，掌握诀窍才有效

　　气功是一种中国传统的保健、养生、祛病的方法，就是通过调整练习者的呼吸、身体活动和思想意念，从而达到强身健体、防病治病、健身延年为目的的一种身心锻炼方法。所以，我们可以把气功的定义理解为六个字：调心、调身、调息。气功的种类繁多，分为动功、静功、静动功。肿瘤康复期患者应该先从静功开始，根据身体情况再慢慢过渡到静动功。气功作为一种辅助治疗方法，应根据不同的疾病选择不同的气功。如胃溃疡患者可练习内养功；卧床不起的患者，可选强壮功，以增强体质；肿瘤康复期患者可选择行步功或郭林新气功、自控气功等；高血压、神经衰弱及疼痛患者可选择放松功。

　　调心是指在排除一切思想杂念的基础上，把注意力全部集中在如"丹田"或"涌泉"等部位。或身体以外的某一景物，如地上的花草、小溪的流水、宁静的湖面等。意守进入高度入静的生理状态。现代研究证实气功意守可以使大脑皮质得到充分的休息和调整，从而更好地修复全身各系统、器官的功能。

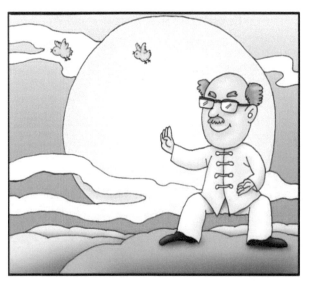

　　调身即身体姿势的锻炼。包括坐、卧、站、走四大类。无论选用哪种姿势练功，都要使人体的肌肉张力达到一个新的平衡点，这种姿势必须在神经系统和神经－体液调节下完成。反过来说，锻炼这种姿势的过程就是调节神经、体液和新陈代谢的各种生理过程，对肿瘤患者的机体极为有利。

调息即呼吸锻炼，也称为吐故术，是吐故纳新、疏通经络、强壮内脏、增强体质、改善肿瘤病理状态的一系列过程。常用的调息方法有：①自然呼吸法；②鼻吸鼻呼或鼻吸口呼法；③腹式呼吸法；④延长呼吸法，即一吸一呼一停或一吸一停一呼；⑤运气术指呼气时以意引气向身体一定的部位一定方向冲击等。锻炼时应自然柔和呼吸，循序渐进地使呼吸逐渐做到匀、慢、深、长。练习呼吸多先从腹式呼吸开始，呼气时轻轻有意使腹肌收缩，腹部缩进，吸气时腹肌放松，腹部自然隆起。一段时间后可使腹肌收缩力逐渐增大，下腹带动上腹运动起伏很大，有利于横膈的活动，促进胃和大小肠的蠕动，增强对食物的消化和吸收。

4 肿瘤患者如何练瑜伽

瑜伽是一种非常古老的修身养性的方法。它具有改善人们身体脏腑功能、心理状态、情感和精神等方面的能力，是一种身体、心灵与精神和谐统一的运动方式，包括调身的体位法、调息的呼吸法、调心的冥想法等。

瑜伽的种类和体势繁多，对于肿瘤患者，早期练习主要以放松身体、节省体能和修复身体功能为主，艾杨格瑜伽就是肿瘤患者早期练习的最佳选择。艾杨格瑜伽的特点是安全、缓慢，可以磨炼人的毛躁性情。它与传统瑜伽最大的不同是，需要使用一些辅助工具。很多姿势都要用抱枕、长凳、沙袋、毯子、垫枕、布带等辅助工具来完成，因为肿瘤患者体质较弱，内心和身体的疼痛比较严重，辅助工具可以带来一定的心理依靠。同时这些辅助工具可以加大动作幅度，使复杂的瑜伽动作变得十分简单且易于练习。从而使不同身体程度的人都能练习。当患者自觉体力增强，疼痛减轻后，可慢慢尝试去除辅助工具。

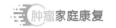

肿瘤患者练习瑜伽时应注意以下几点：

🌙 暖身很重要。不要一开始就做高难度的动作，以免造成运动伤害。最好先做一些瑜伽暖身动作，循序渐进，避免身体受到惊吓。

🌙 练习时，一定要保持室内相对安静，空气一定要流通。不要在太软的床上练习，准备一个瑜伽垫子，然后穿着睡衣，光脚练习。

🌙 练习瑜伽不一定非要照猫画虎，完全按照视频的动作完成。练习者能够记得多少动作就做多少，动作的顺序也不是一成不变的，应该随心所欲，只要保持呼吸平稳和心态平和就可以了。

🌙 练习瑜伽时，每个动作一定要保持 3~5 次呼吸，练习瑜伽后应该感觉心情愉悦，而不是身体酸累，甚至痛苦。

🌙 练习瑜伽千万不要勉强，瑜伽不一定每天都要练习，只有在你心情良好、身体感觉良好、时间空闲时练习瑜伽，才会事半功倍。情绪波动时不宜练习瑜伽。

🌙 练习瑜伽后半个小时到 1 个小时再进食。因为练习瑜伽时，消化器官得到充分的按摩，需给予一定的时间休息调整，从而最大限度地保护和提升器官功能。

🌙 练习瑜伽后休息半个小时到 1 个小时后再洗浴。短时间内应避免过冷或过热的水刺激，洗浴时不要用太热的水洗浴，避免毛孔过度扩张所造成的油脂清洗过度，因为身体的油脂是我们皮肤的天然保护层。

打太极拳能疏通经络、平衡阴阳

太极拳是中国古代最具特色和代表性的哲学思想之一。太极拳动作并不难学，而且架势的高低、运动量的大小都可以根据个人的体质而有所不同，能适应不同年龄、不同体质的需求，十分适合肿瘤康复期患者练习。

太极拳种类较多，有陈氏太极拳，杨氏太极拳，还有 42 式太极拳和简化后的 24 式简化太极拳等，其中 24 式简化太极拳是一种身心兼修的练拳健身运动。练习时要求精神专一，全神贯注，意动身随，内外三合（内三合指意、气、力相合，即意与气合，气与力合；外三合指手与足合、肘与膝合、肩与胯合），连绵不断，一气呵成。对增强身体的免疫力和修复具有极其良好的效果。在练习时，讲究身体垂直中正，上下一条线，因为人体直立活动时全身放松，呼吸顺畅，活动时不易感到疲劳，肌肉不会有酸痛、疲劳感。同时，还能使唾液分泌增加，胃肠蠕动加快，并能及时清除人体废物及有毒物质，利于身体尽快康复。它通过不断增强人体的修复能力促进病残机体的康复，从而使机体强壮。具体的练习方法可参考《乳腺癌家庭康复》中的 24 式太极拳视频（二维码）。

怎样选择有利于自己康复的运动

适合肿瘤患者康复锻炼的其他有氧运动有：散步、慢跑、游泳、骑自行车、做广播体操或北欧式行走等。这些运动都具有增强身体自身修复能力、调节免疫功能、促进机体代谢、改善精神心理状态及提高机体抵抗力等多方面的作用，同时又具有运动强度适宜，简单且易长期坚持等优点，十分适宜肿瘤患者进行康复锻炼。

当然，并不是所有的肿瘤患者都适合做有氧运动。例如，放、化疗刚结束后极度虚弱的肿瘤患者，一般不建议进行过多的主动锻炼，而是以被动锻炼为主，即借助于他人的操作（如按摩）而使患者被动接受运动，以改善局部血液循环，使身心放松，从而帮助机体功能恢复。具体采取哪种锻炼方式要根据患者的身体状况而定。肿瘤患者具体的运动指导原则如下：

▶ 在康复锻炼之前，应进行一次较全面的身体检查，以充分了解自己的身体状况。

▶ 应有计划、有目的、有规律地进行，合理安排锻炼和间隔的时间，积极主动锻炼。

💧 因人、因病、因地制宜。根据实际情况选择适合自己的锻炼项目，利用一切可利用的条件，适量、适度、量力而行，避免过度劳累。

💧 锻炼应由简单到复杂，由轻到重，循序渐进，持之以恒。研究发现，短时间、间断时间较长的锻炼起不到健身作用。所以，坚持锻炼是很重要的，每次运动尽量不少于 1 小时，坚持每天锻炼，间隔时间最好不要超过48 小时。

💧 某些特殊锻炼，应有专业医护人员的指导和帮助，注意锻炼的科学性。

💧 肿瘤康复期患者出现病情复发或其他并发症，如上呼吸道感染、发热、腹泻等应停止康复锻炼；放、化疗患者出现血象异常，如白细胞、血小板降低，有出血倾向时应停止康复锻炼。总之，患者在参加身体锻炼的过程中，要善于自我观察，防止出现不良反应，并定期复查身体，以便调整锻炼方法。

💧 注意安全，避免因锻炼而引发其他意外创伤，进行锻炼时最好有他人陪伴以便监护。

常见的恶性肿瘤，这样锻炼效果好

肺癌患者在自行锻炼时训练强度如何把握

对肺癌人群来说，几分钟的常规锻炼就有可能导致呼吸困难。因此，康复训练的强度不宜过大。开始阶段只进行很短的训练，然后充分地休息。

目前比较推崇的是利用计步器计数保证一定的日常步行锻炼。活动量应量力而行，以每天 4000~6000 步为最佳。如果伤口已经愈合，自我感觉体力恢复得不错，可以尝试游泳，以增强耐力。也可以通过适当的力量训练，增强上肢、背部及腹部的肌肉力量，如举哑铃等。有力的躯干肌肉组织有利于更好地站立，更自由地呼吸。为安全起见，锻炼初期要在一位有经验的理疗师的帮助下进行，在共同训练一段时间之后，就可以自己一个人在家里进行这些练习了。在理疗师指导锻炼期间要学会特殊的呼吸技巧，这样可以更加轻松地呼吸，增强肺的呼吸功能。

此外，瑜伽和气功也可以帮助调整肺癌患者的呼吸，还能增强机体免疫力。慢跑能增强呼吸功能，可使肺活量增加，提高肺癌患者通气和换气能力。太极拳和做家务也是十分适合肺癌患者的运动项目。

前列腺癌锻炼，为何最怕骑自行车

中等强度运动能明显延缓前列腺癌的恶化。每周运动 3 小时，可以使各种疾病的死亡危险降低一半，前列腺癌死亡率降低 60%。原因在于中等强度运动有助于修复前列腺的自身损伤。像快走、慢跑、游泳、打羽毛球等都是不错的选择。建议男性每天游泳 30 分钟，因为游泳能提高抗病能力，有助于前列腺炎症的消退。患晚期前列腺癌的可能性会大大降低。前列腺炎患者不要选择骑自行车，骑自行车姿势不正确会导致前列腺炎发作。骑自行车的时间太久，或者道路比较颠簸，座位没有调好，姿势不正确，都容易刺激会阴部，造成前列腺充血、肿胀和损伤，诱发前列腺疾病。

前列腺癌患者的运动量和运动强度要适中，需根据自己的习惯和年龄来调节，不要太剧烈。如果本身体质较弱，应适当降低运动强度和活动量，但鼓励每周至少坚持 3 次运动，每次半小时以上。当然，如果平时再配合低脂饮食，多吃新鲜的瓜果蔬菜，那么效果会更好。

乳腺癌术后居家康复运动如何进行

乳腺癌根治术后患侧上肢进行适时、正确的功能锻炼对术后功能康复

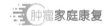

起着重要的作用。同时，适量运动可以降低因该病引起的死亡风险，有效延长乳腺癌术后的存活时间。例如游泳、散步、郊游、慢跑、骑自行车、打网球、使用跑步机跑步等。每周运动 3~5 小时，或每天运动半小时，乳腺癌术后 10 年存活率为 92%，而运动量每周少于 1 小时的，乳腺癌术后 10 年存活率则降为 86%。

乳腺癌术后 3~6 天可按日常生活习惯进行拧毛巾、洗手、洗脸、刷牙、扣纽扣训练，进行上述活动时，双侧手臂贴近身体，自然放松、屈曲，注意肩关节不能外展。术后 7~8 天进行穿衣训练，利用健侧手臂提住衣领，先穿患侧衣袖（保持患侧上臂始终与身体贴合，避免患侧肩关节外展），整理衣领，再穿健侧衣袖。拉柜门训练，双侧手臂自然下垂，贴近身体，肘部屈曲，呈推拉动作，但切勿用力过猛。术后 9~12 天进行扣文胸扣、沐浴、梳头等个人日常生活训练，运动幅度依照个人康复进程而定。术后 13 天开始进行扫地、洗碗、擦桌子、叠被子等家务活动。上述运动每天 3 次，每次单个动作累计完成 10~20 组。以借助日常生活动作实现锻炼患侧肢体功能的目的。如果伤口愈合良好，术后 3 个月可加大患侧肢体的活动幅度和身体活动量。术后 3~12 个月可以开始练习国家体育总局发布的第九套广播体操。

肝癌的锻炼，见招拆招

由于肝癌是一种消耗性疾病，患者食欲差，进食少，加之消化功能障碍，营养物质吸收少，患者常常感到乏力，所以锻炼尽量在医生或教练的指导下进行。

肝癌患者如果想通过运动来提高自身免疫力，加快病情的恢复，散步是不错的运动方式。这种运动不但运动量小，而且简便易行，不受时间、空间等条件限制。除卧床不起的患者外，散步是所有的肿瘤患者都可以选择的运动方式。卧床的肝癌患者可以做一些不用费太多力气的简单动作或卧位气功锻炼，各种形式有节律的重复动作都可以提高肌肉的力量。慢性肝病患者运动时一定要循序渐进，运动量不能太大。若有严重心律失常及明显心绞痛者，宜静养，应暂停锻炼；运动后仅觉肌肉酸楚，抬举活动时稍有胀重感，可继续维持原运动量或按照原计划略加大运动量；若局部稍有疼痛，应减轻运动量或更换运动项目；若出现麻木感，应立即停止运动，并查明原因再做决定。

肿瘤康复的最终目标就是最大限度地提高患者的生存质量，减轻患者痛苦。处在康复阶段的每一位肿瘤患者，都不应该把自己看作患者而整天在家"养病"，应该及时转变角色，尽早参加一些社会活动和工作，重新融入家庭和社会中，以实现自己的人生价值。

(1) 为什么提高人体免疫力可以预防和延缓肿瘤的发生？

因为肿瘤细胞和正常的人体细胞有很大差别，对正常人体来说它属于"异物"，可以被机体的免疫系统识别并消灭。机体免疫能力越强，对肿瘤的抵抗能力也就越强。反之，当人体免疫力下降的时候，机体就不能及时识别体内突变或癌变的细胞，清除异物的能力也会下降，从而促进肿瘤的发生。

(2) 摩擦胸骨能预防肿瘤吗？

摩擦胸骨能够有效地预防肿瘤。此法乃是我国民间一种古老的健身方法，主要是通过刺激胸腺达到增强免疫力的功效。医学上认为，胸腺是人体整个免疫系统中最为重要的中枢器官之一，通过它所分泌出来的某些物质，具有强大的御病和抗癌作用。当胸腺受到刺激后，所产生的抗癌物质要比平时增加数倍。因此，不断提高胸腺功能，人的免疫力也会得到提高。摩擦胸骨的具体方法是：早晚用干毛巾或手掌，自颈下至前胸剑突处来回摩擦100~200次，直到发热。

(3) 怎样练习仰卧调息功防治肝癌?

仰卧位,自然入静。双手内、外劳宫穴上下相叠,枕于头下,双下肢一伸直一屈曲 60°~90°,双目轻闭,留下一线之光向上正视。意守上丹田,舌抵上腭,口似闭未闭。自然呼吸,应深、长、细、匀、稳、悠,每分钟 8~10 次,如此呼吸 20~50 次,可交换双下肢姿势再做,反复 3~4 次。每日 4~6 次。

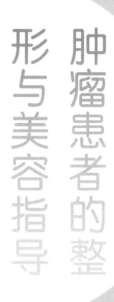

Part

8

肿瘤患者的整形与美容指导

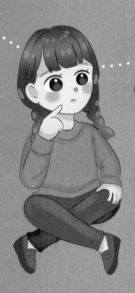

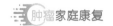

肿瘤患者在得知自己的疾病时，除了问"我还能活多久"以外，越来越多的患者开始关注另一个问题——"对我的生活会有多大影响？"

肿瘤整形外科正是这样一个应运而生的新兴交叉学科，它充分尊重患者对生命尊严和生活质量的需求，通过将肿瘤外科、整形外科以及显微外科等技术手段相互融合，在安全切除肿瘤的同时，弥补因肿瘤根治术后带来的毁容及组织和器官的缺损，以达到恢复生理功能和外部形态的目的，最终满足患者对身心康复的需求。

身患肿瘤是人生之大不幸，面对肿瘤如何重塑生活信心，是肿瘤患者和肿瘤科医生要共同面临的挑战。

"生活不止眼前的疾病，还有诗和远方"，当你选择了乐观的态度，就是为自己撑起了前进的风帆。

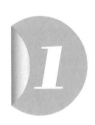

乳腺肿瘤整形

乳腺肿瘤整形的价值

罹患乳腺肿瘤的女性犹如有了裂痕的青花瓷，术后身体的残缺带给她们的心理打击不亚于疾病带来的痛苦。越来越多的乳腺肿瘤患者要求在手术彻底切除肿瘤的同时尽量不要破坏形体。而乳腺肿瘤整形就是让患者在安全切除乳房病灶后，还保留乳房的外形，不会因为一侧乳房的缺如或畸形，造成穿衣、行走时胸部的不对称而感到自卑。乳腺肿瘤整形使患者不必时时因身体的残缺来提醒自己曾经的疾病；能帮助患者重建自信，重回社会，将乳腺肿瘤带给患者的痛苦尽可能降低。

不幸得了乳腺癌，乳房还可以保留吗

乳房代表着女人的骄傲，若因疾病而被切除，这对于女人来说是一件多么难以接受的事。不幸得了乳腺癌，乳房只能切除了吗？真的没有保留机会了吗？不要担心，机会还是有的。有研究发现，对于一些符合条件的早期乳腺癌，如果配合放疗，采用保留乳房的手术方法是可以得到与切除乳房相当的治疗效果的。这一令人振奋的结果，使越来越多的患者和医生开始选择保乳手术。

当然这种手术是针对部分符合条件的患者。哪些肿瘤患者不能做保乳手术呢？①既往做过乳腺或胸壁放疗；②需要在怀孕期间放疗；③病变范围广，勉强切干净了，但外形难看；④阳性病理切缘，也就是俗称的"切不干净"；⑤累及皮肤的结缔组织疾病，尤其是硬皮病和红斑狼疮；⑥肿瘤大于 5 厘米；⑦已知存在 BRCA1/2 突变的绝经前期女性；⑧小于 35 岁的女性等。由于保乳整形术后必须配合放疗才能达到安全的治疗效果，因此患者本人对保乳的意愿强弱、是否接受放疗等也是选择保乳手术需要考虑的问题。

乳腺肿瘤整形有哪些手术方式

我们所谈的乳腺肿瘤整形手术，通常包括两大类，一类是保乳整形手术，当肿瘤体积相对较大，在安全切除病灶后，造成乳房较大缺损，需通过局部整形，填补缺憾，保持乳房形态。另一类是切除乳房后的乳房重建手术，可谓"无中生有"。乳房重建根据重建时机不同，可分为即刻乳房重建（也称一期乳房重建，在切除乳房的同时，再造一个"乳房"）和延期乳房重建（也称二期乳房重建，先切除乳房，等治疗结束后再重建一个"乳房"）。重建方法也各有不同，有的使用自己身体其他部位的组织，如用背上的组织来作为材料，再造"乳房"，有的使用一些人造材料作为填充物再造"乳房"。

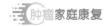

哪种乳腺肿瘤整形的方法最适合

不同的手术有不同的优点和局限性，究竟选择何种术式，是一个非常个体化的问题，只有合适的才是最好的。所谓"因地制宜、因势利导"，医生要根据患侧乳房切除后的瘢痕形态、方向与增生程度、皮肤的松紧度和质地，以及胸肌是否保留，其质量如何，锁骨下区及腋窝组织缺损情况，腋前形态是否保留等；同时要对比另一侧乳房的丰满程度、下垂程度以及患者年龄、一般身体情况、腹部及背部以前的手术瘢痕乃至对侧乳房是否有增大、缩小等矫正要求。

选择做乳房肿瘤整形，会影响肿瘤治疗吗

乳房肿瘤整形是以肿瘤安全为第一原则的。不论是保乳整形手术、延期乳房重建还是乳腺癌根治手术的同时重建乳房，都是在规范的肿瘤治疗的加持下进行的，不影响肿瘤治疗的效果。

对于保乳整形手术，术后增加放疗和必要的综合治疗是其肿瘤安全性的重要保障。因此保乳整形手术在获得更好的乳房外形和更小的创伤的同时，需要增加乳腺癌治疗的一些步骤，其术后随访的要求也相对较高。延期乳房重建的手术多在乳腺癌的主要治疗完成后进行，因此不会对乳腺癌的治疗产生影响，但是延期乳房重建的外形往往不尽如人意。而即刻乳房重建，它对乳腺癌治疗的影响主要体现在 1%~2% 的患者有可能因为术后伤口延迟愈合而推迟后继的辅助化疗开始时间。但是根据多项临床研究表明，在行乳房切除术的同时行即刻乳房重建术与单纯行乳腺癌改良根治术相比，并不会增加远处转移率和局部复发率，也不会掩盖胸壁肿瘤复发的征象，相反会得到更好的术后患者满意度。

选择乳房肿瘤整形手术要注意什么

乳房肿瘤整形的手术已经开展多年，技术成熟，安全性有保障。但是

任何手术都有风险,如何在风险和利益中选择平衡,可以从这几个方面考虑:

能否做乳房肿瘤整形手术?什么时候做?掌握一个原则,安全的切除肿瘤为先,在此基础上再考虑重建乳房。因此先找肿瘤外科医生好好评估自己的病情,再做下一步决定。一般来说,早期乳腺癌可以在做乳腺癌根治手术的同时做即刻乳房重建术,而对于中晚期乳腺癌可以考虑延期乳房重建。

在手术前,你要做的是找一家专业的机构,找一位你信任的医生与他充分沟通,了解你将要做什么,然后把一切交给他。同时在术前、术后找同样进行了乳房肿瘤整形手术的病友们多聊聊天,从共同的经历中寻求经验,以便更好地恢复。

乳房重建中植入的假体需要定期更换吗

乳腺癌术后假体重建类似于假体隆乳术,目前常用的假体主要为硅凝胶假体。硅凝胶假体的术后形态和手感更为真实自然,如果假体破裂,游离硅凝胶有引起局部感染的可能。因此,不建议终生使用乳房假体,因为随着时间的累积,假体质量会有所下降,发生渗漏、破裂的意外情况也可能有所增加。目前没有一家厂家做出了假体可在体内放置终生的保证,医生也无法做出相应的承诺。

对乳房肿瘤整形的外形不满意,还有补救措施吗

在乳房肿瘤整形术后6个月至2年内,组织经过自我调整,重建乳房会发生微妙的变化。因此,等这段时间过后,若对整形的乳房外形仍不满意,可进行一些局部的调整。针对自体组织重建乳房较健侧体积过大、局部隆突等情况,可以采取局部脂肪抽吸术;对于重建乳房局部凹陷的,可采取局部脂肪颗粒注射移植术;转移皮瓣重建乳房比较常见的并发症是出现脂肪变性,在局部形成硬结。多数结节可被吸收,个别形成孤立的结

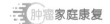

节，易于与肿瘤复发相混淆，可择期在局麻下手术予以切除；重建乳房体积过小，则可待皮瓣稳定后，行皮瓣下假体植入增加重建乳房体积；重建的乳房有增生性瘢痕者，可按瘢痕的治疗原则，进行切除瘢痕后的皮下减张缝合。假体乳房重建术后因为出现假体移位，假体包膜挛缩等原因而导致外形改变。出现这些情况，我们可以通过再次手术进行调整。通常，整形后的乳房不可能如原生乳房般令人满意，但通过多种技术手段，可对乳房进行一些微调，使它尽可能达到相对满意的美容效果。

乳房肿瘤整形手术可以以后再做吗

常常有患者在刚听说罹患乳腺癌的时候，一心只想把患病的组织切除，而麻醉醒来后，发现熟悉的胸部残缺了，感到难以接受，而再次要求重建乳房。这时候请放心吃下这颗后悔药。我们可以选择延期乳房再造。这类手术我们会索性选择在乳腺癌系统治疗结束后，病情稳定了再做。我们面对的困难是，皮肤已经和胸壁贴合，少了隆起的乳房必需的那些皮肤，重建成为真正的"无中生有"。因此往往需要两次甚至更多次的手术，而且美容效果不及即刻重建，治疗费用也会相对较高。

乳腺肿瘤整形术后该怎样保养

保乳手术及自体组织乳房重建术后的功能锻炼同传统乳腺癌手术类似。患侧上肢的功能锻炼：术后1~2天可做伸指、握拳、屈腕动作，3~7天可做屈肘动作，并可自己持碗、刷牙；1周后练习患侧手掌摸对侧肩及同侧耳部。腋窝引流管拔除后可做肩部活动。锻炼抬高患侧上肢，做手指爬墙动作，初时使用健侧手掌托住患侧肘部慢慢抬高，直至伸直。练习患侧手掌置于颈后，开始使头低位，逐渐达到抬头挺胸位。通过功能锻炼，可有效促进血液循环、淋巴回流，减轻或防止上肢水肿。

但是在锻炼过程中要注意循序渐进，不宜过急，防止意外拉伤。每天不少于两次或以不感到疲劳为度，同时也鼓励患者进行日常工作。采用假体植入方式进行乳房重建的患者，为了避免假体移位，除了局部需要合适的包扎固定外，还建议患者术后2周内限制患侧上肢运动。

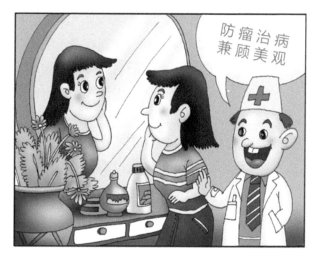

按需进行乳房按摩：对完全采用自体皮瓣乳房重建的患者，术后两周后可用指部轻轻按摩重建的乳房，促进局部血液循环。对于采用假体植入进行乳房重建的患者，根据植入假体的不同分为两种情况：如采用毛面假体，一般不主张按摩乳房；而光面假体植入的患者，需要乳房按摩。术后两周起用合适的力度对重建的乳房进行按摩，每天2~3次，每次15~30分钟，按摩方法自外上向内下环绕乳房按摩，并逐渐增大按摩的力度，这样坚持按摩半年，可以有效防止假体纤维囊形成。

 **头颈部肿瘤患者的整形美容**

嘴巴歪了，我还能恢复吗

在临床上能够导致嘴歪的原因主要分为两类，即周围性面瘫和中枢性面瘫。周围性面瘫又叫Bell麻痹或面神经炎，可伴有无法完成抬眉、闭眼、鼓嘴等动作；中枢性面瘫是由于颅内病变所导致的，比如脑出血或者脑梗

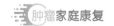

死，常伴有面瘫同侧肢体瘫痪、腱反射异常等。

周围性面瘫是头颈肿瘤患者术后较常见的一种并发症，比如腮腺、口腔以及颈部淋巴结清扫后均有一部分患者会出现面瘫，最多见的就是嘴巴歪了。这是主要由于手术过程中解剖分离或者牵拉了面神经的下颌缘支，导致神经水肿引起的；少部分是因为肿瘤侵犯了神经，手术中切除了受累的神经导致。前者引起的嘴巴歪斜是暂时的，通过服用营养神经的药物，配合针灸治疗，通常可以取得良好的疗效。而神经切除导致的嘴巴歪是永久性的，随着时间的延续，歪斜的程度会有不同程度的减轻，经常练习张嘴、鼓腮可以保持口周肌肉张力，有助于改善嘴巴歪斜的症状。对合并有闭眼困难的患者，经过长期药物治疗无法改善的，可以考虑进行整形手术治疗，包括面神经的移植、面部筋膜移植悬吊等。

如果术后出现嘴巴歪斜同时还合并有肢体活动障碍的，这往往提示颅内可能有病变，需要及时到医院就诊治疗。

此外，在生活中注意饮食，避免辛辣刺激食物，宜吃清淡、无冷热刺激的食物，空调、风扇不宜直接吹在面部或颈项部，多休息，保持良好的心态。

开完刀牙齿都没了，还能镶假牙吗

假牙是一种统称，根据制作工艺以及材质可以分为活动义齿、固定义齿和种植牙。

头颈部肿瘤患者切口愈和后就可以佩戴活动义齿，改善咀嚼功能及面部外形。对于术后需要进行放疗的患者，建议在放疗结束后 1~3 个月，放疗黏膜反应减轻后再佩戴活动义齿。

固定义齿需要患者拥有一定的口腔条件，一般适用于牙齿缺失数量少于三颗的口腔修复，并且要求邻牙比较健康。适合头颈部良性肿瘤患者的缺牙修复。

种植牙是一种以植入骨组织内的下部结构为基础来支持、固位上部牙修复体的缺牙修复方式。种植牙是否成功很大程度上取决于种植体的牢固程度，因此对于头颈肿瘤术后的患者，要充分评估残余骨量是否足够。由于种植修复价格高，对于头颈部恶性肿瘤患者一般建议在治疗结束 1 年以上，确认肿瘤无复发迹象后进行修复。对于术后需行放疗的患者，种植牙要谨慎选择，以免导致放射性骨坏死的发生。

肿瘤切除了，脸也毁容了，我该怎么办啊

头颈部肿瘤尤其是面部术后常常会导致患侧面部凹陷畸形。产生凹陷的原因可能是切除了部分（全部）的颌骨，也可能是肌肉的萎缩。

对于颌骨缺损导致的凹陷最简单实惠的修复方法就是活动义齿修复，这种义齿我们称之为赝复体，与传统假牙不同的是它往往有一个较大的凸起，可以把塌陷的面部软组织撑起来。对于要求高的或者缺损大无法佩戴赝复体的患者，可以行自体骨移植修复，较多采用的是自体的腓骨和髂骨，修复后外形较好，还可以在移植骨上行种植牙，修复缺失的牙齿。缺点是手术创伤较大，费用高，移植骨还需要行血管吻合，有失败风险。

手术后肌肉萎缩也可以导致面部凹陷，小范围的凹陷可以采用自体脂肪充填加以改善。如果凹陷的范围比较大，可以考虑手术治疗，采用自体颊脂垫或者肌瓣充填。

脸上、脖子上的疤这么明显，我该怎么办

头颈部手术除了某些腔镜美容手术外，或多或少都会在术区遗留瘢痕。瘢痕的产生与患者的皮肤体质有关，也与手术过程中缝合技巧有关。张力是产生瘢痕的重要原因，在头面部张力比较大的区域如果没有充分的减张缝合就会产生比较明显的瘢痕。

去除瘢痕就是用某种办法使瘢痕变小，变得更隐蔽，达到美容的目的，其方法比较多，包括压力疗法、药物疗法、手术切除、放射疗法和激光疗法等。临床去除瘢痕时很少采用单一疗法，通常都采用多种方法相结合的综合治疗，而达到较佳的去除瘢痕的效果。不同瘢痕采用的去除方法是不一样的，在切口拆线后可以选择使用瘢痕贴或者涂抹瘢痕膏以减少瘢痕形

成；如果已形成瘢痕，在早期可以采用皮下注射长效激素的方法，减少瘢痕增生，也可以采用激光治疗磨平及淡化瘢痕；有些患者的瘢痕会十分明显，隆起于皮肤像蜈蚣一样甚至形成瘢痕疙瘩，我们称之为增生性瘢痕。对于增生性瘢痕可以采用手术切除治疗，术后辅助短期小剂量的放疗效果比较好；但少数范围较大的增生性瘢痕的患者因张力比较大，治疗也欠佳，对于此类患者可能需要广泛的切除瘢痕同时采用皮瓣转移修复创面，以达到无张力状态下的愈合。

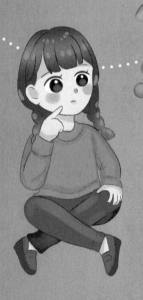

Part 9

肿瘤患者的旅游指导

旅游对肿瘤患者康复的好处

　　旅游可以让人心情愉快，促进血液循环和新陈代谢，有益于身心健康。尤其是肿瘤患者完成治疗后，身体逐渐好转，处于康复阶段，病情稳定，自我感觉良好。适当旅游，亲近自然，饱览祖国大好河山，减缓不良情绪，提高免疫力，能增加战胜疾病的信心。

　　旅游对肿瘤康复期患者有重要意义。肿瘤康复期患者旅游可选择天然物理因子疗法，利用适宜环境中的空气浴、日光浴、海水浴和泉浴等促进血液循环及新陈代谢，有利于疾病的康复与疗养；利用草原、海滨、山地、森林等自然休养地，对恢复期患者都有良好的治疗作用。天然物理因子疗法能调养身心，增强体质，提高免疫力，加速身心恢复和预防恶性肿瘤的复发。

　　旅游尤其能让肿瘤康复期患者开阔眼界，分散注意力，调节精神生活，增加人际交往。例如同能提供正能量的肿瘤康复期患者一起旅游，同伴间可相互鼓励，结交一些一起谈论治病经验体会的病友，能使患者感到生命的价值，提高生存信心。适当的旅游不仅能使患者身体受到直接锻炼，还能帮助患者从悲观、烦恼、失望、压抑、焦虑、苦闷中解脱出来，对心理起到积极的调控作用。

　　另外，不少恶性肿瘤患者在大病初愈之后，也想利用休息的机会出去看看名胜古迹，从中汲取精神力量，激励自己自强不息，战胜疾病。这种想法是值得鼓励的，但也有些恶性肿瘤患者虽然在旅游，但经常担心病情恶化，且容易触景伤神，慨叹人生短暂，精神上越发感到压抑，这对康复是不利的。为确保肿瘤康复期患者旅游的顺利进行，旅游前必须做好充分的准备。

肿瘤患者旅行攻略

旅游准备

身体情况能否允许外出旅行

在旅行前患者要根据自体的身体做一个全面的正确评估。

💧 旅游前做好相关攻略，调整心态，根据自身状况选择合适的旅游线路，合理安排日程，每日控制时间，乘车时间不宜过长，应劳逸结合。

💧 尽量避开旅游高峰时期，尤其是节假日尽量避免旅游，以免吃住不方便影响旅游质量。外出时尽量注意自身的防护，如个人卫生，饮食卫生。

💧 气候变化也很难预料，肿瘤患者通常免疫功能低下，因此，旅游时切记预防感冒，换洗、御寒衣服带齐，勿劳累。远行患者分段分程，时行时息。

旅游前备足抗肿瘤药物

💧 根据旅游计划带足量的抗肿瘤药物，因为药物在旅游途中可能无法购买。备注主管医生电话及微信，如遇突发事件及时联系主管医生。

💧 旅行过程中应当精神愉快，全身心地去欣赏大自然，坚信自己最终能战胜疾病，重新回归健康。

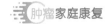

外出旅游衣物的准备

❱ 一定要提前取得旅游目的地的气候资料。如到南方等温暖之地旅游，要备足轻巧衣物，以免穿得不合时宜。

❱ 可带丝巾一块，即可防风保暖，又可用于意外事件如包扎伤口和作止血带用。

❱ 雨具是旅游必须携带之物，最好带一把小小的折叠伞或一次性方便雨衣。

❱ 鞋一定要舒适，平底柔软，最好具有防水功能。

出行

去哪里玩

春季万物复苏，踏青是一种有益的户外活动，给肿瘤康复期患者带来希望；夏季天气炎热，此季节可到海滨和森林，以避暑养生，但是肿瘤康复期患者抵抗力相对低下，需要慎重考虑是否在夏天出游；秋季天气好，秋高气爽，游览名胜古迹，是肿瘤康复期患者旅游的最佳季节；冬季天气寒冷，雨雪偏多，穿戴多，行动不便，一般不建议肿瘤康复期患者旅游。

怎么去

随着时代进步，交通工具的形式也日趋多样化，恶性肿瘤康复期患者选择合适的交通工具非常重要。

❱ 陆地旅游：对于肿瘤康复期患者来说，无论是乘汽车还是火车进行陆地旅游都没有特殊的健康风险，所有的患者应按照一般原则进行旅游计划和准备。乘汽车长途旅游的患者应经常停车休息，伸展肢体或步行以防止静脉淤滞和血栓形成。心肺功能不全，或在平时需要氧疗的患者，旅游期间应备好供氧装置。可根据情况备便携式的氧气枕、小型加压氧气瓶、液氧罐、汽车电池的便携式制氧机等供氧装置。

乘船旅游：对于肿瘤康复期患者来说，乘船旅游是一种很好的休闲旅游方式。但是乘船旅游容易出现晒伤、晕动病和胃肠功能紊乱。肿瘤康复期患者经历放疗、化疗，放疗区皮肤禁止阳光暴晒；化疗患者经历过化疗期间的恶心呕吐，乘船时易出现恶心呕吐相关症状；饮食品种比在家中要多，容易多吃，易发生胃肠功能紊乱，乘船旅游腹泻发生会较多。患者在旅游动身前应该花些时间考虑自己的健康需求、了解游轮上的医疗设施、提出特殊医疗需求申请等，确保乘船旅游的安全及旅途愉快。

现代航空旅游：航空旅游为乘客提供的座位空间狭小且不舒服，长途飞行的旅游者还容易出现下肢静脉淤血和下肢水肿，从而导致直立性低血压、晕厥和深静脉血栓形成等，这通常被称为"经济舱综合征"。因此肿瘤康复期患者是否选择现代航空旅游出游需慎重。在乘坐飞机飞行的过程中鼓励乘客经常活动或伸展下肢，可减少深静脉血栓的发生。改变体位时需小心，防止直立性低血压的危险；如在飞机飞行过程中出现缺氧症状，必须求助乘务人员，提供氧气缓解相关症状。对于肿瘤康复伴肺功能不全的患者，如果要航空旅游，必须在医生允许下才可选择。

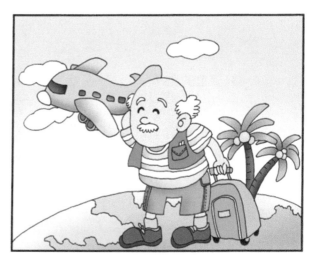

住宿

怎么吃

消化系统癌症患者，如肝癌、胃癌、食道癌、胆囊癌、大肠直肠癌等在旅游的饮食计划中一定要少量多餐，切勿狼吞虎咽，更不可大鱼大肉

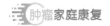

的摄取食物，尤其较为油腻的食物亦不要进食得太多，生食或较为冰冷的食物则避之。而肝胆癌患者则不要摄取过量的动物性蛋白质，以及避免便秘的出现。此外，有过人工肛门的癌症患者，更应在旅游前请教主管医师如何来保持人工肛门的清洁卫生。而胰脏被切除的胰脏癌患者更应该注意血糖的稳定性，是否需要随身携带胰岛素来控制血糖。

接受过剖腹手术的癌症患者，应注意每天是否有正常的排便，由于某些人一旦出外旅游，会出现便秘的现象。或术后存在程度不一的肠粘连，而导致排便不畅，甚至腹痛的现象；因此，此类患者在旅游中最好不要吃得太多，并且应注意排便的通畅。

鼻咽癌患者由于接受过所谓的电疗（放射线治疗），而导致口腔黏膜干燥无味，则可能在饮食上较为不便，是可以克服的。

怎么住

旅馆的选择：到达旅游地之后，肿瘤患者应适当休息，恢复体力，所以要根据自己的经济情况及住宿喜好选择有电梯的旅馆，向阳面的房间，最安全的楼层是四五楼，窃贼不易闯入，发生火灾也易逃脱。

入住房间后，要进行遥控器的消毒，因为电视遥控器是传播疾病的媒介之一，使用前最好用消毒湿巾擦拭。别用旅馆提供的玻璃杯，即使有包装也要避免，最好自带水杯。

旅馆最好事先预定，向服务员讲明自己的特殊情况，最好在禁止吸烟的楼层选择房间，也要确定旅馆是否在进行装修等改造工程，以免影响休息。

旅游中的注意事项

肿瘤康复期患者在旅途莫大意，旅游虽然能使人心情愉快，促进血液循环和新陈代谢，促进身心健康，但是，由于肿瘤康复期患者抵抗力低下，不易适应自然环境变化，且消瘦者多见，因此，容易使疾病乘虚而入，较大一部分患者还存在功能障碍，容易出现意外跌倒而受伤。故而，人在旅途更要注意自我防护，以保证旅途安全。

怎样预防晕车、晕船

肿瘤康复期患者首先需放松思想、精神不可过于紧张，乘车、船前睡眠应充足，饮食既不过饱，也不宜饿肚子。化疗期间恶心、呕吐明显者或有"晕车史"的旅客可在上车前切一片生姜置肚脐或内关穴上，再贴上伤湿止痛膏。也可在乘车、船前半小时口服预防晕车、船的药片。尽量选择颠簸较小的座位，面对车、船行驶方向而坐，并适当开车窗，以保持车内或船舱内空气新鲜。可眺望窗外较远的风景，也可闭目养神，而不宜观看近处的树木、电线杆等快速后移的物体，更不宜在车、船行走时看书、看报。

"水土不服"怎么办

旅游在外，气候、水质、饮食等条件都有变化，一些人往往不习惯，会出现头昏、乏力、胃口不好、睡眠欠佳等现象，这就是俗称的"水土不服"。肿瘤康复期患者若出现"水土不服"，需要多吃水果，少吃油腻食物，避免生冷食物，还可服用一些多酶片和维生素 B_2。旅途中应注意饮食卫生，不可因解渴而喝大量的冷饮，以免刺激胃壁、冲淡胃液，影响胃的正常消化。不可在不卫生的摊点上吃东西，以免引起食物中毒。如果找不到卫生的饭店，可买些有包装纸的糕点或面包来充饥。要特别注意不要食用不新鲜的海产品，如螃蟹、贝类、虾类，因为这类食物最容易染上各种病菌。瓜果在生长、采摘、运输、销售过程中，也可能被农药和病菌污染，所以要洗净、削皮后才能食用。如果出现呕吐、腹泻，患者应多饮开水，卧床休息，多喝糖盐水或菜汤等。

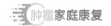

旅途中外伤怎么办

擦伤：肿瘤康复期患者自身抵抗力较弱，易引起表皮损伤，出现出血。若伤口被污染，可用生理盐水清洗干净，没有条件时，可采用清水冲洗，压迫出血点。严重者要到就近医院进一步处理。

扭伤：肿瘤康复期患者体能较健康时弱，旅途中易出现手、脚、腰扭伤，从而出现疼痛、肿胀，有的还会出现青紫、瘀血等症状。腰、脚扭伤后，行走不便，直接影响旅游。伤处不宜立即揉搓，可做冷敷，一天后，可做局部按摩和热水浸泡，以促进其恢复正常。扭伤后，要注意休息，不要勉强参加旅游，以免伤势加重。

摩擦伤：肿瘤康复期患者因化疗存在周围神经病变，感觉较正常时减退，在旅游过程中易造成脚部或大腿根部摩擦，轻者不适、微痛，重者皮肤红肿、疼痛、惧怕行走。步行较多时建议鞋袜合适、衣裤宽松，中途多休息，经常检查足部有无异常，及时处理。

骨折：肿瘤康复期患者骨质疏松者较多，易出现骨折，患部可出现疼痛、肿胀和瘀斑，考虑骨折或怀疑有骨折时，应就地取材，用树枝、木棍、硬纸板等作夹板，将患肢简单固定，再将伤者送往医院治疗。

4 不同瘤种患者的个性化旅游

肿瘤患者待在家里时间长了或住院时间长了，很渴望能与家人一起出行，但考虑到自己的病情，又很忧心外出游玩的安全性，因此鼓励家属陪同患者一起出游。但是力所能及的事应由患者自己完成，勿过分保护患者，让患者体会到自己是个正常人，回归社会，放松心情，享受旅游带来的快乐。肿瘤患者病种复杂，治疗方式多样，旅游也需要个性化。

肺癌康复期患者外出旅游

大部分肺癌康复期患者呼吸功能减退，抵抗力相对减弱，易引起感冒，加重影响肺的功能。旅游时避开太冷太热的季节出行，避免长时间乘坐密闭的空调车，避免同车人员吸烟。建议肺癌康复期患者到离家较近的风景区旅游，乘车时间不宜超过1小时；避免海拔相差较大的异地旅游，因患者的适应调节能力减弱，影响呼吸功能。

乳腺癌康复期患者外出旅游

乳腺癌术后患者在康复期均存在功能障碍或身体局部会有水肿，旅游时患侧上肢功能锻炼仍需坚持，以防止患侧上肢淋巴水肿出现或加重，如患侧上肢局部按摩、肩部运动、外展运动、摸高运动等。保护患侧上肢，避免意外擦伤及抓伤。需长期内分泌治疗的患者，必须随身携带药物，按时按量服用，以防旅游过程中遗忘，设置个性化的提醒方法，保证药物持续服用。由于乳腺癌患者激素水平变化，易情绪化，在旅游过程中尽量调节好自己的情绪，保证旅游的正常进行。乳腺癌患者骨质疏松者多见，在旅游过程中，建议使用助行器或保护器，防止意外跌倒及骨折发生。乳腺癌术后患者，乳房缺如者，旅游时佩戴合适义乳，保持良好形象去旅游，以增加旅游效果。

食管、胃肠道肿瘤康复期患者外出旅游

因食管、胃肠道肿瘤术后，较多患者消化道会重建或改变，存在营养不良、消瘦或贫血等情况，因此在旅游期间应确保饮食个性化，在旅游过程中需劳逸结合，防止头晕、乏力等情况出现，防止跌倒。旅游时住的床铺，最好能抬高床头，能满足食管、胃肠道术后特殊的卧位要求。造口携带者，应随身携带造口用品，以便随时更换及避免遗失；出于心理及对造口护理的需要，穿衣不宜过薄或过于透明，应穿柔软、宽松、富有弹性及颜色深的衣服，腰带不宜过紧，不应压迫造口，最好穿背带裤。

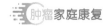

大病初愈患者外出旅游

针对胃肠道、食道、肺、肝及肾等部位肿瘤进行手术治疗未满 3 个月的患者，身体还未康复，患者自身心理未做好充分准备，病情也不稳定，易出现并发症，尽量不要远游，可以在家周边休闲旅游。大多数放疗后 3 个月内的肿瘤康复期患者，因放疗导致皮肤、造血功能和免疫系统薄弱，心、肺、肾功能受损者较多，不宜再出远门，不宜在阳光强烈处旅游。患者接受化疗 1 个月后，造血系统就恢复了，心、肺、肝、肾功能良好者可以适当去旅游。处于长时间康复期的患者，特别是一些预后较好的患者，甚至是达到临床痊愈的患者，可以循序渐进地跟常人一样参与多种形式的旅游。

肿瘤康复期患者旅游期间抗肿瘤药物携带不方便，可以停服吗？

抗肿瘤药物在旅游期间不能停服。恶性肿瘤患者外出一定要带好抗肿瘤药物。自己平时服用的药物一定不能中断。因为患者进入维持治疗阶段擅自停药超过半个月，一些肿瘤就会转变成新的状态，一些恶性肿瘤也容易复发，甚至原本对药物敏感的细胞也会变得不敏感，从而变成耐药细胞，即使再吃治疗药物，也未必会有原来的效果。所以不能停服。

肿瘤康复期患者旅游怎样选择路线和地点？

肿瘤康复期患者因精力、体力有限，四肢功能受影响，心肺功能不全者多见，合并高血压、糖尿病者较多。所以应选择路程短、环境优美、休闲设施齐全的旅游点。这种旅游点既能修身养性，又能放飞心情。肿瘤康复期患者出去度假休闲，避免单独出游，尤其是出远门旅游，建议家人或亲友结伴同游，这样既可相互照顾，又能增添旅游的乐趣。旅游时间一般不宜过长，量力而行，游玩时也要注意适当休息，以免疲劳过度。

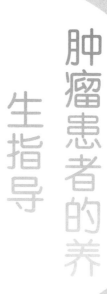

Part 10

肿瘤患者的养生指导

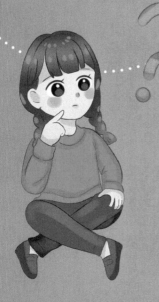

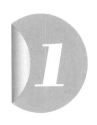

人体必须顺应自然四季变化的规律

在预防疾病及保养身体方面，古代医家早在我国的医学经典——《黄帝内经》中指出春、夏、秋、冬的气候特点及其变化规律；并且强调人要顺应四季气候变化并调理自己的精神情志，以保持机体内阴阳的相对平衡，从而达到身体健康的目的。

春季，万物复苏，自然界呈现出一片欣欣向荣的景象。人们应当顺应这种自然环境的特征，晚睡早起，出去散散步，以便使精神承受春天万物的生机而舒畅活泼，充满活力。如果违背了这种规律，则容易伤及肝脏，以致到了夏天容易生病，出现寒性病变，形成阳气不足的病症，例如怕冷、少汗或无汗等。同时，春天也是病毒、细菌等处于活跃繁殖状态的季节，因此，春季应防止病毒、细菌感染，春季最常见的疾病就是感冒。

夏季，日照时间长，天气炎热，此时人们应该晚睡早起，同时因为天气炎热容易使人上火，导致口腔溃疡、牙龈肿痛等情况。患者最好少吃辛辣、热性的食物，而选择吃一些清凉、利湿、去暑的食物。不要轻易动怒，保持心情愉快、舒畅。这样能够使夏季蓄积在人体内偏盛的阳气及时、充分地透散出来。这便是顺应夏季的情志调节法则。如果不这么做，容易使秋天出现如疟疾等疾病，减少了供养秋天的精气，进而使冬季也较易生病。

秋季，秋高气爽，夏暑的湿气消失，自然界丰收平定。根据中医理论，此时人们应该早睡早起，大体与鸡的活动时间一致为宜。情绪最好保持安定平静。这便是秋季精神情绪顺应的规律法则，若是违背它，则会对肺脏有损伤，以致冬季易生病如消化不良所致的腹泻等疾病，从而减少了供给冬季贮藏的精气。

冬季，天气寒冷，水流冻成固冰，大自然中草木凋零，万物都处于伏藏的状态。这时人们应当减少活动，并且最好早睡晚起，到太阳升起的时候再起床最佳，这样能避免冬季寒气的侵袭。同时，需保持平静的精神状态，注意保暖，躲避寒气，不宜使皮肤毛孔打开较厉害而流汗多，以免阳气散失。从中医的角度来讲，冬季剧烈运动是不适合，这就是冬季情志调节的原则，若是违背它，易伤害肾脏，致春天易发生疾病，从而供给春天的生长及发育的精气就减少了，导致人体新陈代谢出现异常。

万物生长如"肝木"，一年营养可在春

春天草木萌发，万物就如同"肝木"一样茂盛生长，此时人体肝气也一样，处于最足的状态，肝火最旺。因此春季要注意调节肝气，防止影响与肝脏密切相关的胆、脾等脏腑的功能。这个季节，人们也最容易发脾气发火，要是再加上不注意休息、不注意饮食，就会严重地影响身体健康。中医理论中有个重要的病机为"肝旺脾虚"，肝气太旺，脾经就会相对显得虚弱，出现腹泻、困倦等症状，这时候可以服用红枣山药薏米粥来健脾养血。同时，春天阳气萌生，人体的阳气开始不断向外散发，皮肤毛孔便随之展开，此时便十分容易感染风寒，因此春天一定要注意不能着凉，就像老百姓说的要"春捂秋冻"一样。

春天是阳气生发之季，人应该顺应天时的变化规律，在此时通过饮食调养阳气来保持身体的活跃生长。总的饮食原则为：主食要以高热量食物为主，如适当加入豆类、花生等热量较高的食物；摄取足够的优质蛋白质，多食用奶类、蛋类及猪、牛、羊瘦肉；摄入充足的维生素，如水果、青菜等，维生素亦是增强体质、抵抗疾病的重要物质。所以说，阳春三月，补好身体全年都能健康。

春季由于气候原因，一天之内气温变化很大，冷热不停交替，体内蛋白质分解加快，如果补充不足，容易导致机体抵抗力下降。因此需注意补

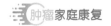

充蛋白质，多吃富含蛋白质的食物，如鸡蛋、鱼肉、豆制品等。同时注意补充水分，春季通常天干物燥，尤其是我国北方地区，气候异常干燥，人体水分也十分容易流失，容易造成大便秘结，痰液稠厚，大肠癌患者和肺癌患者更应该多注意。

锻炼身体同时加强防病也是春季活动中重要的一部分。春季万物复苏，同样也是人体内各种器官功能逐步恢复，新陈代谢逐步加速的时期，此时肿瘤患者加强功能锻炼有利于机体的康复。当然这当中有各种病毒、细菌等的活跃、繁殖，肿瘤患者，尤其是化疗后的患者免疫力较低，十分容易患各种疾病，要注意防病，必要时可以应用一些能够提高身体抵抗力的药物，比如胸腺法新。

夏阳如火要静心，清暑切忌大量出汗

夏季骄阳似火，而心在五行中属火，故中医有"夏主火，内应于心"之说，所以夏季养生先养心脏。同时长夏宜多食健脾开胃食物，因为长夏雨水较多，湿为长夏的主气，此外，温度高时出汗增多，消化液分泌减少或者高温直接影响小肠蠕动速度，导致消化功能减退，出现食欲不振、纳差、肢软乏力等现象。故而夏季食补重在健脾利湿，山楂、山药、萝卜、莲藕等食物都有健脾开胃的食疗功效。那么夏季该如何顺应季节来养生？

规律饮食，注意补充营养物质

夏季气温高，容易使人食欲不振，而人体的基础代谢都增高，营养物质的消耗增加，易引起蛋白质、维生素及微量元素（如维生素 C，维生素 B 族和锌等）缺乏，饮食中应注意补充。对术后正在进行放、化疗的患者尤其要重视，应按照正常的饮食规律尽量予以补充，不能因为治疗的不良反应强烈导致食欲不振而减少饮食。尽量选择一些清淡的食物，少食辛辣、辛热、过于油腻的食物。这对于消化道肿瘤、肝胆肿瘤患者尤其重要。

炎热夏天一定要补充足够水分

夏季，大量的出汗使人丢失更多的水分及钠、钾、镁等离子。夏季应注意水电解质的平衡，有胸腹腔积液及膀胱、肾、胃等器官有肿瘤的患者要特别注意。体液的补充要做到入出平衡，严格计算因为出汗等流失的体液，按需按量补充。

严防中暑

中暑会造成人体免疫力下降，使肿瘤细胞更加肆虐。在使用空调时也要特别注意，室内外温差不要太大，连续使用 8 小时后必须通风，或使用空调时半开房门。

保持乐观的心情

夏季天气炎热难耐，人容易情绪烦躁。肿瘤患者由于自己的病情和治疗的不良反应对自身造成的躯体不适症状，情绪波动也会更加强烈。因此为肿瘤患者创造一个舒适、整洁的环境，让其保持良好的心态尤为重要。

注意家庭护理

肿瘤患者（特别是住院和经常需要往返医院治疗的）易发生相关并发症，如消瘦乏力等。因此应加强家庭护理，防止并发症的发生。同时夏天慎防传染病和食物中毒。

改善睡眠

肿瘤患者本来就容易使得睡眠质量变差，因炎热等更易造成睡眠障碍。可以通过多种方法改善睡眠。必要时可以使用安眠药物，但是需要在医生指导下进行。

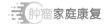

注意心脑血管健康

伴有高血压、高血脂、心脏功能异常的肿瘤患者，当夏季血液比较浓缩的情况下，容易形成血栓以及造成血压不稳定，因此及时监测血压尤为重要。身体衰弱的肿瘤患者在夏季高温热辐射作用下，肌肉的工作能力，动作协调性及准确性，以及大脑的反应和注意力都会下降，所以夏季劳作一定要适度。

秋天如何摆脱各种干燥

秋季是一年中由热向冷转变的过渡季节，天气冷热变化无常，气温变化较大，所以古人称秋季是个"多病事"的时节。随着天气转凉，一般食欲会有所增加。另外，肺病患者，特别是肺癌患者不宜吃得太饱，因为胃部充盈会将横膈往上推，压迫肺部，使肺部更加得不到足够的氧气，同时消化食物也需要大量的氧气，就会促使呼吸更加困难，甚至影响心脏、大脑等重要器官对氧气的正常需求。

 立秋

立秋便意味着秋天的到来。秋风瑟瑟，气候干燥，秋天的时令主气是燥。此时为了防止秋燥对人体的损伤，首先我们可以多补充水分，同时也可以多食水果及蔬菜来补充维生素以提高抗秋燥、抗病能力。其次，多吃粗粮及富含纤维素的蔬菜，如芹菜、白菜等，可以减少大便秘结、排便困难，而预防肠道疾病。另外，藕是去除秋燥的佳品。熟藕有健脾益气之功，藕粉易消化、开胃，鲜藕茶清热，它们都是秋季的好食品。处暑节气后，气温逐渐下降，这个时候人容易出现"秋乏"的情况，此时保证睡眠时间及睡眠质量是很重要的。传统的中医养生家认为睡"子午觉"很重要，即子时和午时一定要睡觉，因为它们是上半夜与下半夜及上午与下午的交接时间。对于人体而言，"子午"正是阴阳交合的时间，这两个时间段睡觉能使阴阳交合顺利，可达到滋阴养阳的目的。然而，处暑前后白天常较闷热，夜间凉爽，此时常有人白天受热晚上受寒，而出现所谓的"阴暑"，表现为身热头痛、无汗、恶寒、腹痛腹泻、关节酸痛等症状。所以建议"立秋"后晚上使用空调、电扇时一定要注意防寒。

秋分

秋季日照时间逐日减少，秋风瑟瑟，花叶凋落，容易使人产生伤感之情。如果肿瘤患者处于治疗中，秋分季节更易使情绪波动明显，此时，保持好的心态更加重要。对于这类患者的心理调节，除自身调节外，亲友们也要给予足够的关心、鼓励，增加与患者的情感交流，甚至给予他们一些情感引导。

金秋

金秋时节，滋阴润肺最为先。秋季养生应防秋燥带来的损伤，在这个季节，尤其是肿瘤患者要重点注意饮食。例如，元代忽恩慧在《饮膳正要》中说："秋气燥，宜食麻以润其燥。"这是因为芝麻有良好的润燥作用。"润其燥"是秋季养生大法，并非只限于食用芝麻，其他食物如梨、百合、银耳、大枣等均有生津润燥、养肺润肺之效。同时也要注意"秋瓜坏肚"，秋季有大量瓜果上市，有很多肿瘤患者，经历了放、化疗后，往往脾胃虚弱容易拉肚子。立秋之后仍食用过多瓜果，容易损伤脾胃的阳气，从而出现腹泻、痢疾、腹痛等胃肠道疾病，而影响身体健康。

入秋

秋燥易使人上火，因此，遇事容易急躁发火，影响心境和情绪；秋乏的到来，若加之生活、工作压力的影响，也容易造成秋季不良情绪。诸如此类，均能造成秋季情绪不稳定。建议适量增加蛋黄、鱼类、大豆等能给脑细胞提供必需营养成分的食物，给大脑带来活力。

立秋后早晚凉爽，是人舒展活动的好时节。打太极拳、快步踏、骑自行车都是很好的锻炼方法，但是运动不能过于激烈，多做轻微、持久一点

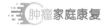

的活动，即唐代孙思邈的"小劳"养生观点，是有利于身体健康的。

 **冬季要保暖，寒冬宜进补**

冬天是天寒地冻、万木凋零、万物潜伏闭藏的季节，这一季节的到来使阳气潜藏，阴气到达顶峰，人体的阳气也随着自然界的转化而潜藏于内。因此，冬季养生的基本原则也当讲"闭藏"。我们可以早睡晚起，保证足够的睡眠，多晒太阳，注意保暖，安排一些安静闲逸的活动等。

冬季保暖及室内保健的同时，一般门窗紧闭，室内空气很差，所以要记得经常打开门窗户通风换气，保持室内空气清新。由于人体每时每刻都在呼出二氧化碳，当室内二氧化碳浓度到达一定程度时，就容易出现头晕、乏力、胸闷等不良症状，影响健康。同时，冬季气候也比较干燥，室内湿度通常也偏低，建议在暖器旁放盆水或地上洒水以增加室内湿度。

从中医角度讲，冬季与肾气相应，肾脏功能正常，则可调节机体适应严冬的变化，否则，将会使新陈代谢失调而产生疾病。故冬季养生很重要的一点是要遵循自然界"闭藏"之规律，注重"养肾防寒"，以"敛阴护阳"为根本，要从精神、饮食两方面进行调养。

精神调养

很多人都知道，寒冷的冬季是进补的好时机，其实冬季我们不仅需要补充能量，精神也是需要保养的。因为寒冷使人新陈代谢处于低下状态，垂体、肾上腺皮质等内分泌功能较容易出现紊乱，所以冬季也是抑郁症多发的季节。冬季也是年老体弱者较为恐惧或者说是死亡率较高的季节。冬季低温、干燥以及气压较高对很多疾病是不利的，如高血压、哮喘、冠心病等。此外，冬季也意味着岁末年关要到了，很多职场人士要面临各类评选、总结、人事变动、应酬等情况，易患上"年关焦虑症"，出现胃肠不适、食欲不振、失眠、头晕、注意力不集中、心悸、胸闷等症状，影响身

体健康。这些人可以通过多接
触阳光，如直接晒太阳可以缓
解情绪抑郁，或者培养、坚持
自己的有益爱好，如看书、听
音乐、与好朋友拉家常或倾诉
等，甚至可以通过适当方式宣
泄出来，从而达到心理平衡，
这便能使我们体内的阳气不躁
动，平和地藏于体内，达到闭
藏的目的。另外，冬季闭藏还
需要注意要让自己处于心满意

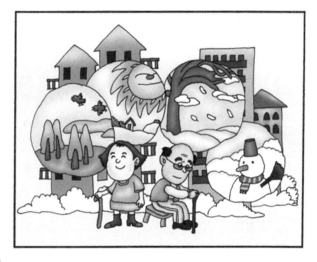

足、不躁动的状态，这样便可使心理平衡，不受外界扰乱清静之神，身体
达到养神、闭藏的状态。

饮食调养

冬季是食补的好时机，冬三月，是养精蓄锐的大好时机。一方面，在
冬季，人们食欲较旺盛，吸收相对会较好；另一方面，冬季人的皮肤肌腹
比较致密，出汗相对较少，营养物质摄取后更容易贮藏于体内。建议冬季
可在中医师的指导下相对多食用偏温热性的食物，如牛羊肉、虾、海参、
鸽肉、鹌鹑肉等，可以增强机体抵御严寒的能力。如果自身阳气本身就很
旺，就不能过补了，否则容易出现上火的可能，反而对身体有害。

(1)
　　一些名贵中药补品，例如灵芝孢子粉、铁皮石斛、冬虫夏草
等适合哪些肿瘤患者吃？

　　补品并不适合每个人吃，灵芝孢子粉具有增强免疫功能的作
用，适合大部分患者食用，药症相符是最重要的。而铁皮石斛的
作用主要为滋阴补肺，证候上为阴虚内热，在舌象上可表现为舌
红少苔。冬虫夏草性偏热，具有温补作用，在冬季食用合适，体
质偏虚寒证患者可进食。

(2) 蜂蜜是否适合肿瘤患者食用?

蜂蜜具有补虚润肺、润肠通便的作用,适合虚证患者食用,但湿气重、痰湿体质的患者不宜食用。但现在的蜂蜜中含有多种激素成分,如生长激素、雌激素等,会促进肿瘤生长,尤其是乳腺癌患者,最好不吃。

(3) 晚上经常睡不好,有没有什么方法可以改善睡眠?

大多数肿瘤患者晚上睡不好,医学上称之为睡眠障碍,是身体不好的一种表现。一方面,患者可以在医生的指导下通过药物来帮助睡眠;另一方面,也需要靠患者自身的配合,保持良好的心情,进行适当的运动,多食用芹菜、莴笋、黄花菜、芝麻、麦片、大枣等食物。睡前还可以听听音乐,温水泡脚,对改善睡眠有很大的帮助。

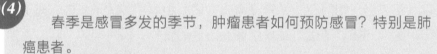

(4) 春季是感冒多发的季节,肿瘤患者如何预防感冒?特别是肺癌患者。

春季温度变化很大,流行性感冒多发,患者不应随意加减衣物,应注意保暖,勤洗手,注意清洁,防止病毒感染。还可喝红糖姜茶助升阳气,也可在中医师指导下服用一些增强免疫力的补品,如灵芝孢子粉等。

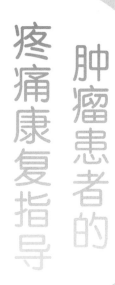

Part 11

肿瘤患者的疼痛康复指导

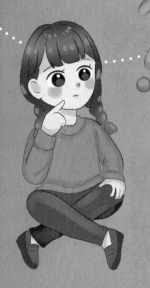

疼痛可怕也可控，共同努力，轻松 "无痛"

对于肿瘤患者来说，"疼痛"是患者最为害怕的并发症。许多患者来就诊时首先关心的就是"会不会很痛"，特别是对于肿瘤晚期患者而言，"疼痛控制"是比"存活时间"更重要的头等大事。事实上随着医学技术的进步，只要患者能够和医护人员相互配合，绝大多数肿瘤患者的疼痛都能得到有效控制。另一方面，因为疼痛是一个长期的过程，在疼痛治疗过程中特别需要患者本人和家属的积极配合。尤其是患者在居家治疗过程中，因医护人员不能在身边随时随地指导，患者需具备一定的疼痛治疗知识，对出现的常见问题能够做一些简单的处理。只有这样，患者才能在家中达到"无痛"的目标，获得良好的生活质量。

那么到底什么是疼痛呢？疼痛是一种实质上或潜在的组织损伤相关的不愉快的感觉和情感体验。从疼痛的定义来看，有两方面的基本意思，一是疼痛应当被视作一种个体的体验，因此它是主观的；二是疼痛常常令人不愉快，因此也是一种情绪体验。那么癌痛的定义指的就是肿瘤患者出现的明显的疼痛，癌痛使患者感到极度不适；会引起或加重患者的焦虑、抑郁、乏力、失眠、食欲减退等症状；严重影响患者的日常活动、自理能力、交往能力及整体生活质量，甚至会加速肿瘤的发展；还会加快机体功能减退，活动能力下降；使患者对生活和治疗失去信心等。疼痛对身体、生理和心理方面造成的巨大损害，不仅明显影响到患者的生活质量，而且还会影响到疾病治疗的实施和效果。部分患者因疼痛未能得到满意控制而失去耐心，甚至会放弃根治肿瘤的机会。严重者可有自杀或自残倾向。

我们应该正确认识癌痛，树立能战胜癌痛的信心。如果患者有癌痛，必须告诉医护人员，要与疼痛专科医护人员进行充分的交流与沟通，以便医护人员做出正确的评估；当医护人员根据癌痛具体情况给予止痛药物时，要遵医嘱，不要仅在剧烈疼痛时使用止痛药物，不要因出现药物的不良反应随意停止用药；不要恐惧使用阿片类强效止痛药，惧怕产生药物"成瘾"；如果按照最初的药物剂量不能有效控制癌痛时，要及时联系医护人员，以便及时调整药物剂量。为得到规范有效的止痛治疗，建议去肿瘤专科医院或专门科室就诊。只要医护患者多方共同努力，一定能够达到"无痛"状态。

随着医学的发展，特别是靶向药物的广泛应用，有越来越多的患者在家里接受抗肿瘤治疗，而不用长期住院或频繁地去门诊就诊。那么，对于这些患者在家里需要知道一些什么呢？家属在照顾患者的过程中又需要注意哪些呢？以下对患者在居家过程中常见的问题进行分类介绍。

大声说出疼痛，简单几步让疼痛不再抽象

疼痛分哪几类，酸、胀算疼痛吗

从疼痛成因角度上讲，疼痛主要分为三类。

肿瘤相关性疼痛

肿瘤相关性疼痛如肿瘤转移到腰椎引起的腰痛；胰腺癌局部侵犯引起

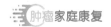
的腹痛等。这一类疼痛是居家镇痛治疗的重点，在疼痛控制稳定后，患者可在家中服药或使用贴剂镇痛；随着肿瘤的控制，这一类疼痛会逐渐减轻甚至消失。需要注意的是，广义的疼痛并不仅仅包含"痛"这一个不舒服的症状，其他的症状如腰酸、腹胀、头胀等都属于疼痛的范畴，只要是"不舒服"，都需要告知医生，进行相应的处理。

抗肿瘤治疗相关性疼痛

抗肿瘤治疗相关性疼痛如做肝癌介入治疗后引起的腹痛、使用紫杉醇化疗后引起的全身酸痛等，在家中发生的可能性较小。

非肿瘤因素性疼痛

非肿瘤因素性疼痛如患者原本有关节炎导致的关节疼痛，合并心肌梗死引起的胸痛等，对这一块原因是需要重视并仔细鉴别的；特别是患者在原本疼痛的基础上出现新发的、性质不同的、或程度骤然加剧的疼痛，预示着疾病出现了大的变化或出现其他严重的并发症，需及时就医。

怎么准确地说出疼痛的程度

在评价疼痛控制情况前，首先需要对患者的疼痛程度有一个评估。我们在前面已经提到，疼痛是一种非常主观的感受，不同的人对疼痛的敏感性、耐受性有很大的差异，不能一概而论。但是我们在使用镇痛药物时需要对疼痛进行一个量化评估，因此目前推荐使用可量化的方法来评估疼痛。常用的有以下三种方法。

数字分级法（NRS）

数字分级法使用数字表示疼痛的程度，由 0~10 构成，0 为无痛，10 为不可忍受的剧痛。让患者自己为自己的疼痛程度打分。

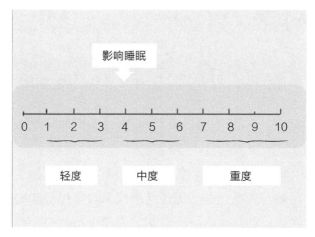

疼痛程度数字分级法

主诉疼痛程度分级法（VRS）

▶ 轻度疼痛（1~3）：有疼痛但可以忍受，生活正常，睡眠无干扰。

▶ 中度疼痛（4~6）：疼痛明显，不能忍受，要求服用镇痛药物，睡眠受干扰。

▶ 重度疼痛（7~10）：疼痛剧烈，不能忍受，需用镇痛药物，睡眠受到严重干扰，可伴自主神经紊乱或被动体位。

面部表情疼痛评分量表

医护人员根据患者疼痛时的面部表情状态，对照《面部表情疼痛评分量表》进行疼痛评估，适用于表达困难的患者，如儿童、老年人，以及存在语言或文化差异，或其他交流障碍的患者。在家庭中，这个评估方法主要由患者家属或陪护人员完成。

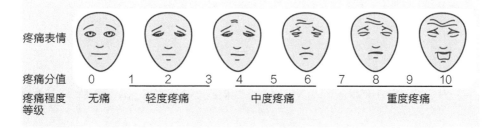

面部表情疼痛评分量表

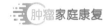

疼痛控制要"完全不痛"还是"能熬就熬"？

在学会了量化评估疼痛程度以后，下一步怎样来评价疼痛控制的满意程度呢？目前比较常用的评价疼痛控制的标准如下。

❱ 疼痛评分控制在 1~3 分，疼痛虽然存在，但是不影响患者的睡眠或者日常活动。

❱ 每日（24 小时）暴发疼痛次数小于 3 次，即患者在常规服用止痛药物或使用止痛贴剂的基础上，因任何原因导致疼痛程度加重，需要临时加用止痛药物的次数在一天内小于 3 次。需要指出的是，有一些可预期的疼痛，例如腰椎病理性骨折长期卧床的患者，在搬动时会出现腰痛，这是可以预先估计的，也可以通过提前使用止痛药物来避免疼痛的突然加重。

总的来说，当一个患者在正常使用止痛药物的基础上，疼痛能够控制在自己能承受的程度，并且不会出现反复的疼痛加重，就是达到了疼痛控制基本满意的状态。有一些对疼痛较为敏感的患者，即使自觉疼痛评分为 1~2 分，但本人仍觉得疼痛控制不满意，影响日常活动、社交、睡眠等，也被认为疼痛未达到满意控制。出现这种情况，患者需与主管医生沟通，进行镇痛治疗方案的调整。因此，我们要知道，疼痛完全不需要"熬"，更不能"熬到实在受不了了"才开始治疗，这样不仅增加止痛治疗的难度，患者也多受了很多无畏的痛苦。及早镇痛，满意镇痛，应该是大家共同的目标。

 **抓好关键步骤，疼痛治疗轻松无忧**

及时治疗疼痛，该出手时就出手

绝大多数肿瘤患者，在出现疼痛时，第一反应就是"忍"；忍不过去了多数会自行去药店购"止痛药"吃，而且很多患者都是"实在熬不住了才吃止痛药，能不吃就尽量不吃"。这是医护人员在临床中最常见到的情况。而事实上，"忍痛"是医生最不推荐的一种方法，"不按时服药"更是有许多潜在的隐患。就如在前文中提到的那样，持续存在的疼痛可能导致患者生理、心理等多方面的损害，甚至影响肿瘤的系统治疗，危及患者生命。因此，疼痛已成为除"血压、心率、呼吸、氧饱和度"以外的第五大生命体征，与每个人的生命维持息息相关，所以患者在出现疼痛或者疼痛控制不满意时，一定要引起重视并及时告知医护人员做相应的调整。

许多患者对止痛药物有本能的排斥。究其原因，最担心的是成瘾，"怕一旦吃上止痛药后就再也停不下来了"；甚至有些患者会产生自己在"用毒品"的罪恶感；还有一部分患者，错误地认为使用止痛药物就预示着"疾病已经到了很晚期，病入膏肓没得救了"，进而产生一种不愿意配合治疗的消极心理，有一顿没一顿地吃药。事实上，疼痛与否和肿瘤的早晚并没有必然联系，疼痛只是肿瘤的一种表现，有许多早期肿瘤患者因为肿瘤的位置关系也会存在明显的疼痛，通过手术或者其他抗肿瘤治疗就能得到完全的缓解；另一方面，随着医学的进展，新的止痛药物不断出现，疗效更好，副反应更低。只要能够遵医嘱按时用药，就不用担心"成瘾性"的出现。事实上，越是不按时服药，只在疼痛非常严重不能忍受时才服药的患者，反而容易导致"成瘾性"的发生，因为此时体内药物浓度波动大，可能产生欣快感。

综上所述，疼痛只是肿瘤一方面的表现。患者在遭受疼痛困扰时需及时向医生表达并按时用药，在现代医学技术手段下完全可以做到安全有效的无痛状态。

多管齐下，全面治疗疼痛

前面介绍了那么多疼痛治疗的重要性，那么目前到底有哪些治疗疼痛的方法呢？目前癌痛的治疗方法包括：病因治疗、药物治疗和非药物治疗。

◗ 病因治疗：针对引起癌痛的病因进行治疗。疼痛治疗的主要病因是肿瘤本身、并发症等。针对肿瘤患者给予抗癌治疗，如手术、放疗或化疗等，可能解除癌痛。这是疼痛治疗的根本，一般在医院里进行。

▶ 药物治疗：绝大多数肿瘤患者，特别是居家镇痛的肿瘤患者，目前使用的都是药物止痛。癌痛药物止痛治疗有五项基本原则：口服给药，按阶梯给药，按时用药，个体化给药，注意具体细节。现在对于疼痛控制不好，反复出现疼痛加重的患者，还可以通过镇痛泵患者自控镇痛的方法来控制疼痛，将疼痛控制的主动权交给患者，大大减轻了患者对疼痛发作的恐惧感。

▶ 非药物治疗：用于癌痛治疗的非药物治疗方法主要有介入治疗、针灸及经皮穴位电刺激等物理治疗、认知－行为训练、社会心理支持治疗等。适当应用非药物疗法，可作为药物止痛治疗的有益补充，与止痛药物治疗联用，可增加疼痛治疗的效果。介入等治疗主要在医疗机构中进行。

除了打"止痛针"，我们还有哪些止痛药物可以选

癌痛患者应当根据疼痛程度，有针对性地选用不同强度的镇痛药物。

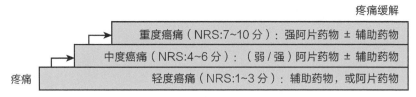

▶ 一阶梯药物：主要为非甾体消炎药，常用的有散利痛、扶他林、西乐葆、诺福丁等。

▶ 二阶梯药物：指弱阿片类药物，常用的有曲马多、可待因等。随着临床经验的积累，这一类药物的镇痛效果不强，且有剂量限制，最新的指南中已将其地位逐渐弱化，不作为中度疼痛的首选推荐药物。

▶ 三阶梯药物：指强阿片类药物，包括长效和短效两类，长效阿片类药物主要有羟考酮缓释片、吗啡缓（控）释片、芬太尼透皮贴剂等。这类药物因止痛作用强，可以根据疼痛程度不断加量，具有副反应轻、按时服药不易成瘾等优点，已成为目前癌痛治疗最重要的药物。短效阿片类药物包括盐酸吗啡片、吗啡注射液等，主要用于初始癌痛治疗时的剂量滴定和

疼痛突然加重时的治疗，一般在医疗机构中使用。

除了以上三阶梯药物以外，根据疼痛不同的性质还可以加用其他辅助药物，如对于神经病理性疼痛可以加用抗抑郁药如阿米替林、度洛西汀；抗惊厥药物如加巴喷丁、卡马西平等；对于焦虑患者可以加用镇静药物；对于骨转移、脑转移疼痛患者可以加用糖皮质激素等。通过联合辅助药物，可以降低患者的痛觉敏感性，与阿片类药物合用以更好地控制疼痛。

止痛药会让我们变成"瘾君子"么?

止痛药物的不良反应特别是成瘾性是患者最担心的一个问题。这里需要强调的一点是，对于一个晚期慢性肿瘤性疼痛的患者，不推荐使用哌替啶，因其有较强的神经系统毒性，镇痛作用不强，而易产生成瘾性和其他不良反应。非甾体抗炎药、其他辅助药物不会产生成瘾性，阿片类药物在规范用药的基础上也不会产生成瘾性。

一阶梯药物的不良反应主要表现为肝肾毒性及消化道反应，没有成瘾性。对于一个肝肾功能正常的患者，在规定剂量范围内使用一阶梯药物不会导致明显的肝肾功能损害，但是如果长期使用，可能引起消化道损伤如胃黏膜损伤甚至胃溃疡、胃出血等。因此，不建议长期使用一阶梯药物作为单一镇痛药物；如需长期使用，可选用选择性 COX-2 抑制剂如塞来昔布、美洛昔康等。需要注意的是，选择性 COX-2 抑制剂有潜在的心脏毒性，老年患者，既往有基础心脏病的患者需谨慎用药。因一阶梯药物的不良反应与使用剂量相关，因此一阶梯药物都有每日最大剂量的限制。布洛芬每日 2400 毫克，塞来昔布每日 400 毫克。

二阶梯药物因镇痛作用轻，有神经系统毒性等，目前使用已越来越少。其中曲马多最大使用剂量每日为 400 毫克。

三阶梯药物是目前使用最普遍且安全有效的药物，也是中、重度疼痛治疗的首选药物。这类药物的不良反应主要有便秘、恶心、呕吐、嗜睡、瘙痒、头晕、尿潴留、谵妄、认知障碍、呼吸抑制等。除便秘外，阿片类药物的不良反应大多是暂时性或可耐受的，如恶心、呕吐、嗜睡、头晕等，大多出现在未使用过阿片类药物患者用药的最初几天。给予止吐药物、吸氧、补液等对症治疗后，相关症状一般在 1 周内可缓解，因绝大多数患者初次使用三阶梯药物时均为住院状态，这部分不良反应会在医疗机构中由医护人员解决。过度镇静、精神异常、呼吸困难、尿潴留等不良反应发生率很低，一般容易出现在体质差、肝肾功能不全的患者中，一旦出现相关症状需及时就医。便秘症状通常会持续发生于阿片类药物止痛治疗的全过程，也是患者在居家镇痛治疗中不良反应处理的重点。患者需常规使用一些缓泻剂如福松、杜密克、欢蓉通便口服液等；根据便秘的严重程度，也可考虑使用番泻叶、开塞露等。中药在治疗便秘中有较好的效果，如有顽固性便秘，可使用对症的中药治疗。

三阶梯药物一般强调口服给药、按时给药、使用缓释剂型的原则。口服长效阿片类药物如羟考酮缓释片等，一般每 12 小时给药一次，外用止痛贴剂如芬太尼透皮贴剂，一般为每 72 小时给药一次。在按时持续的基础上，患者体内的有效药物浓度能维持在一个稳定的水平，不仅能有效控制疼痛，也能抑制欣快感的产生，防止成瘾。

同时，阿片类药物没有"天花板效应"，即不存在每日最大剂量限制，可以根据患者疼痛的程度以及对药物治疗的反应不断加量。当然，药物的加量需在主管医生的指导下进行，不建议患者自行加量。

4 胆大心细，注意细节，做自己居家镇痛的管理者

防患于未然，将药物不良反应扼杀在萌芽状态

使用一阶梯药物时，应观察有无胃痛、黑便、脚肿等症状；使用三阶

梯药物时，应观察有无尿少、排便困难、胡言乱语、贪睡不易唤醒等症状；如有上述相关症状，需及时就医。使用三阶梯药物时需常规服用通便药物，若大便连续数天未解，自觉腹胀，肛门排气少时，需加强通便治疗。

备好"冲锋枪"，以防疼痛突然袭击

患者在居家治疗过程中，应当备用"冲锋枪"，即短效阿片类止痛药，以防疼痛突然袭击。短效阿片类药物主要为盐酸或硫酸吗啡片。当患者因病情变化，长效止痛药物剂量不足时，或发生暴发痛时，应给予短效阿片类药物，用于解救治疗。每次给药的剂量应根据患者当时的药物剂量换算得出，一般由主管医生在出院时告知，不宜随便加量或减量服用。若需要反复使用短效阿片类药物，预示着长效药物需调整剂量，需及时就医。

医患并肩作战，若有异常及时就医

若患者在家中突然出现与既往疼痛性质、部位或程度等不同的疼痛，可能预示着其他并发症，此时不应一味地使用止痛药物，需及时就医。

正确使用"止痛膏药"，并不是"哪里痛贴哪里"

芬太尼透皮贴剂主要用于肠梗阻、食管狭窄、意识障碍等不能进食的患者的止痛。它的有效成分通过皮下组织吸收进入血液循环而起效，故不是"哪里痛贴哪里"，而是贴在前胸、大腿内侧等部位。需密切贴合皮肤，否则会影响疗效。芬太尼透皮贴剂起效时间需6~7小时，持续时间为72小时，因此起效较慢，调整药物剂量不便，故不推荐用于疼痛控制不稳定的患者。对于伴有发热的患者，特别是体温超过38.5℃的患者，芬太尼透皮贴剂的有效成分会加快吸收，导致患者体内药物浓度迅速升高，易引

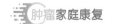

起芬太尼中毒或使疗效缩短等，因此高热患者不能使用芬太尼透皮贴剂。同理，也禁止使用电热毯、烤灯等可导致局部温度过高的加热方法。

止痛药物剂量怎么调整，医患合作共同镇痛

止痛药物减量主要有以下两种情况。

▶ 随着抗肿瘤治疗的进展，患者体内的肿瘤逐渐缩小甚至消失，疼痛产生的病因不复存在，患者在原有止痛剂量的情况下无明显疼痛，可将止痛药物逐渐减量。先减量25%~30%，两天后再减少25%，直至每天剂量相当于口服30毫克吗啡的剂量，继续服用两天后即可停药。

▶ 一种口服药物的不良反应持续存在，患者不能耐受，此时需减量或换用其他镇痛药物，必须在医生指导下进行。

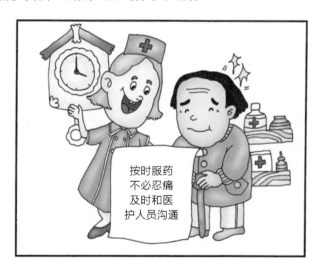

按时服药
不必忍痛
及时和医
护人员沟通

"好记录不如烂笔头"，及时记录，轻松就医

因阿片类药物属于精神麻醉药物，医院有特殊的管理要求。如果患者为首次配药，建议携带就诊资料如出院小结、CT等影像报告、病理报告、肝肾功能检查报告，以及患者本人的身份证复印件和代办人的身份证复印

件，至肿瘤专科或疼痛科就诊后，由医生根据患者的疼痛情况确定是否需要办理麻醉专用病历。在办理成功后每次可以开具 15 天长效阿片类镇痛药，以减少患者频繁至医院配止痛药的频率。在后期随访过程中，患者或代办人需总结好最近一段时间的疼痛控制情况、暴发疼痛的次数、便秘等不良反应的程度，以及最近一次的检验报告等，在就诊时详细告知医生，以便医生准确进行止痛治疗方案的调整。

全家总动员，共同打赢镇痛自卫反击战

家属给予患者的支持和鼓励是止痛治疗中极其重要的一部分。负责照顾患者的家属，要对患者的止痛治疗方案和身体状态有一个基本了解，鼓励患者按时用药，当患者状态出现重大变化时要及时发现并联系患者的主管医生。患者出现疼痛时，家属需提供情感支持和精神鼓励，帮助患者积极地表达出疼痛的问题，并在需要时积极为患者治疗；要表达出和患者共同面对的态度，使患者感到有所依靠，而不是"一个人在奋斗"。在患者出现沮丧、烦躁等消极情绪时，需耐心地与患者沟通，聊一些让患者感到开心轻松的话题，转移患者的注意力，分配给患者一些力所能及的任务，鼓励状态良好的患者回归社会，与他人沟通交流，提高患者的自我认同感。在国外专业的医疗中心，"疼痛的治疗需要团队努力"。团队成员可能包括：肿瘤科医生、护士、疼痛专科医生、姑息治疗师、物理治疗师、神经科医生、心理学医生、社会工作者、精神病科医生、理疗师和神职人员等。综上所述，疼痛治疗是一个长期的、系统的又是非常主观的医疗问题。患者和家属的配合程度与疼痛控制的满意程度密切相关。因此，我们认为在居家过程中患者和家属至少需要知晓以下几点。

▶ 疼痛的缓解非常重要，忍受疼痛没有任何医疗益处。

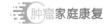

疼痛大多可以通过镇痛药物得到很好的控制。对于持续存在的疼痛，按时服用镇痛药物有助于控制疼痛。

如果使用镇痛药物效果不理想，还有很多其他选择。

强效镇痛药物应由医生开具处方，并仅限患者本人使用；除非与医疗服务人员进行讨论并获得同意，否则不要擅自调整剂量或给药频率。

吗啡和吗啡类药物经常用于缓解疼痛，当这些药物用于治疗癌痛时，罕见成瘾。这类受限制的药物需在家里妥善保管；这类药物必须谨慎使用，不得与酒精或其他违禁药物混合使用。

与医护人员交流至关重要。医护人员希望了解患者认为可能因疼痛药物治疗导致的任何问题，因为有很多方法能改善这些问题。如果患者难以获得镇痛药物或对服药有任何疑问，请告知医护人员。他们有处理这些问题的经验，会帮助患者获得最佳镇痛效果和最少的不良反应。

患者有权利期望将疼痛处理作为整体治疗的一部分。

让肿瘤患者无疼痛，是医护人员努力的目标，是每一个肿瘤患者的权利，也是医护人员的责任，更是全社会的人道主义义务，只有医患双方共同努力，密切合作，才能有效控制疼痛，共创无痛世界！

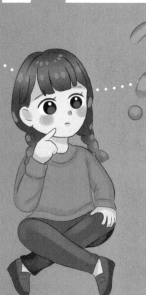

Part 12

肿瘤患者的家庭用药指导

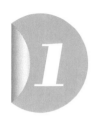

肿瘤患者家庭用药知多少

肿瘤患者家庭护理有什么意义

肿瘤是一种严重损害人类健康的疾病，其治疗周期及康复过程相对较长，患者大部分时间需在家中度过，因此肿瘤患者家庭护理尤为重要，肿瘤患者的家庭护理有以下五个重点内容。

发现癌症，积极治疗

生老病死是人类的生命规律。家庭成员若发现患有癌症，切莫惊慌失措，痛哭流涕，应积极向多家医院咨询、检查。一旦确诊应立即寻找治疗手段。根据病情、患者身体状况和家庭经济情况，选择最佳的治疗方案，减少患者的痛苦，延长患者的生命。

稳定情绪，坚定信心

患者的情绪影响肿瘤的发展和预后，不良的情绪，恶劣的心情会加重病情。应调动家庭所有的亲戚、朋友为患者提供多种形式的支持和帮助。家庭环境可以增强癌症患者的抗病能力，让家庭的温暖驱赶患者产生的失落感和孤独感。

住院治疗，做好陪护

不管是手术治疗还是放、化疗治疗，都要住院。应同患者说明癌症是目前的常见疾病，得了癌症并不可怕，然后向患者详细讲解治疗计划，治疗的配合，用药的反应，可能出现的并发症和解决的办法，让患者有思想准备，积极治疗癌症，为患者共同分担痛苦。注意让患者吃一些清淡易消化的食物，少量多餐，切忌进食过热、粗糙及辛辣食物。对有恶心、呕吐者，灵活掌握进食时间，可在呕吐间歇多饮清水，避免油腻食物，确保患者的能量补充。

院后指导，后续治疗

出院后应按医嘱按时服药，定期复查，定期放、化疗，出现问题随时电话咨询或及时去医院检查。防止患者患感冒、生气上火、情绪波动，尽量满足患者的各种需求，加强营养，提高免疫力，提高生存质量，延长患者寿命。让患者能在快乐中度过自己的一生。家庭是患者最坚强的后盾和保障，因此家庭护理工作不容忽视。

参加活动，提高价值

鼓励患者参加社会活动，如癌症患者俱乐部或结交一些恢复好，对疾病乐观，积极战胜癌症的患者一起锻炼身体，一起谈论治病经验体会。身体允许时可鼓励患者做些有益的事情，力所能及做一些家务或参加一定量的工作，使患者感到生命的价值，提高生存信心。

正确的家庭用药有利于肿瘤患者的康复

肿瘤患者家庭用药要注意服药与饮食的关系

药物与食物常可发生相互作用，从而影响药物的吸收和疗效。服药时要注意药袋上的标示，是饭前服还是饭后服，要严格按规定时间服药。如抗肿瘤药宜饭后服，以减轻胃黏膜的刺激，并防止被胃酸破坏；消化药宜饭前服；镇静药应睡前半小时服，既提高疗效，又可减少不良反应。服用糖浆类药物后，不宜马上饮水，以免冲淡药液，影响疗效。此外，服药时

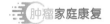

最好用温水送服，如一次所需药物较多，应分次吞服，以免发生呛咳或误咽。

肿瘤患者家庭用药要严密观察药物的不良反应

家庭用药首先要防止药物过敏，其次对自己所服的药物有哪些不良反应要有所了解，一旦出现要告知医生，是否停药应由医生决定。若长期服用对身体有损害的药物时，应在医生指导下定期做肝、肾功能及骨髓等相关检查。

还要注意及时停药或减量

用药时间过长，超过疗程或药量过大，常可发生不良反应。当病情好转或达到疗程时，应根据医嘱及时停药或减量。

用药时间过长，超过疗程或药量过大，常可发生不良反应。当病情好转或达到疗程时，应根据医嘱及时停药或减量。

肿瘤患者家庭用药药物应分类保管

可自制小药箱，药物要按类别摆好，药不离盒，便于查对；注意药物有效期及保存要求，需冷藏的抗肿瘤药物应放冰箱内保存。如发现过期、变色、潮解等变质现象则不能服用。药物要由成人妥善保管，以免小孩误服，或长期应用镇痛药或安眠药的患者滥用药物，或轻生患者大量服用造成意外。总之，药物保存要求安全、存放有序、取用方便。

到底哪些是"不留存药品"

家庭存药到底哪些药品该留，哪些药品不该留呢？这要视具体情况而定，以下是不留存药品的 8 个原则：

▶ 易分解变质的药物不留，如阿司匹林久存后会分解出对胃有刺激的物质——水杨酸，故不宜留存。维生素 C 片剂久置后会分解而失去药效，因此也不宜留存。

▶ 效期短的药物不留，如乳酶生、胃蛋白酶合剂等，放置时间稍长，就会降低药效或失效。

◗ 无良好包装的药物不留，如包装不严密的中成药，冲剂、散剂、片剂等均易吸潮后变质、发霉。

◗ 未标明有效期、忘记购买日期及使用日期的药物不留，这些药无法掌握是否失效和存放时间。

◗ 不常用的药物不留，此类药物若存放多了不便管理，而且易造成药品的混淆。

◗ 抗生素类针剂和眼药水不留，针剂大多药理作用较强，使用又不方便，不适合贮备。如青霉素在注射前要做皮试，所以只有在医护人员指导下方可使用，而家中则不宜留存。抗生素类眼药水，如氯霉素及利福平等眼药水都存在有效期，久存后会失效，因此不宜久存。

◗ 超过有效期的药品不留，标明有效期的药品，无论外观有无变化，只要过了有效期就不保留。

◗ 不掌握适应证和用法的药物不留。

我的药该怎么吃

肿瘤患者由于疾病的长期性和复杂性，在家治疗时间较多，因此，了解一些用药知识很有必要，家庭用药应注意以下几方面：

◗ 抗肿瘤药物应严格按照医生处方要求服用，不得随意增减药量。到医院定期检查血象、肝肾功能，不要随意增减药量或突然停药。辅助用药应按照规定顺序服用，以保证其充分发挥作用。

◗ 用药时间直接影响药效。通常增进食欲的宜在饭前服用，帮助消化的药宜在饭后服用；对胃黏膜有刺激性的药物宜在饭后立即服用；安眠药在睡前半小时服用

◗ 特殊用药的方法。服用酸类，铁剂时为避免药物和牙齿接触，可用饮水管吸入，服药后立即漱口；药量不足 1 毫升的应用滴管滴药，滴药时将滴管稍斜（1 毫升 =15 滴）；服油剂类药物时先在杯内加入少许冷开水，再到入油剂，以免附着杯壁。

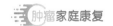

动动手，做好肿瘤患者家庭用药记录

做用药记录亦可称之为用药笔记，主要记录患者的整个药物治疗过程，例如，吃了治什么病的药物，药物的名字叫什么，每次吃多少，是饭前吃还是饭后吃，吃了多长时间，吃药以后的效果如何，以及在服药过程中有没有出现不舒服的反应（即药物的不良反应）等基本内容。同时，还要记下在用药过程中，自己有哪些疑问。当你再次就诊时，不仅可以向医生询问自己的疑虑，以寻求有益的答案，而且医生看到这样一份记录，就很容易了解患者的病情变化特点、药物的治疗效果以及所用的药物是否合理、下一步该怎样调整药物或用药的剂量。即便你拿着这样一份记录去药店买药，药剂师也可以了解你目前的用药情况，不但可以避免重复用药，而且还可以用同类型的药物替代对你有不良反应的药物。

无论从哪个角度来看，用药时做个记录好处确实非常多，然而，在日常生活中真正能做到的人却并不多，究其原因主要有以下几点：①很多人嫌麻烦，有些人认为自己平时不经常生病，就临时吃一两次药；有些"老病号"则认为，长期吃药，吃的药又多，要记多少啊。②有些人甚至错误地认为，医生要他做吃药记录，是不是拿他作药物试验。其实，做吃药记录的主要目的是在出现问题后，医生可以根据记录找到原因，拿出具有针对性的办法，以解决问题，做到合理用药，达到最好的治疗效果。③更有少数人认为，是不是药物有什么问题，所以医生才会让他做记录。其实，这种顾虑更是多余的，因为每种药物在上市之前都已经做了充分的临床试验，确认安全后才会用到临床上。因此，人们必须消除对用药做记录的误解，不要怕麻烦，养成良好的习惯，持之以恒，认真详尽地做好用药记录，尤其是需要长期用药的慢性病患者和老年患者，更要做好用药记录。

家庭用药记录单						
姓名：		年龄：		诊断：		
药品名称	药品规格	每次剂量	每日次数	开始日期	停用日期	备注

了解我正在吃的止痛药

有关止痛药的几个误区

临床实践证明，及时、按时使用镇痛药，不仅可以收到良好的镇痛效果，而且可选择镇痛强度低的药物，使用最小剂量。然而临床中癌痛用药仍存在许多认识误区。

❱ 临床实践证明，阿片类药的不良反应除便秘外，大多数是暂时性的，也是可以耐受的。因此，一见不良反应出现就立即停止使用阿片类药的做法不可取。

❱ 在医疗实践中，只要癌症患者疼痛病因得到控制，疼痛消除，随时可以停用阿片类镇痛药。当吗啡日用量为30~60毫克时，突然停药一般不会发生意外。对长期大量用药的患者逐渐减量停药也不会发生意外。逐渐减量停药的具体做法为25%~50%，继后每两天减量25%，直至日用量为30~60毫克时停药。在逐渐减量过程中，应观察肿瘤患者有无疼痛症状出现。若出现疼痛症状且评分大于4分，应进一步缓慢减量，避免停药太快出现疼痛症状及戒断症状。

❱ 在临床实践中，长期使用阿片类止痛药，尤其是采取口服或透皮方式给药，癌症患者出现精神依赖性（以往称为成瘾）的危险性极微。中国医学科学院协和医科大学肿瘤医院孙燕院士在长达40多年癌症诊治过程中，只见到4例患者出现精神依赖性。平均10年才见一次。并且，从1990年开展三阶梯止痛疗法以来，一例也未见到。国外Porter报告，

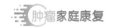

使用阿片类药出现精神依赖性的危险性低于万分之四（即 4/11882）。这足以说明癌症患者使用阿片类药导致精神依赖性罕见。

▶ 临床上，对癌症患者疼痛进行镇痛治疗的目的是消除疼痛，提高癌症患者的生活质量。让癌症患者在不痛的状况下睡眠，是对癌症患者镇痛治疗的最低标准。理想的镇痛治疗目的是让癌症患者在不痛的状况下休息、活动、工作。绝不能满足于癌症患者疼痛部分缓解，必须追求疼痛完全消除。如果等到疼痛剧烈时使用镇痛药，患者就要遭受疼痛的折磨。如果长期得不到镇痛治疗，癌症患者容易出现因疼痛导致的与神经病理性疼痛相关的交感神经功能紊乱，表现为痛觉过敏和异常疼痛等难治性疼痛。因此，不宜等到疼痛剧烈时使用镇痛药。

▶ 临床实践证明，阿片类镇痛药的用量有较大的个体差异，少数肿瘤患者镇痛治疗需要高剂量。只要疼痛加剧，就可增加阿片类止痛药的用量提高镇痛治疗的效果。对于任何重度疼痛的患者，无论癌症临床分期早晚、预计生存时间长短，只要镇痛治疗需要，都应及时使用最大耐受量阿片类镇痛药，而不能仅对即将死亡的晚期肿瘤患者使用最大耐受量。

正确使用止痛药，回归无痛生活

疼痛一直是影响肿瘤患者生活质量的主要原因之一，如何缓解癌痛也成了癌症患者家庭护理的主要任务之一。癌症疼痛家庭用药七点需谨记：

足量给药

在家庭护理中，必须根据医嘱正确掌握药物的种类、剂量、给药途径和给药时间，因为持续疼痛可加大了止痛的难度。实际观察已经证明，合理的剂量，准确地给药时间，可解决 80%~90% 癌症患者的疼痛。

服药前后不要饮酒

因酒精可以增加止痛药物的毒性。哪怕是常规剂量也可引起肝脏及肾脏的损害。

在家里服用止痛药要注意

- 止痛药物不要放在小孩能够拿到的地方；
- 不同的药物不要放在一起；
- 药名、剂量、用法都要在瓶签上写清楚；
- 没有征得医生的同意，不要轻易改变药物的剂量；
- 如服用液体止痛药，应有一个有刻度的药杯，以准确用药。

观察药效及有效时间

用药剂量应从小剂量逐渐加大，减少不良反应，逐渐加量至疼痛消除为止，痛消后，药量尚可逐渐减少。

酌情采用不同的给药途径

患者因病情或治疗产生严重恶心、呕吐或吞咽困难时，使用针剂，经皮下、肌肉或静脉注射，也可使用止痛药的肛门栓剂，效果也很好。

预防严重药物反应

长期单独服用非麻醉药物或与糖皮质激素一起时，有造成胃出血的可能。对异丁苯基丙酸还可加重肾脏功能不全，影响机体凝血机制，有血小板减少的患者应慎用此药。

发生不良反应的对策

一些止痛药可能会产生某些不良反应，尤其是麻醉止痛药，可表现有恶心、呕吐、反酸、消化不良、便秘、头痛、头晕、皮疹、呼吸急促等症状，应及时就诊咨询医生，以免加重病情，引起其他不良后果。

肿瘤患者常见口服化疗药、靶向药应该怎么吃

卡培他滨

卡培他滨适用于对普通疗法具有抗药性的转移性乳腺癌及转移性结直肠癌。推荐剂量为每日 2500 毫克/平方米体表面积，连用 2 周，休息 1 周。每日剂量分早晚两次于饭后半小时用水吞服。

其不良反应及注意事项参考该药品使用说明书。

吉非替尼

吉非替尼适用于治疗 EGFR 基因突变的局部晚期或转移性非小细胞肺癌。已知对该活性物质或该产品任一赋形剂有严重超敏反应者禁忌使用。本品的推荐剂量为 0.25 克，每日 1 次，口服，空腹或与食物同服。如果有吞咽困难，可将片剂分散于半杯饮用水中（非碳酸饮料），搅拌至完全分散（约需 10 分钟），即刻饮下药液。以半杯水冲洗杯子，饮下。也可通过鼻 - 胃管给予该药液。当患者出现不能耐受的腹泻或皮肤不良反应时，可通过短期暂停治疗（最多 14 天）解决，随后恢复每日 0.25 克的剂量。

最常见（20% 以上）的药物不良反应为腹泻和皮肤反应（包括皮疹、痤疮、皮肤干燥和瘙痒），一般见于服药后的第 1 个月内，通常是可逆性的。大约 8% 的患者出现严重的药物不良反应。

其注意事项参考该药品使用说明书。

甲磺酸阿帕替尼

甲磺酸阿帕替尼适用于既往至少接受过两种药物系统化疗后进展或复发的晚期胃腺癌或胃－食管结合部腺癌患者。推荐剂量为 250~500 毫克，每日 1 次，口服，餐后半小时以温开水送服（每日服药的时间应尽可能相同）。疗程中若漏服该药，则不能补服。治疗时间连续服用，直至疾病进展或出现不可耐受的不良反应再调整剂量或应及时停药。

其注意事项参考该药品使用说明书。

4 乳腺癌患者家庭用药，我需要了解

乳腺癌的发生发展与雌激素息息相关，所以阻断雌激素的合成及雌激素与雌激素受体结合的内分泌治疗是乳腺癌治疗的一个重要手段。

乳腺癌内分泌治疗的药物主要分为三类：选择性雌激素受体调变剂、芳香化酶抑制剂和卵巢去势。大部分的内分泌药物是口服制剂，均可在家中服用，这些药物的不良反应及注意事项需要牢记。

他莫昔芬

他莫昔芬属于第一代选择性雌激素受体调变剂，绝经前和绝经后患者均可服用。他莫昔芬治疗初期，骨和肿瘤疼痛可一过性加重，继续治疗可逐渐减轻、缓解。少数患者有不良反应。其不良反应参考该药品使用说明书。

来曲唑

来曲唑属于非甾体类芳香化酶抑制剂，每日口服 2.5 毫克。与该药物相关的不良反应多为轻度或中度，以骨痛、恶心、热潮红、体重增加、头痛较为常见。其他不良反应还包括关节痛、血栓形成、阴道出血、皮疹、水肿、便秘、腹痛、腹泻等。

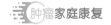

阿那曲唑

阿那曲唑也是非甾体类芳香化酶抑制剂，其不良反应主要包括皮肤热潮红、阴道干涩、皮肤油脂分泌过多、皮疹、忧郁、骨痛、关节痛等，多为轻度或中度。

依西美坦

依西美坦属于甾体类芳香化酶抑制剂，主要不良反应有恶心、口干、便秘、腹泻、头晕、失眠、皮疹、疲劳、发热、水肿、疼痛、呕吐、腹痛、食欲增加、体重增加等。文献报道还有高血压、抑郁、焦虑、呼吸困难、咳嗽。其他还有血淋巴细胞计数下降、肝功能指标异常等。

注意事项

患者在家中服用内分泌药物时应注意以下几点：

● 定期妇科门诊随访，复查妇科 B 超，关注子宫内膜情况。

● 使用芳香化酶抑制剂的患者，每半年检查骨密度，监测是否存在骨量减少。即使不存在骨质疏松，也应适当补钙，可口服钙片和 / 或维生素 D，并适当户外活动，保证一定的阳光照射。

● 定期监测血脂情况，尤其是有高血压、高脂血症、冠心病（特别是血管支架置入术后）等既往疾病史的患者，应在医生指导下控制血压、血脂，必要时可行血管多普勒超声检查，以明确是否存在血管栓塞。

● 对既往长期便秘的患者，如口服依西美坦，可考虑口服乳果糖、麻仁丸等缓泻剂，以保持排便通畅。

● 定期监测血常规、肝肾功能，如有白细胞计数下降或肝肾功能异常者，应及时就诊、治疗。

因乳腺癌内分泌治疗药物导致的不良反应基本上为轻到中度，故易被患者耐受，对不良反应的治疗基本仅为对症处理。对于治疗过程中出现的任何不良反应或疑问，患者应及时到医院就诊。

抗肿瘤治疗家庭用药中患者常见问题解答

肿瘤患者如何办理麻醉药品专用病历流程

▶ 需要提供相关材料：诊断证明书（医生签字，门诊服务台盖章）。患者身份证及复印件。代办人身份证及复印件。

▶ 带齐以上相关材料，在门诊办公室办理麻醉药品专用病例。

▶ 当地和异地患者均可办理。

▶ 办理麻醉药品专用病例后，开具麻醉药物用量根据法律规定开具。

肿瘤患者家庭药品储存有哪些注意事项

▶ 注意失效期：经常查看药品是否超过有效期或变质。如储备药品出现以下情况，则不能再用：片剂产生松散、变色；糖衣片的糖衣粘连或开裂；胶囊剂的胶囊粘连、开裂；丸剂粘连、霉变或虫蛀；散剂严重吸潮、结块、发霉；眼药水变色、混浊；软膏剂有异味、变色或油层析出等。

▶ 建药品档案：建一张药品明确卡，将药品分门别类。可先将储备药品分内服、外用两大类；再按药品名称、用途、用法、用量、注意事项、

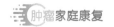

失效期等制成表单，一旦需要即可查表，能起到方便、安全用药的作用。

❱ 原封不动：药品最好保留原包装，这样便于识别，便于掌握用法、用量。如果不方便使用原包装，最好选用干净的小瓶盛装，将药物的名称、服法、剂量等清楚地写在胶布上，然后贴在包装瓶上。用剩的药若不想保存，应在丢弃前把药物从包装中倒出，防止他人误用。

❱ 控温：药物的化学反应随温度的上升而加快。因此，药品应放在家中最阴凉处，避免变质。

❱ 防潮：有些药物极易吸收空气中的水分，从而水解失效，如干酵母、复方甘草片等。最好此类药物放在密闭的容器里，用后塞紧瓶盖。

❱ 防意外：将药品放在安全可靠的地方，不要让儿童拿到，以免其偷服、误服而发生中毒。家庭用的消毒灭蚊、灭蟑类药品，决不能同家庭储备的药品混放，以免发生意外。

❱ 避光：西药大部分是化学制剂，而阳光能加速药物的变质，特别是维生素类、抗生素类药物，见光后会变色，导致药效降低，甚至变成有毒的物质。因此，储存药物要注意避光。

药物能掰碎或者用水溶解后吃吗

大部分药物不能掰碎或用水溶解后服用。有些人自己吞不下或怕孩子噎住，就自作主张把药掰碎或者将药囊里的药倒出来用水溶解后再服用。有些药物的剂型是控缓释剂，药片本身是骨架结构，如果将其掰开就破坏了控缓释的结构，最终丧失了应有的药效；胶囊的目的有很多种，有的是保护药物不被胃液所破坏，有的是缓释目的，有的是用来矫味，因此胶囊对于保证药物疗效有重要作用，不建议将药物掰碎或者用水溶解后吃。

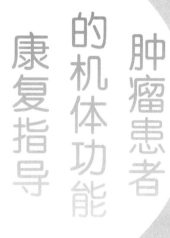

Part 13

肿瘤患者的机体功能康复指导

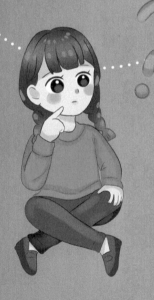

认识肿瘤，远离肿瘤

肿瘤的发病率和死亡率逐年上升，严重威胁着人们的身体健康和生命安全。最新统计数据显示，我国每年有近 400 万人被确诊为肿瘤，超过 230 万人被肿瘤夺去生命，很多人"谈癌色变"。

事实上，随着诊断技术和治疗水平的不断提高，肿瘤不再是不治之症，而是一种可防可治的慢性病。世界卫生组织提出，三分之一的肿瘤完全可以预防，三分之一的肿瘤可以通过早期发现得到根治，三分之一的肿瘤可以运用现有的医疗措施延长生命、减轻痛苦、改善生活质量。

可见，肿瘤并没有想象中那么可怕，首先让我们重新认识肿瘤、并远离肿瘤。

是什么导致了肿瘤

肿瘤的发生发展是一个十分复杂的话题，导致肿瘤产生的主要因素有以下几种：

▶ 遗传因素：大部分肿瘤不是遗传性疾病，但是存在家族易感性，也就是如果你的直系亲属都患了肿瘤，那么下一代或者兄弟姐妹发生肿瘤的概率就较普通人升高。因此，需要加强警惕。

▶ 生活习惯：如吸烟、饮酒等，已有大量的研究数据表明，吸烟、饮酒等不良生活习惯与多种恶性肿瘤的发生密切相关，特别是对于肝癌、肺癌，更是有着直接的关系。

▶ 环境因素：包括各种化学致癌物，如日常生活中可能接触到的亚硝胺类、多环芳香烃类，以及长期紫外线照射、放射性物质、慢性机械刺激等，均可能导致恶性肿瘤发病率的增加。

◗ 生物因素：包括病毒、细菌、寄生虫等，如慢性乙型病毒性感染与肝癌的发生密切相关，HPV 病毒感染与宫颈癌相关，EB 病毒感染与鼻咽癌相关等。其他还有现代人生活节奏快，饮食不规律，抑郁焦虑情绪，长此以往都可能导致人体免疫力的下降，增大肿瘤发生的风险。

恶性肿瘤为什么比良性肿瘤要"恶"

良性肿瘤与恶性肿瘤的区别是一个相当复杂的问题，肿瘤并不一定都是恶性的。医生判断肿瘤良、恶性最本质的标准是肿瘤会不会转移，也就是说，恶性肿瘤恶在它的转移性。有转移性的肿瘤属恶性肿瘤，无转移性的肿瘤属良性肿瘤。它们的主要区别是：

◗ 生长快慢：良性肿瘤通常生长缓慢，呈膨胀扩展，边界清楚，肿瘤外常有包膜；恶性肿瘤通常生长迅速，呈浸润性生长，可破坏周围组织，无包膜或者仅有假包膜。

◗ 分化和转移：从本质上讲，恶性肿瘤与其恶性程度，都与它们的分化程度有关。分化是细胞从原始细胞向最终功能细胞发育转化的过程。良性肿瘤细胞分化好，色泽及质地接近正常相应组织，组织形态、细胞形态变异较小，一般不复发或仅少数复发，但不转移，通常预后良好。

◗ 危害程度: 如果良性肿瘤位于重要的解剖部位或者分泌过多的激素，也可产生严重危害，甚至危及生命。处于恶变过程中的良性肿瘤或者临界性良性肿瘤，其病理形态接近恶性肿瘤。

恶性肿瘤的"十个"早期预警信号

◗ 身体任何部位，如乳腺、皮肤、唇舌或其他部位有可触及的硬结或肿块。肿块常在无意中发现。若抗炎 l~2 周后未见好转，肿块反而继续发展，应疑为肿瘤。发生于体腔内深部器官的肿块，一般较难发现，要注意

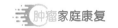

肿块引起的压迫、阻塞或破坏器官的症状。

> 肿瘤初起一般无痛，但如果发生于神经干周围的肿瘤压迫到邻近神经，或起源于实质器官（如肝癌）及骨骼内的肿瘤（如骨肉瘤）因生长迅速，引起所在器官的包膜或骨膜膨胀，以及直肠癌被粪便摩擦或肿瘤溃烂、感染等，均可引起疼痛。肿瘤发展到晚期侵犯神经丛或压迫神经根或大出血、穿孔，均可发生顽固性疼痛或急性腹痛。对发生在肩部、大腿、臀部或脊椎等处持续性疼痛，经治疗 1 个月以上无效，应进一步检查。

> 持续性消化不良。

> 吞咽粗硬物有哽噎感，胸骨后不适、灼痛或食道有异物感。

> 耳鸣、重听、鼻塞、头痛、咽部分泌物带血、颈部肿块、病理性分泌物要特别注意。发生于口、鼻、咽、消化道、泌尿生殖道等的肿瘤，如向腔内溃破或合并感染，常有血性、脓性、黏液血性或腐臭的分泌物排出，应进一步检查。

> 持续性声哑、干咳或痰中带血。

> 原因不明的大便带血，无痛性血尿、外耳道出血。

> 中年以上的女性出现月经期外或绝经后不规则阴道出血或白带增多。

> 疣或黑痣有颜色加深、迅速增大、瘙痒脱发、溃烂或出血等改变。患皮肤癌的患者多以溃疡为主要症状。癌性溃疡的边缘隆起外翻或呈菜花状，溃疡基底凹凸不平，易出血、腐臭。对于经久不愈的溃疡，尤其是烧伤后的瘢痕溃疡、严重宫颈炎、瘘管、窦道等，应积极按癌前期病变治疗，以免癌变。

> 原因不明的持续体重减轻或低热是多数肿瘤患者的常见症状。

预防肿瘤的三大法宝是什么

> 避免肿瘤发生的危险因素：改变不良生活习惯，如戒烟、戒酒，规律饮食、睡眠，保持心情舒畅，适当运动，远离有害环境等。

> 定期体检：如有不适及时就医，把肿瘤扼杀在萌芽状态。有一些肿瘤存在癌前病变的情况，如胃息肉、肠息肉、肺结节等，如果能在体检中早期发现，早期处理，就能够避免进一步发展成恶性肿瘤。即使存在肿瘤，

如果能在体检时发现，在肿瘤早期给予相应治疗，也能大大提高治愈率。

　　◗ 客观检查指标：包括体征和物理、化学等检查指标。

　　● 三大常规检查指标：血常规检查、尿常规检查、大便常规检查等。当上消化道肿瘤导致出血时，可出现柏油样便；结肠癌可出现红色血样便。胰头癌、胰管癌引起阻塞性黄疸，出现陶土样便。粪便中出现红细胞，见于结肠癌出血时；胃癌患者的粪便隐血试验可持续阳性。

　　● 物理检查指标：物理检查主要有X线检查、B超检查等。如肺癌患者X线检查报告提示可疑阴影，应请医生做进一步检查，有利于及时诊断治疗。

　　● 观察本身疾病的体征变化：高度警惕自我感受的异常和不适表现。①局部肿块：是恶性肿瘤的主要表现，对于体表可以观察到局部肿块的患者，应当经常注意肿块的大小、活动度、颜色，有无疼痛及疼痛的程度等变化，及时向医生反映，但不要用力挤压。②淋巴结：颈部、腋窝、腹股沟等浅表淋巴结肿大的患者，应注意淋巴结肿大的部位、大小、个数、活动度、有无压痛等。③体重的变化：重视突然的体重减轻。④出血：应注意出血量、血液的色泽、有无混杂物，是否与疼痛相伴随，并注意出血后的症状。⑤生命体征的变化：自备体温表和血压计，学会自测的方法或由家属测量。发热是肿瘤的常见症状之一，应注意每日定时测量体温，如6时、14时、18时、22时，并进行记录，以便了解有无发热，若发热还应注意发热时的伴随症状、特点及规律性，为医生治疗提供更可靠的依据。

　　● 其他需要及时就医的自我感受的异常和不适表现：①单侧持续加重的头痛、呕吐和视觉障碍，特别是原因不明的复视。②原因不明的口腔出血、口咽部不适、异物感或口腔疼痛。③乳头溢液，特别是血性液体。④原因不明的疲乏、贫血和发热。⑤原因不明的全身性疼痛、骨关节疼痛。⑥老年人出现肠梗阻等。

　　主观感觉由于病变位置、病情程度的不同而呈现各种各样的表现。如肺癌的主要表现有咳嗽、痰中带血或咯血、胸痛、发热、气短、消瘦等，肺癌晚期出现上腔静脉综合征、脑转移、骨转移的相关症状。接受胸部放疗的患者可出现咳嗽，多为干咳或白色泡沫痰、胸闷等放射性肺炎的表现，严重时患者有呼吸困难。此外，某些化疗药物也能导致呼吸系统症状，如博来霉素、平阳霉素等可导致肺纤维化，从而引起咳嗽等症状。鼻咽癌患

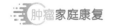

者的典型特征有回吸性血涕、鼻塞、头痛、耳鸣等，重者能引起鼻出血。

做好居家健康管理，学会与肿瘤和平共处

肿瘤虽然可怕，但它也并不是无法治愈的，肿瘤患者除了应积极配合医生治疗之外，还应在平时的生活中与治疗同步做好居家健康管理，积极预防并发症，达到身体和心理上的最佳健康状态，学会与肿瘤"和平共处"。

肿瘤患者怎样保持良好的心理状态

▶ 树立信心：患了肿瘤是不幸的，但要面对现实，树立信心，积极配合治疗。良好的心理状态有利于增强机体抵抗力，也是促进患者康复的关键。

▶ 家庭支持：家庭成员要鼓励患者，加强与患者沟通，使患者保持良好的心情，用家庭的温情和关爱帮助患者康复。减轻患者因疾病带来的不适和痛苦，提高生存欲望。

▶ 适度的工作：日常起居及治疗都应规律化，从多方面培养兴趣爱好。根据病情恢复的程度，可以参加一些力所能及的工作，从工作中体会到自身的社会价值，保持心情舒畅，注意劳逸结合。

肿瘤患者长期卧床要预防哪些并发症

▶ 压疮：长期卧床的肿瘤患者最常见的并发症是压疮，压疮可以并发骨髓炎、败血症、低蛋白血症，危及生命。家庭护理方法：对局部长期受压处用气垫或水垫，或用医用泡沫贴敷保护，每 2 小时翻身 1 次；保持皮肤清洁、干燥；有局部红肿溃破者，清洁皮肤，保持溃破处的清洁，给予溃疡贴治疗和保护；重视营养管理，避免感染。

⬮ 坠积性肺炎：长期卧床的肿瘤患者易发生坠积性肺炎，患者应多翻身、深呼吸，家属应经常轻拍患者背部帮助其有效咳出痰液，以防痰液堵塞，导致坠积性肺炎的发生。

⬮ 肌肉萎缩：卧床患者活动减少，易导致肌肉失用而萎缩。患者应适当主动活动肢体，家属应尽量为患者按摩四肢肌肉丰富的部位，从肢体的远端到近端进行按摩；帮助活动四肢关节，预防关节僵硬。

⬮ 便秘：长期卧床的患者易导致腹胀、便秘，预防方法详见本书相关章节。

⬮ 静脉血栓栓塞症（VTE）：恶性肿瘤患者存在血液高凝状态，发生 VTE 的风险较普通人群高 4~6 倍，接受化疗者风险更高，而 VTE 显著影响肿瘤患者的生存时间及生活质量。因此，恶性肿瘤是 VTE 的高危因素，而 VTE 也可能是恶性肿瘤的一个早期表现。卧床患者，由家属每日给患者做下肢肌肉组织的按摩。按摩时，应从下而上进行，每次重复按摩时都应从小腿远端开始，以加速下肢静脉血的回流；如果再穿上弹力袜或用弹力绷带包扎，定时做下肢的充气按摩，预防效果会更好。能自主活动但不能下床的患者，尽量自己活动下肢，特别是用力活动膝关节和踝关节，可以充分调动小腿肌肉泵的作用，以加速下肢静脉血的流动速度，预防下肢深静脉血栓的形成。遵医嘱口服药物预防，如阿司匹林、潘生丁等，以达到最佳的预防效果。

家庭护理中如何处理肿瘤常见症状

恶心呕吐的日常护理

⬮ 饮食要清淡，少吃甜腻或脂肪过多的食物，可适当吃一些偏酸性的水果、硬糖等以缓解恶心。

▶ 避免强烈的阳光、嘈杂的声音以及强烈气味（如香水或污物）的刺激。

▶ 分散患者的注意力，减少恶心、呕吐，如听音乐等。

▶ 治疗间歇期，可以多到室外散步，呼吸新鲜空气，做适宜的运动，如气功等。

▶ 家人及陪护在与患者的谈话中，不能渲染化疗引起的恶心、呕吐，以免加重患者心理负担。

▶ 出现恶心、呕吐时，应短暂休息，呕吐严重时可短暂禁食，呕吐停止后先从汤水饮食开始逐步恢复到正常饮食。

▶ 化疗药物引起的恶心、呕吐，按医嘱可以用药物防治。

发热的日常护理

晚期肿瘤患者发热甚多，每日可定时发作，多在午后或傍晚开始，夜间消退。发热时，应嘱患者多喝温开水、淡盐水，或橘汁之类富含维生素 C 和含钾的饮料。温度较高者，可用温开水或 50% 酒精擦浴。

大出血的护理

肿瘤患者大出血属于急危症，应送医院抢救。大出血发生在家里时，家属要先嘱患者安静、闭目静休。若为吐血，应让患者平卧，头部稍低并偏向一侧，以免血液逆流于气管而发生窒息，有条件者给患者吸氧。

疼痛的护理

肿瘤患者常遭受疼痛的折磨，家属应鼓励患者按时用药，放松紧张情绪，解除对疼痛的畏惧心理。缓解疼痛应注意以下几个方面。

▶ 按医嘱服用止痛药，切勿自行停药，尤其是对肿瘤晚期剧痛患者，使用麻醉镇痛药不应有太多的顾虑，怕药物成瘾而减少或停止使用药物只会导致痛苦的延续和加重病情。

▶ 详细记录疼痛发生的性质、部位、频率，用于复诊时与医生沟通。

▶ 止痛药易造成便秘，宜多吃蔬菜水果等高纤维食物，适量饮水，适量运动，必要时服用软便剂。

▶ 可同时放自己喜爱的音乐或参加娱乐活动等，以分散注意力；还可适当锻炼，以"动"制痛，增加止痛效果。

💧 服用止痛药会出现恶心、呕吐、嗜睡等情况，通常会渐渐改善，若未改善或出现呼吸变慢等症状应告知医护人员。

失眠的护理

失眠是肿瘤患者常见的症状之一，失眠的发生可严重影响患者的生活质量。可通过以下方法帮助患者缓解失眠。

💧 消除不良心态，调整好心情。

💧 积极治疗引起睡眠障碍的其他疾病，改善睡觉环境；注意睡前饮食不可过饱也不可饥饿入睡；合理使用镇静安眠药。

💧 积极防治疼痛，减轻痛苦。

💧 根据治疗和康复计划合理安排并调整作息时间，建立适合疾病治疗及康复的生活规律，白天应进行适当的娱乐活动或体育锻炼。

肿瘤患者怎么吃，怎么动

肿瘤患者在术后或化疗结束后，往往身体虚弱，精神较差，免疫力低下，还要注意药物、膳食、运动及生活方式的自我调整。家属也应积极配合加强护理调养，使患者提高生活质量，减轻痛苦，以更快更好地恢复健康。

药物

应严格遵守医嘱，按时、按量、按顺序服药，避免和减少不良反应的发生。

饮食

因为肿瘤是消耗性疾病，手术、放疗和化疗等治疗手段，对于患者都是比较大的考验，所以肿瘤患者要补充充足的营养，确保饮食多样化，糖、蛋白质和脂肪都需要补充。总的来说，需要清淡饮食，高蛋白饮食，适量的补充膳食纤维和维生素，多吃新鲜的蔬菜和水果，少吃辛辣食物、油炸

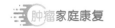

食物和高脂的食物，戒烟戒酒，适量运动。

民间有种说法，鸡肉是发物，肿瘤患者不能吃。那么，鸡肉是不是发物呢？这就要因人而异了，如果你在生病之前，对鸡肉不过敏，吃鸡肉没有什么不舒服，那鸡肉就不是发物，你可以放心大胆地吃。而且，鸡肉富含优质蛋白，富含多种必需氨基酸，是非常适合肿瘤患者的，可以改善患者的营养状况。所以，判断是不是发物，很简单，只要你之前吃了没事，患病后就可以吃。根据不同的治疗时期，调节适合自己口味、有利于营养及康复的食品；重视营养管理，增强体质。

◗ 肿瘤患者热能消耗大，因此饮食要比正常人多增加 20% 的蛋白质。饮食要种类多样，多吃含优质蛋白质的食物如牛奶、鸡蛋、鱼类、肉类、家禽类、豆制品类等，多吃蔬菜、水果以促进肠蠕动，有利于体内毒素的排泄。

◗ 避免食用不易消化的食物。

◗ 注意改变饮食习惯与烹调方法，不吃烧焦、烟熏、腌制及高盐食品等，忌食过酸、过辣、过咸等刺激性食物，忌烟、酒。

◗ 少吃油腻过重的食物；少吃狗肉、羊肉等温补食物；少吃海鲜、杭果等易引起过敏的食物；少吃含化学物质、防腐剂、添加剂的零食。

预防感染

肿瘤患者由于放、化疗及多种原因导致营养缺乏，抵抗力降低，因此容易发生感染。应做好以下几个方面的防护。

◗ 自行监测体温，自我观察异常症状，如皮肤红疹、发热、疼痛。

◗ 注意个人食、衣、住及生活用品消毒和口腔卫生，保持皮肤清洁。

◗ 避免接触感染源，住院治疗期间适当控制探视人数，少到人多的公共场所。

◗ 保持居家环境通风干爽，保持空气清新，避免养宠物。

◗ 外出时戴口罩。

◗ 同时注意保暖，防止受凉感冒。若发现感染，应及时就医。

适当运动

纠正"患病就得整天躺在床上休息"的错误观念，鼓励患者适当地进行锻炼，参加适量的健身活动，根据自身实际情况，以不感到疲劳为原则；要保证充足的睡眠，以利于体力和精力的恢复。适当的运动能增进血液循环，增强机体抵抗力。患者可适度进行户外活动，如散步、做体操、打太极拳等。平时可以到公园、树林等花草树木多的地方呼吸新鲜空气，以增强体质，提高机体抵抗力。喉癌患者禁止游泳，以防止窒息。甲状腺癌患者应增加双上肢的活动，如做体操、钓鱼、划船等，但要注意运动量不宜过大。运动过程中要注意评估身心状况，避免过度疲劳，防止头晕、跌倒等意外发生。

定期复查

注意病情变化，及时随访。恶性肿瘤的治疗时间较长，且需要长期观察。患者应长期与主治医生保持联系，定期复查，以便能及时发现是否有复发或转移。常见肿瘤异常症状主要有出血、消瘦、发热、疼痛、肿块等；患者和家属应将异常情况及时、详细地进行记录，在就诊时正确地提供给医生，便于医生给出合理的治疗方案；复查的时间应根据医生的意见而定，出现异常情况应随时就医。

③ 了解常见的躯体功能失调，学会自我调理

肿瘤患者为什么容易便秘，怎样预防和处理

肿瘤患者若出现肠道梗阻，或药物因素如吗啡类止痛药、中枢性止吐药、自主神经毒性的化疗药等各种药物的影响，以及进食过少、纤维摄入

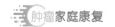

不足，精神因素、排便习惯受干扰等，容易发生便秘。可以通过以下方法缓解便秘。

💧 充分正确认识导致便秘的因素，消除精神紧张情绪，治疗原发病，必要时停用导致便秘的药物。

💧 调整膳食结构，摄入一定量的粗纤维食物或流质饮食，减少高脂肪、高蛋白食物摄入。可与营养师协商增加患者食物中的纤维素含量。

💧 每日饮水量应达 2000~3000 毫升。早餐前半小时喝一杯热水，可以刺激排便。

💧 每日顺肠蠕动方向按摩腹部数次，增加肠蠕动，促进排便。患者进行腹部按摩的方法：平卧放松，双手重叠置于右下腹，从右下腹开始一向上一向左一向下一向右，按顺时针的方向按摩，每次 10~15 分钟，每日早晚各 1 次，也可以在便前 20 分钟或餐后进行。此法能提高胃肠蠕动，增强排便功能。

💧 在病情允许的范围内适当增加活动量。

💧 合理应用药物治疗，遵医嘱使用大便软化剂或缓泻剂，必要时按医嘱灌肠。

💧 记录大便的次数、颜色和性状。

什么是潮热，发生潮热怎么办

潮热又名潮红，表现为突然发生的、短暂的发热、脸红的感觉，经常伴随心悸、焦虑，有时有出汗及畏寒。潮热可使患者产生焦虑，同时夜间发热、出汗，使患者睡眠质量下降；白天感到疲乏，严重影响患者的生活质量。可以通过以下方法缓解潮热。

💧 遵医嘱正确使用药物治疗。

💧 注意及时增减衣服。

💧 适当参加体育锻炼，促进血液循环，增强身体的耐热性，减轻身体的反应。

💧 避免抽烟、饮酒，咖啡、茶、辛辣刺激的食物宜少吃。

💧 放松身体和心情，可以帮助患者缓解潮热。

◗ 保持患者情绪稳定。

肿瘤患者出汗多是否正常，怎么护理

患者常因为肿瘤本身的原因或治疗手段对机体的损伤，致体质虚弱，患者在安静的情况下，全身或身体的某一部分出汗较多，甚至大汗淋漓，这种不正常的出汗现象俗称"出虚汗"，即"继发性多汗"。这种情况不仅影响患者的生活质量，严重者甚至可以导致水盐代谢失衡，皮肤湿疹等并发症，需要及时护理。应做好以下几点：

◗ 保持室内清洁、安静、通风良好，室温和患者衣被的厚薄要与季节、病情之寒热变化相适宜，协助患者及时擦干汗液，更换衣被。

◗ 置有中心静脉导管（颈部或锁骨下）、PICC（手臂上）或引流管者，应加强局部保护，有脱落危险应及时就诊，防止导管脱出及感染。

◗ 注意饮食调理，不宜吃辛辣的食物，尽量少饮酒或不饮酒。

◗ 遵医嘱给予抑制出汗的药物，并了解药物注意事项。

◗ 根据具体情况，适当多饮水，并在饮食中注意补充钠、钾、镁、钙等。

◗ 记录多汗缓解的情况。

腹泻了该怎么办

肿瘤相关性腹泻可以是肿瘤本身所致，也可能因各种肿瘤治疗手段引起。它严重影响着患者的生活质量和治疗效果，重者甚至可能危及生命。居家应做如下护理：

◗ 及时就医，针对病因和病情及时治疗，遵医嘱服用止泻药，口服补液，必要时静脉输液，补充热量。

◗ 饮食指导：急性腹泻暂禁食，症状缓解后用循序渐进的方式逐步提高营养摄入，即少渣流食—少渣半流食—少渣软饭；避免刺激性及易产气食物，如辛辣、生、冷、硬的食物；避免刺激性饮料，如咖啡、碳酸饮料等；提供易消化、纤维素含量少的流食、半流食或软饭；进食高蛋白、高

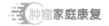

热量的低残渣食物，适当控制脂肪。提供患者喜爱的饮料，保证摄取足够的水分，鼓励其饮用含高钾或高钠的饮料，如橘子汁。少量多餐，细嚼慢咽，保证营养的摄入。

◗ 注意消毒隔离和手卫生，防止交叉感染。

◗ 每次排便后清洗肛周并用软纸擦干，保护肛周皮肤。

生了口疮该怎么做

口腔黏膜炎俗称"口腔溃疡"或"口疮"，肿瘤患者的口腔黏膜炎，发病率高达 24.8%~67%。临床表现为局部疼痛，黏膜红斑、糜烂、溃疡，颌下、颈部淋巴结肿大，极少数患者出现发热、乏力等全身症状，给患者带来极大痛苦，影响患者进食。严重者还引起全身性感染，是导致放、化疗中断乃至失败的常见原因。居家应做如下护理：

评估

每天用手电筒面对镜子做口腔自我检查，观察口腔黏膜形态，包括舌、唇、牙龈、唾液和牙齿，观察口腔内软组织有无溃疡，有无感染。

预防

◗ 注意保持口腔卫生，尽量选择软毛刷，避免用力刷牙造成皮肤破损。

◗ 放、化疗前，要对口腔疾病进行治疗；放、化疗期间，用抗生素及细胞保护制剂冲洗口腔，如生理盐水、无菌用水、碳酸氢钠等进行口腔清洗，尤其是碳酸氢钠能中和口腔黏液酸度，减少酵母菌繁殖。

◗ 使用能改变化疗药物在黏膜中运转和排泄的药物如别嘌醇、毛果芸香碱，以及改变黏膜上皮增生能力的药物如 β - 胡萝卜素、谷氨酰胺、细胞因子、地诺前列酮等进行预防。

严重口腔感染的处理

遵医嘱使用局部抗生素或抗真菌药物、止痛药；停止使用牙刷，以免损伤口腔黏膜；每 2 小时及饭后使用漱口液或生理盐水漱口，连续使用口唇润滑剂。

进食和营养

多摄取水分，每日 3000 毫升以上；少量多餐，均衡饮食，尤其应多摄取蛋白质与维生素 C；避免刺激性、太干或过热的食物以免造成黏膜损伤和疼痛，宜进食微温或软的食物。

出现荨麻疹怎么办

荨麻疹，俗称风疹疙瘩或风疹块，是一种以皮肤隆起、红肿，甚至溃烂等为特征的皮肤损害。肿瘤患者出现荨麻疹可能为某些抗肿瘤药物引发的过敏反应，某些食物、药品、虫咬、细菌感染、接触刺激性物质及冷热过敏等，均可能引起此种病症。荨麻疹居家应做如下处理：

▶ 出现皮疹时应及时就医，分析导致皮疹的原因，可能致敏的化疗药物的名称、剂量、用药时间，观察皮疹发生的部位、形态和严重程度。停止接触过敏原，以确定皮疹是否为荨麻疹。

▶ 避免阳光直射皮肤，应保持皮肤干燥；忌用刺激性的护肤用品；忌搔抓皮疹，以免破溃，引起感染。

▶ 遵医嘱使用皮肤外用的软膏、洗液，口服抗过敏的药物。

▶ 避免食用刺激性强的食物、饮料，避免接触可能致敏的外部因素。

癌性疲乏怎么应对

肿瘤相关性疲劳（CRF）又称癌性疲乏，是一种由肿瘤本身或其治疗引起的，以疲劳为主要表现的主观感觉。居家应做如下护理：

▶ 评估和干预：了解引起或加重患者疲劳的因素，如活动、睡眠不足、情绪变化等；评估记录患者的疲劳程度。重度疲劳应积极治疗贫血、低蛋

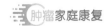

白、恶病质。在时间充足的情况下，适当进行心理和行为干预，包括心理咨询、放松训练、组成互助小组等方式的心理支持，改善患者的精神状态，缓解疲乏。有条件时，进行保健按摩，以达到身体放松的目的。

> 合理安排生活：患者应制订规律的作息制度，调换轻松、合适的工作，保证充足的休息和睡眠，以减少不必要的能量消耗，保存精力、体力。尽量避免诱发疾病发作的外部刺激，注意保暖，保持情绪稳定，减少周围的干扰因素如噪声；提供患者喜爱的娱乐性读物，如听广播、音乐等。疲劳加重时应及时报告，重度疲劳时家属应协助患者进行日常活动，将患者经常使用的物品放在容易拿取的地方，以减少患者寻找东西时的体力消耗，减轻疲劳。

> 合理营养：患者单纯增加食物摄入并不能改善恶病质，但是通过保持良好的营养状态，对缓解疲劳有益。补充不饱和脂肪酸如鱼油等，能减少肌肉和脂肪的消耗，促进合成代谢，使体重增加，逆转恶病质状态。不饱和脂肪酸还可以调节细胞因子的合成和释放，影响患者的细胞免疫状态。

> 体育锻炼：运动即使在积极治疗期间，对患者的体能、耐力和生活质量都能改善，有减轻疲劳感和抗抑郁的作用。推荐的运动方案如蹬车、慢走等有氧耐力训练，可以改善心功能，增加肌肉组织氧的供给和利用；在活动时如果患者出现不适症状，需立即停止活动，卧床休息，并以此作为限制最大活动量的指征。

什么是手足综合征，该怎么处理

手足综合征（HFS）是一种手掌和足底红斑性皮肤损害，主要由细胞毒性化疗药物引起。典型的临床表现为进行性加重的皮肤病，首发症状为手掌和足底皮肤瘙痒，手掌、指尖和足底充血，继而出现指（趾）末端疼痛感，手掌、足部皮肤红肿，感觉迟钝、麻木，皮肤粗糙、皲裂，少数患者可有水疱、脱屑、脱皮、渗出、溃疡和剧烈疼痛，严重时影响患者的日常生活；甚至导致生活自理能力的丧失，显著降低了患者的生活质量。预防措施如下：

> 避免长时间手足接触热水，如洗碗、洗澡等。

💧 淋浴时间不宜太长，注意用温水。

💧 每日用冷水浸泡手足 3~4 次。

💧 不能戴橡胶手套洗碗，因戴手套手掌更容易受热。

💧 避免对手掌和足底摩擦及施加压力的活动，如用力洗手、鼓掌、握手、握工具、打字、开车、演奏乐器等。用菜刀切菜也能导致手掌额外的压力和摩擦。

💧 坐有垫的椅子、躺软的床垫时，尽量抬高腿部。

💧 穿宽松的衣服和垫软垫的鞋。

💧 避免慢跑、快走、跳跃等，避免长时间的步行。

💧 避免使用洗液；手足可以涂搽湿润剂，特别是皱褶处。

💧 指导患者多进食富含维生素的食物。根据医嘱在化疗的同时给予大剂量的维生素 B_6，每日量可达 200 毫克。

化疗后脱发还会再长吗

化疗后脱发出现在开始化疗的 2~4 周，而毛发的再生出现在化疗结束后 3~6 个月。大部分患者化疗后发生的脱发为可逆性的，无须特殊治疗。护理方法如下。

💧 需要正确认识脱发是化疗的常见不良反应，该不良反应是暂时的，随着化疗结束和病情缓解，头发会重新生长。

💧 做好头发和头皮护理，保持头部清洁。戒烟、合理饮食等有助于脱发的恢复。

💧 建议患者适当剃发，佩戴喜欢的假发、帽子、丝巾，获得可接受的外表形象。

什么情况下可能得外周神经炎，要注意什么

化疗引起的外周神经炎的临床表现为感觉运动多发性神经病，四肢对称性手套、袜套样深感觉、浅感觉障碍伴四肢远端肌力减退，跟腱反射减

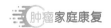

退或消失，重者出现肌萎缩甚至瘫痪等，严重影响患者的生活质量。具体护理方法如下：

◗ 评估导致手足麻木的化疗药物的名称、剂量、用药时间；手足麻木的症状和严重程度。采用水化、利尿等措施可促进化疗药物迅速排出体外，对防止神经毒性进一步加重有一定帮助。

◗ 对症处理，以营养神经，补充维生素、钙、镁制剂等治疗为主。

◗ 指导患者一些日常安全措施，如避免热水烫伤、行走安全等。

◗ 指导患者多吃富含维生素的食物。

肿瘤患者躯体和肢体功能康复

患者在患肿瘤及手术、放疗、化疗后，身体健康损耗、全身各系统器官功能衰减，需要适时进行躯体和肢体功能恢复锻炼。通过合理的锻炼，可以增强自身抵抗力，改善心肺功能和消化功能；可以改善神经系统功能，提高机体对外界刺激的适应能力；可以解除患者的紧张和焦虑情绪，有助于休息和睡眠。

运动康复有哪些方法

◗ 主动锻炼：指患者自己能做的各种形式的运动，以提高肌张力，改善持久力和忍耐力为目的。患者进行适合自己体力的运动和作业活动。能下地活动者，可进行日常生活活动及健身跑、步行、上下楼、骑自行车等较低强度的有氧运动，以增强肌力，保持或改善关节活动范围，提高心肺功能。某部位功能障碍时可进行针对性的功能训练，如乳癌根治术后术侧肩活动受限，需坚持肩部的活动功能训练；骨肿瘤截肢配备假肢后需进行假肢的活动功能训练。

💧 被动锻炼：需要借助他人的力量或在他人的帮助下进行的锻炼，如局部或全身的按摩，四肢的被动运动，躯体的转动变化等。通过适当的手法操作，促进局部血液循环，刺激末梢神经，改善各器官组织功能，增强新陈代谢，防止萎缩、粘连、强直等作用。要先与患者交流沟通，了解病情，配合默契；在被动锻炼时，操作者一定要操作轻柔，手法到位，避免引起患者局部疼痛或损伤。特别注意：禁止按摩挤压肿瘤，以免用力过猛或粗暴，引起瘤体破裂或癌灶扩散。

怎样最大限度地恢复残留功能

💧 代偿功能的康复训练：患者某些器官遭受破坏出现功能障碍时，应配合正确的康复方法。通过训练，首先被保留下来的、未被完全破坏的器官，能充分发挥代偿功能，以最大限度地弥补失去的功能。如截肢后肢体残端和其他健康肢体的康复训练；喉切除后的食管语言训练；肺叶切除后的呼吸功能训练；肠造瘘术后的排便功能训练等。

💧 配备必要的功能性康复辅助装置：器官残缺严重时，应尽早使用辅助装置如假肢、夹板、支架、助行器、拐杖、轮椅、人工喉、人工呼吸辅助器、排尿排便控制器等。

如何保持良好的形体外貌

当恶性肿瘤得到控制，功能得到一定的康复后，形象外貌的改变是患者心理障碍产生的原因之一。形体外貌的康复，能促使患者残疾后的心理障碍正常化，增强患者的信心，促进其早日回归社会。

💧 调整服饰：适当修改服装的样式和肥瘦，穿戴适宜的帽子、手套、鞋袜、眼镜或装饰品，以掩饰形体外貌的缺陷。

💧 配备美容装饰性康复辅助装置：安装装饰性假手、义眼、颌面假体、假乳乳罩等。

💧 进行必要的矫形外科手术：如果患者经济承受能力较好，乳房切除

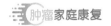

后可进行乳房成形术，外耳切除后可进行耳廓成形术等，以弥补或改善患者形体外貌的缺陷。

头颈部恶性肿瘤患者应进行哪些康复活动

发生在颌面、口腔、舌、腭部、涎腺、鼻咽部及颈段食管的恶性肿瘤均会影响患者的咀嚼和吞咽功能。另外，由于恶性肿瘤本身的原因以及放疗的不良反应，唾液分泌会随之减少，从而出现恶心、食欲下降、口腔及食管黏膜炎症等，都会影响患者的进食，造成不同程度的营养不良，因此促进患者进食功能的康复尤为重要。

进食功能的指导

▶ 保护口腔黏膜：详见本书相关内容。

▶ 促进唾液的分泌：使舌头在口腔内来回转动，让舌头充分接触并按摩口腔黏膜及牙龈，促进唾液的分泌。同时吞咽唾液，润滑口咽部的黏膜而减轻口咽干燥、疼痛等不适。

▶ 调整饮食：对咀嚼和吞咽功能受损而消化道通畅者，鼓励患者经口进食软食、流质或半流质饮食，必要时经鼻饲管补充营养。对于消化道梗阻的患者，进行胃造瘘或空肠造瘘来提供营养。

▶ 饮食指导：饮食要合理调配，进软质、清淡、蛋白质丰富的饮食。多食新鲜蔬菜汁、水果汁，避免过热、过酸、过甜及辛辣、刺激性食物。

张口训练

若患者由于颞下颌关节及其周围组织在放疗损伤后发生纤维化，关节僵硬而导致张口受限、张口困难，甚至无法进食，则应进行张口训练以改善张口功能。可进行局部按摩，以改善血液循环，促进组织软化。上下齿相互叩击，以锻炼咀嚼肌，有助于改善下颞颌关节粘连。进行张口训练应持之以恒，半途而废则影响效果。

语言功能的锻炼

喉切除术后会影响到患者的语言功能，失去喉则导致无发音器官，从而失去语言交流的能力；同时因呼吸道通气途径的改变如改在颈部造瘘口呼吸，使患者难以适应。因此，语言功能的锻炼是喉切除术后功能锻炼的重点。

▶ 非语言交流：术后初期运用绘画、写字、手势、神态、表情等非语言的交流方式。交流时要有耐心，避免情绪急躁。

▶ 食管语言训练：学习使咽缩肌收缩形成类似声带的皱襞，使空气进入食管，再以嗳气的方式放出气体，使咽缩肌的"声带"皱襞振动而发生基音，最后经唇、颊、舌、齿等构音器官加工而形成语音。

▶ 人工发音装置：食管语言训练失败后可安装人工发音装置，利用气管内气体的振动，使体外人工发音装置发音时，再经构音器官加工而形成语音。

吞咽功能的锻炼

喉癌患者术后，在进食时容易产生呛咳或误吸的危险，帮助患者进行吞咽功能的锻炼，可减少呛咳和误吸的发生。将食物调成糊状，患者取坐位，头略向前倾，在吞咽时用手指按压颈前区，如此反复，直至吞咽时无呛咳为止。

舌功能的康复

舌癌进行舌部分切除或舌全切后舌缺损修复的患者从术后第 3 周开始，练习伸舌、舌的多方向运动。

肩部活动功能的康复

在根治性颈部清扫术中，切断胸锁乳突肌和副神经，术后会出现肩下垂、肩部活动功能障碍及肩关节周围炎。因此在术后 2 周内，要保持患肢高于健肢，以避免出现肩下垂。为了防止肌肉萎缩，患者应坚持进行颈部活动，包括前屈（即下颌尽可能贴向胸壁）、后仰、左右侧弯（即尽可能

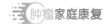

使耳朵贴近肩部）、颈部左右转动等，练习时需循序渐进，注意不可用力过猛，以免造成肌肉损伤。另外，可用温热疗法、低中频电疗、按摩、主动运动、抗阻运动等来改善肩部的活动功能。严重者可用吊带牵拉、支持肩臂或进行神经肌肉移植术来改善肩部活动功能障碍。

乳腺癌根治术后怎么康复

乳腺癌根治手术会导致患者的呼吸功能、肩活动功能受到影响，以及出现淋巴性水肿，因此术后应进行康复锻炼。

呼吸功能的训练

术后应定时更换体位，经常叩击背部，以促进呼吸道分泌物的排出。能坐起或下地时，鼓励患者做深呼吸练习：双手放在锁骨下方，用鼻深吸气，双肩缓慢向外旋转，使胸廓扩张；然后用嘴呼气，胸廓放松。

肩部活动功能的锻炼

▶ 摆臂运动：患者坐位或立位，身体前倾，术侧上肢自然下垂，做向前、后、内、外方向的摆动，做内收活动时，使术侧上肢的摆动超过身体中线。

▶ 耸肩旋肩运动：患者坐位或立位，缓慢耸肩，使肩上提至耳朵水平，然后下降，再使肩在水平面上做缓慢的内旋和外旋活动。

▶ 双臂上举身体侧屈运动：患者坐位或立位，双手握拳，双臂缓慢上举过头，保持手在头顶上方，躯干分别向左、右侧屈，维持 6~10 秒。重复 8~10 次。

▶ 爬墙运动：患者立位，面向墙壁，足趾离墙约 30 厘米，双手指尖抵墙面，手指缓慢向上爬，双臂保持平行，连续数次；然后改为侧立，使术侧肩对墙壁，肩外展，手指尖抵墙面，手指缓慢向上爬，连续数次。

▶ 扩枕展翅运动：患者坐位，双手十指交叉，上举至额部，然后移向后枕部，将双肘移向前方，再分开移向耳部，然后将交叉的双手举至头顶，再降回到胸前。

▶ 肩环转运动：肘关节伸直，以肩关节为中心行旋转运动。

▶ 其他：日常生活活动如梳头、戴项链、系裙带等动作，尽量用患侧手操作，也可用患侧手臂越过头顶摸对侧耳。

淋巴性水肿的康复

▶ 抬高患肢：将术侧上肢抬高至心脏水平。尽量避免上肢下垂或做重体力活动，以免造成淋巴回流缓慢。

▶ 患肢护理：保持患肢皮肤清洁，防止蚊虫叮咬，勿撕拉手指表皮及倒刺。不穿紧身衣服，患肢避免背包及佩戴首饰。避免接触腐蚀性物质及在患肢测量血压、采血及输液等。患肢避免日晒、蒸汽浴、红外线照射及热敷等。患肢宜适度活动或做向心性按摩，以促进淋巴回流。

▶ 其他方法：必要时限盐饮食，每日食盐摄入量＜6克，水肿严重时可酌情使用利尿剂。

恶性骨肿瘤术后如何进行肢体功能康复

骨肿瘤治疗的临床目标是尽量清除肿瘤且保全肢体。恶性骨肿瘤考虑手术加术前术后的化疗、放疗等综合疗法。以下分别介绍保留肢体患者术后康复训练和截肢术后患者的功能训练。

保留肢体术后康复训练

▶ 术后初期：即术后到解除外固定支架的这段时间，该段时间的肢体功能锻炼以肌肉等长收缩运动为主，即关节不动，只是肌肉用力收缩。而身体其他部位的锻炼可以加强各关节的主动活动。

▶ 术后中期：即手术切口愈合到解除牵引或外固定支具的这段时期。这段时期可在医护人员指导和健肢的帮助下，配合简单的器械或支架辅助锻炼。如膝关节被动活动器，可以逐渐增加病变下肢的运动范围和运动强度。

▶ 术后后期：此期指病变部位已基本愈合，外固定支具拆除后的这段时期。该期应加强关节活动范围和肢体应力的锻炼，如下肢手术可以逐步

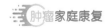

开始进行下地行走等负重练习，并配合按摩、针灸等物理治疗和外用药物熏洗，以促进患肢恢复。

截肢术后患者的功能训练

截肢术后患者面临重建肢体的代偿功能。截肢残端肌肉可发生进行性萎缩、肌纤维退行性病变，从而被结缔组织和脂肪组织所代替，残端出现疼痛、幻觉痛、关节屈曲性功能障碍、骨质外突、瘢痕粘连等并发症。术后重建肢体代偿功能，必须克服上述并发症，缩短残疾时间，减轻残疾。一部分残肢的功能训练工作可在患者住院期间进行，但大部分需在出院后等待安装假肢的这段时间内进行。

▶ 肌力训练：在不影响残肢手术效果的情况下应尽早进行残肢运动训练，如小腿截肢的患者应该尽早进行股四头肌的等长收缩训练，大腿截肢的患者应尽早进行臀大肌和内收肌的等长收缩训练，前臂截肢的患者要进行屈伸肘肌和肩关节周围肌的训练。

▶ 保持关节活动度的训练：当硬绷带包扎去除以后应尽早在运动治疗师的指导和监督下进行恢复和增加残存肌肉力量及关节活动度的训练。这是预防关节挛缩、防止关节畸形的重要措施，也为尽早穿戴假肢创造有利的条件。大腿截肢的患者一般术后1周可以取俯卧位，让家属帮助做轻柔的残肢内收和后伸活动，每日1~2次；术后2周可以开始俯卧位自己练习将残肢后伸、内收（大腿残肢与健侧大腿用力向当中并拢）或夹持物体，双侧臀部肌肉用力向上，抬起大腿残肢和健侧大腿，每次抬起应尽力持续一段时间，持续抬起的时间应逐渐延长。

▶ 截肢后的全身性训练：截肢对人的精神和身体都有较大的影响，特别是老年人或一些有合并损伤的患者，在配置假肢前应认真注意全身性锻炼，防止和矫正由截肢所造成的不良姿势，同时应增强体质。

● 截肢者应经常进行全身性体育锻炼，每次功能训练前应做一套广播体操来活动全身。

● 下肢截肢的患者应尽早开始做双上肢力量的训练，重点训练双侧伸肘的力量，应尽早下床扶双拐站立。

● 下肢截肢的患者单足站立、跳跃，有助于全身肌力协调、平衡和体力的恢复。可先从双手扶床栏、扶墙站立，逐渐过渡到不扶物站立，最终单足跳跃。

● 有条件者应积极参加游泳活动（可用气圈保护），有助于全身体力、心肺功能、关节活动范围和肌力的恢复。

◗ 幻肢感和幻肢痛：绝大多数截肢患者可能会出现幻肢感和幻肢痛，即截除的肢体仍存在感觉及疼痛。术后出现幻肢感与幻肢痛是正常现象，通常在术后数周或装完假肢后这种现象会慢慢消失。术后直视患肢，待伤口愈合后可开始轻拍患肢，每日 1~2 次，每次 10~15 分钟，并逐渐增加拍打的次数和力量，以及弹性绷带的正确使用，皆可缓解幻肢感与幻肢痛。

◗ 截肢患者居家注意事项：

● 注意患肢的正确摆放姿势。继续使用弹性绷带包扎患肢。

● 注意截肢部位的卫生，若截肢处感到不适时可用湿毛巾擦拭，避免自行涂擦药膏或用手抓。

● 超过 24 小时不穿戴假肢者，可用弹性绷带包扎患肢。

● 避免体重过重。

● 体重明显改变或成长中的小孩暂时不装永久性假肢。

● 假肢有损坏或不合适时需随时修护。

● 每日应检查截肢端是否有水疱、破皮等情况。

● 坚持康复运动。待伤口完全愈合后 4~6 周，经医生认可才能配置永久性假肢。

结直肠癌根治、造瘘术后康复指导

结直肠癌占胃肠道肿瘤的 1/4，根治术是其主要的治疗手段。根治术后部分患者需做腹部造口，以改变排便途径，从而造成患者自尊和自我形象受损等心理障碍，同时造口及粪袋的护理可能会给患者家庭带来一定的经济负担。具体康复指导如下：

◗ 向患者及其家属进行健康教育指导，例如穿宽松服饰，进行适当的体育锻炼，正常进食及参加社交活动指导等。

◗ 排便功能康复：注意肠造口的排气、排便情况。回肠造口肠功能多在 48~72 小时内恢复，乙状结肠造口通常在术后 4~5 天开始恢复排气。

术后可定时灌肠，以恢复过去的排便规律。注意调整饮食，保持足够的饮水量，防止大便干燥。若无排气或进食后无排便，同时出现腹部胀痛、呕吐等症状，可能为肠粘连，应暂时禁食，并加强翻身，以促进肠蠕动。必要时由医生从造口插入大号导尿管注入液状石蜡约 20 毫升，或保留胃管负压吸引。

)) 造口黏膜观察：肠造口术后 2~5 天可见造口轻度水肿，一般不用处理，1 周后可自行缓慢消失。若造口严重水肿，应报告医生做相应处理。

)) 指导扩肛：肠造口周围有瘢痕者需防止发生造口狭窄，应及时扩肛，即用食指带上指套涂上润滑油后徐徐入至食指第 2 关节处，在造口内停留 5~10 分钟。预防性每周 2~3 次，治疗性每日 1~2 次；一般在造口手术 1 周后进行。大多由医护人员示范后教患者自己做。

)) 更换造口袋：造口术后一般 7~10 天拆线，拆线前，每日两次肠造口护理由护士执行，并请患者家属一起参与，在出院前给患者及其家属一个"如何进行护理的具体印象"，当患者生活能自理后逐步教会患者自己处理造口，学会自我护理。更换造口袋步骤如下图。

)) 造口器材的选择：造口器材应具有轻便、透明、防臭、防漏和保护周围皮肤的性能，患者应佩戴合适。而且要根据肠造口的位置及经济能力综合考虑。但术后早期的造口器材应选择末端开口的两件式便袋，袋壁应透明，以便操作者不动造口器材便可观察造口的颜色，同时方便护理，即使卧床患者也能掌握末端开口的开关，增强患者的自信心。出院后可根据个人的喜好及具体情况选择造口器材。

)) 其他：长期使用抗生素、免疫抑制剂和糖皮质激素的患者，应特别注意肠造口部位真菌感染。

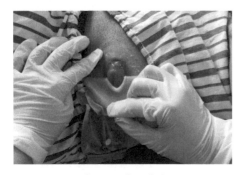

卸下原造口底盘

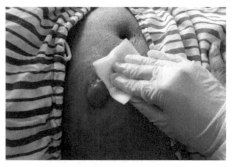

清洁造口周围皮肤

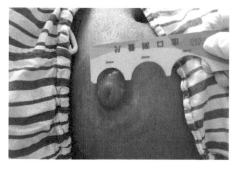

测量造口直径

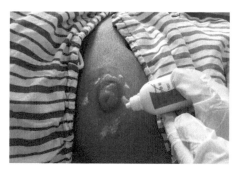

涂抹造口护肤粉

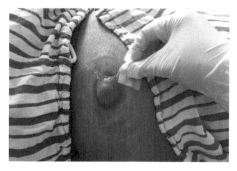

抹匀造口护肤粉

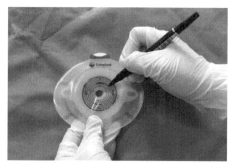

修剪造口底盘

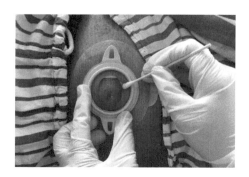

装上造口底盘

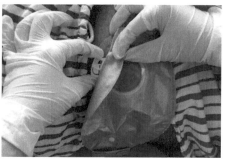

装上造口袋

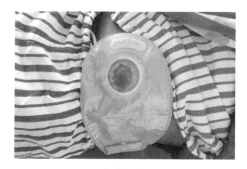

完成更换

下肢骨肿瘤手术以后，什么时候可以下地？怎么用拐杖？

当你体力允许，并能够利用健肢站立时，可以先借助于助行器或双拐。若肌肉力量足够强的时候，建议你使用拐杖，开始时健肢负重，以后根据复查情况及医生的建议，逐步增加患肢负重量、行走时间和距离等。使用拐杖时，身体的重量负在手掌上，而不是负重于腋窝下方，以免压迫腋窝部血管神经。拐杖选择和使用要注意：①拐杖长度的选择：将拐杖底端置于身体斜前方 45°，手肘弯的 25°~30°，肩膀松弛，腋下与拐杖顶端可插入 2~3 横指，以免压迫到臂丛神经，为合适的长度。拐杖过长或过短导致压迫腋下，均不合适。②走路前要检查拐杖，避免有螺丝松动的现象。

在家庭活动中应怎样防止跌倒？

活动训练中注意安全保护、防止跌倒。

● 环境安全：过道通畅无障碍物、灯光明亮，地面要防滑。

● 着装安全：服装轻便，鞋底防滑，裤腿不过长。

● 助行工具安全：步行器、拐杖有防滑橡皮垫，经常检查，及时更换。

● 起床活动或如厕前做到 3 个半分钟：醒来先躺半分钟、再坐半分钟、再站起半分钟，确定无头晕等不适方可行走。

● 加强自我管理，力所能及的参与自理活动，但不能逞强，学会自我评估。

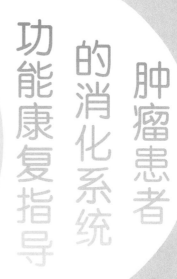

Part 14

肿瘤患者的消化系统功能康复指导

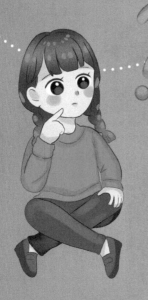

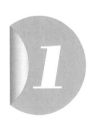

消化系统的工作原理

什么是消化系统

消化系统即是老百姓口中常说的"脾胃""胃肠",主要负责人体食物的消化,营养成分的吸收以及食物残渣排出的过程。实际上,消化系统由消化管、消化腺以及腹膜组成。

▶ 消化管（也叫消化道）：即我们常说的"胃肠道",它其实是指从口腔至肛门的管道,自上而下可分为口腔、咽、食管、胃、小肠（十二指肠、空肠和回肠）和大肠（盲肠、阑尾、升结肠、横结肠、降结肠、乙状结肠和直肠和肛管）。通常将口腔至十二指肠的一段称为上消化道；空肠至肛门的一段称为下消化道。

▶ 消化腺：消化腺是分泌消化液的腺体,可分为大消化腺和小消化腺两种。大消化腺是肉眼可见的,位于消化管壁外,为独立存在的器官,所分泌的消化液经导管流入消化管腔内,如大唾液腺、肝、胰等。小消化腺分布于消化管壁内,如口腔黏膜、小唾液腺、胃腺、肠腺等。

▶ 腹膜：腹膜是指覆盖于腹盆腔内壁和脏器表面的浆膜,覆盖于腹盆腔内壁的称腹膜壁层,覆盖于脏器表面的称腹膜脏层。脏层和壁层共同形成的腔隙称为腹膜腔。腹膜脏层和腹膜壁层相互移行成大网膜、小网膜和肠系膜等结构。

消化系统是怎么工作的

消化系统的主要生理功能是摄取食物、消化食物、吸收营养、排出糟粕。食物经口、咽、食管进入胃、十二指肠、小肠，经过一系列的机械消化（通过口腔的咀嚼、胃肠道的蠕动将食物磨碎）和化学消化（消化腺分泌含有消化酶的消化液将食物分解）过程，最终转化为小分子物质经由小肠吸收，而不能被肠道吸收的物质则在大肠形成粪便经肛门排出。此外，消化管表面的黏膜还具有抵抗食物中的病菌或其他病原体侵犯人体的免疫功能，而大消化腺，如肝脏作为人体最大的化工厂还承担了人体解毒、营养成分合成的功能，胰腺还具有分泌胰岛素、胰高血糖素来调节血糖的功能。另外，胆囊其实只是胆汁的存储器官，储存肝脏分泌的胆汁，在需要的时候才将胆汁排放到肠道。记住，胆汁不是胆囊产生的哟！而腹膜的主要作用则是连接和固定腹腔内的各个器官，并负责一部分器官的血供。

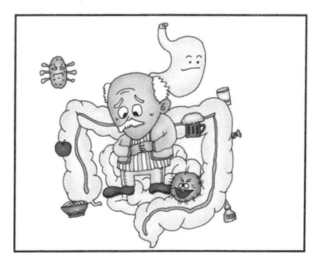

消化系统作为自然状态下人体摄取外界营养成分及各种物质成分的最主要途径，是机体最重要的物质支持途径，因此，正常运作的消化系统是人体抵抗疾病、病后康复甚至自然状态下维持生命的重要前提。

肿瘤患者的消化系统一般会出现哪些异常，如何处理

口腔溃疡

▶ 病因：肿瘤患者出现口腔溃疡，除口腔内肿瘤直接导致癌性溃疡外，多数与放、化疗相关；部分患者因运用糖皮质激素减轻化疗反应、精神紧张、营养不良、局部黏膜创伤（鱼刺、咬伤）等情况均可导致口腔溃疡。

▶ 处理原则：根据口腔溃疡发病原因的不同，临床治疗主要以补充微量元素、药物保护黏膜、促进修复、保持口腔清洁、预防感染为主。

▶ 居家建议：可通过多吃水果补充维生素及相关微量元素以促进黏膜再生。化疗药物导致的口腔黏膜损害则可在化疗后适当增加饮水量，促进药物代谢，以降低毒性作用。多漱口保持口腔清洁，每次进食后可用温开水或淡盐水漱口，但应注意盐水浓度不宜过高，高浓度盐水可能导致口腔黏膜的进一步损害，一般推荐浓度 0.9% 的生理盐水为宜；也可以购买市面上的漱口水，但应严格按照说明书控制漱口次数。如口腔溃疡症状超过 1 周没有缓解，应及时就医诊治。

反酸、烧心

▶ 病因：反酸、烧心主要与胃酸过多或药物刺激、胃动力不足、肿瘤、腹水刺激等其他原因导致的食管、胃、十二指肠黏膜损伤相关。

▶ 处理原则：主要以抑制胃酸分泌、促进胃动力以及口服药物中和胃酸保护黏膜为主，由药物引起的反酸、烧心应根据情况考虑是否停药。

◗ **居家建议**：对于反酸、烧心较明显有反复发作或持续发作的患者，首先仍建议及时就医诊治，遵照医嘱规律服药，必要时进一步胃镜检查以除外相关器质性病变。居家调护以调节饮食、作息节律为主。首先应规律饮食、作息，按时吃饭，按时休息，防止胃肠蠕动及消化道腺体分泌功能紊乱；并控制食量，避免饥饿或过饱；每餐进食以 7~8 分饱为宜，部分患者单次食量较少，易出现饥饿，可少量多餐；饭后不宜立刻卧床休息或做高强度活动，可在坐 5~10 分钟后适当散步，但应注意强度，根据患者体力情况，放慢脚步。饮食内容方面，主要是避免食物对胃产生刺激或加重胃肠道负担：过酸的食物包括腌制或添加大量酸性调味品的食物，如泡菜、酸菜、食醋等；较为黏腻的食物如汤圆、糍粑等糯米制品；高糖分食品如花生酥、巧克力等；质地较硬不易消化的食物如牛肉干、煎炸食物以及其他较为油腻的食物。

恶心、呕吐

◗ **病因病机**：肿瘤患者恶心、呕吐的机制主要是上消化道动力异常，上消化道蠕动减慢、停止或逆向蠕动引起。病因大多与反酸、烧心相同，局部肿瘤刺激、压迫，手术及术后恢复不佳，放、化疗及其他药物反应等。其他原因有：①消化道完全或不全性梗阻，多伴有腹胀不适，排便、排气停止或减少，部分伴剧烈腹痛。②颅内病变引起的颅内高压可导致喷射样呕吐，可伴有头晕头痛、肢体活动不利、言语障碍甚至精神异常等表现。③急性胰腺炎，多数患者腹胀、恶心症状明显。

◗ **处理原则**：恶心、呕吐的处理原则与反酸、烧心大致相同，以抑酸护胃、改善消化道动力、保护消化道黏膜为主，对于放、化疗引起的呕吐则可采用中枢性止吐药加强止吐。对于消化道梗阻引起的呕吐则应根据情况由临床医生判断是否应行手术治疗，不能手术治疗的患者原则上应采取禁食、胃肠引流、灌肠等减压措施，给予静脉营养支持，并根据病情选择相应药物。对于颅高压引起的呕吐，则需采用脱水、降颅压等措施处理。胰腺炎引起的呕吐则根据病情选择补液、禁食、抗感染、抑制胰酶分泌等方法处理。

◗ **居家建议**：由于恶心、呕吐发生的原因较多，当患者近期首次出现恶心、呕吐症状时，或症状较平时明显加重时，首先建议就医以明确病因。

对于手术和放、化疗引起的呕吐，先帮助患者建立自信（心理因素同样是患者消化道症状加重或恢复缓慢的重要原因），多数情况下此类症状可随时间推移，药物逐渐代谢以及机体自然恢复症状得到改善。在饮食方面，明确病因后无须禁食的患者，症状初期应以流质、半流质饮食为主，症状逐步减轻后应逐步尝试调整至正常饮食，一方面应尽早保证饮食营养充分，另一方面在恢复期逐渐适度增加饮食内容以促进肠道功能的锻炼恢复。在体力允许的情况下，适当下地走动有助于改善腹腔内压力，并促进肠道蠕动，尤其是术后患者，提倡尽早下地活动以降低肠粘连的风险。对于胃、十二指肠肿瘤刺激引起恶心、呕吐的患者，在不能有效去除病灶的情况下，症状较难完全缓解，患者生活质量较差，应尽可能降低上消化道负荷，减少黏膜刺激；饮食宜以流质饮食为主；为保证营养均衡摄入，建议选择肠内营养液、肠内营养粉配置液或婴儿配方奶；对于病灶较小的患者，亦可适当选择米糊或其他碾碎后烹饪的食物。此外，中药穴位贴敷对恶心、呕吐也有改善症状的效果。无论何种病情，患者出现呕吐咖啡色物、近期黑便甚至呕血，无论患者当时"自我感觉"如何良好，均应立即就医诊治。

单纯食欲下降

单纯食欲下降指食欲下降而不伴消化功能的实质性异常，患者仅仅是食欲下降，进食后并无明显不适，食物的消化功能也基本正常。轻微食欲下降一般不会影响患者的消化吸收功能，本身也不会直接阻碍疾病的康复或加重病情的进展；若食欲下降明显，患者则必须尽量克服厌食情绪甚至强迫自己进食，对生活质量会产生明显的影响。

▶ 病因：在无其他伴随症状的情况下，单纯食欲下降多见于肿瘤相关性内环境改变，如恶病质，以及抗肿瘤药物的不良反应，部分肿瘤患者则可因消化系统受累引起食欲下降，此外，排便不畅也可导致短时间的食欲下降。

▶ 处理原则：常用药物为甲地孕酮，可用于改善肿瘤晚期患者食欲下降及恶病质情况。中药汤剂内服、中药穴位贴敷对单纯食欲下降有较满意的疗效。

▶ 居家建议：出现食欲下降时应自我鉴别，以树立信心，在回答医生问诊时应明确表明是否存在食欲下降及严重程度。在对疾病充分认识的情况下，当出现单纯食欲下降时，患者应主动克服厌食情绪，积极进食，积极配合治疗。通过临床观察发现，单纯食欲下降的肿瘤患者并非完全对所有的食物产生厌食情绪，许多患者会产生特殊的饮食偏好，或偏好飘忽定，例如有的患者会突然告知家属想吃蛋糕，吃了两口蛋糕后又想吃稀粥，或是午饭吃米饭的时候表示拒绝，向家属要求吃面条，当家属晚餐准备面条后患者又想吃烧饼。有些患者则是对眼前的食物产生明显抗拒，却忽然想吃许多年没吃过的某种小吃或是对某个广告食品产生兴趣；症状较重的患者可出现闻吃色变的情况，但却表示可接受糖水、盐水等。对于此类情况，建议家属适当增加菜色，且增大变化跨度，避免重复和类似的食物，多与患者沟通，寻求较易于患者接受的食物，色泽鲜明、口味突出的食物更容易刺激患者食欲。另外，久居卧室或病房也不利于改善患者食欲和情绪，尽可能让患者下地活动，适当散步、观赏花草，多与乐观、积极的病友交流，均有助于改善患者的身心状态。

单纯便秘

▶ 病因：便秘是指排便频率减少，7 天内排便次数少于 3 次，且排便困难，粪便干结。除肠梗阻外，多数肿瘤患者便秘的原因与自身体质及生活习惯（部分患者发病前即已长期便秘）、化疗、使用止痛药相关。部分结直肠癌患者术后出现便秘主要考虑肠道部分切除后结构改变或功能下降所致、部分患者肠道支架、置入术后排便仍不顺畅，则考虑与支架处肠道润滑及蠕动不佳相关。

▶ 处理原则：非梗阻情况引起的便秘主要以口服通便药及药物灌肠为主要治疗手段，中药汤剂内服、中药脐贴也有不错的疗效。

▶ 居家建议：许多非器质性病变导致的便秘患者，可以通过改善生活习惯，主动固定排便时间，适当的全身或下肢活动，足量饮水，局部热敷等方法来治疗便秘；适当增加粗纤维摄入可促进肠道蠕动，改善便秘症状。一些偏方、验方如饮蜂蜜水、喝牛奶、喝鲜榨果汁等对不同人群的便秘均有一定作用。若采用辅助通便手段治疗便秘，应注意辅助强度，避免导致便秘、腹泻交替的情况出现。肠道切除或肠道支架置入的患者，因手术或相关操作部位局部肠腔狭窄、肠道蠕动及分泌润滑功能不佳而引起的便秘，不建议患者通过粗纤维饮食来改善症状，增加膳食纤维虽能一定程度锻炼肠道功能，但对于本身肠道功能较弱的患者，加重肠道负担反而会引起便秘，甚至可能导致粪石梗阻。此类患者应以摄入足量水分润滑肠道以及适当活动改善肠蠕动为主，不应选择可能加重肠道负担的方式治疗。另外，对于肠道支架置入术后患者，若大便干结、排便困难明显，建议选择灌肠处理，以降低过于用力排便导致支架移位甚至脱落的风险。

腹泻

❱ 病因病机：腹泻指排便次数增多，粪便质稀，或带有黏液、未消化的食物。发病机制主要与肠道分泌物增多、肠道吸收障碍、肠蠕动亢进相关。肿瘤患者出现腹泻的原因与其他疾病类似，亦与肿瘤刺激、用药相关，多数腹泻患者伴有肠道菌群失调。应注意的是，对于放疗后出现腹泻的居家患者，因存在放射性肠炎可能，应及时就医。

❱ 处理原则：一般腹泻的处理以口服药物为主，如肠道吸附药（蒙脱石散）及调节肠道菌群药，对同时存在感染者，可适当配合抗菌药物。部分药物相关性腹泻，如化疗药物"伊立替康"，因存在致死性腹泻风险，出现明显症状时，为快速控制病情则可选用止泻强度较高的阿片类制剂如"洛哌丁胺"，症状控制后立即停药，以降低相关不良反应风险。对于肠蠕动亢进的腹泻伴腹痛，必要时可以给予松弛肠道平滑肌的药物以缓解症状。部分肠梗阻患者可见腹胀伴稀水样便，而非常规的便秘，因此应注意影像学检查。对于腹泻量较大的患者，同时给予补液、补充电解质、营养支持等处理，一般情况下不禁食。

❱ 居家建议：在病情稳定的前提下，对于存在慢性腹泻的肿瘤患者（自身体质、肿瘤、手术因素较多），多数为肠功能紊乱，可口服益生菌，也可长期喝酸奶。从中医学角度讲，多数慢性腹泻均属于虚寒腹泻，居家鉴别判断可从患者腹部皮肤温度、热敷感受、饮食习惯等方面判断。对于腹部皮肤温度较低，热敷感受较佳的患者，基本属于虚寒型，可从局部热敷（暖水袋即可）、忌冷食、注意保暖，尤其是腹部保暖的角度调护，忌冷食的同时同样反对进食过烫的食物，温度过高的食物会直接损伤消化道黏膜。对于急性腹泻，在明确与相关抗肿瘤治疗（放疗、化疗、靶向药）无关的情况下，如受凉后腹泻，多伴有腹部隐痛，泻后痛减等表现，调护可同虚寒腹泻；而因为进食了"不干净"的东西，腹泻伴有恶心、呕吐时，则应考虑感染性腹泻，建议就医诊治并排除传染性疾病的可能，不建议自行服用"消炎药"；部分人群在进食油腻、辛辣或其他食物后容易出现腹泻，症状持续时间一般较短，可自行缓解，建议避免进食相关食物，无须特别调护。

❸ 肿瘤患者的肝、胆、胰通常会出现哪些异常，如何处理

大多数肿瘤患者新出现的肝脏和胰腺功能异常均需要就医诊治，甚至住院治疗。本文主要针对治疗后居家康复进行介绍。

药物性肝损伤

肿瘤患者内科药物治疗以化疗和靶向治疗为主，化疗药物具有明确的毒性，治疗时为了预防或减轻相关毒副反应及并发症风险，会加用一些药物来配合抗肿瘤治疗。另外，因肿瘤病情的复杂性和多样性，许多患者病变累及较广，症状较多，甚至较复杂、不典型，需要药物干预对症处理，故而用药种类多，甚至剂量偏大，这是肿瘤内科治疗的一大特点。多数进入人体的药物均需经肝脏代谢，因此，在肿瘤内科，出现药物性肝损伤的患者并不少见。相关患者住院治疗期间一般会监测肝功能并给予对症保肝处理，大多数药物性肝损伤在停药后可亦逐步恢复，部分患者则需出院后继续服用一段时间保肝药物。当出现药物性肝损伤时无须恐慌，只需耐心配合治疗即可。另外，许多患者需要长期或定期接受药物治疗，肝脏负担较大，当患者出现其他疾病需要治疗如"感冒""腹泻""失眠"等情况需要药物干预时，应与主管医生沟通，包括在首次住院治疗时应向主管医生尽可能充分告知目前在服药物和既往用药情况，以避免药物毒性累加。

注意事项

　　随着肿瘤发病率的升高以及社会关注度的提高，部分媒体节目、网络、民间传言提到很多"抗癌神药""抗癌保健品""独门偏方"以及"抗癌食品"，这些药物（食品）一般成分不明，患者服用后可能会出现药物性肝损伤、骨髓抑制、消化道症状等不良后果。因此，无论寻求中医治疗还是西医治疗，都应选择正规的医疗机构，并与主管医生沟通后决定。

胆囊

　　胆囊作为存储和释放胆汁的器官，功能和作用较为单纯。临床常见疾病主要有胆囊结石、胆囊息肉、胆囊炎、胆囊癌等，胆囊结石，引起胆管梗阻可继发胆囊炎、梗阻性黄疸等情况。许多肿瘤患者晚期可能由于肝功能衰竭或肿瘤压迫胆道引起梗阻而出现黄疸，若患者存在胆囊或胆道疾病，将可能增加相关病变的风险，如胆囊结石患者，当出现胆道受压狭窄时，结石阻塞胆道引起梗阻性黄疸的风险将增加，而患有慢性胆囊炎的患者，晚期免疫力低下时胆道感染发生的风险可能增加。因此有部分医生在对患者行腹腔内脏器肿瘤切除前会建议一并摘除胆囊。

　　对于胆囊摘除后的患者，由于失去了胆汁存储站，肝脏分泌的胆汁直接进入消化道，较难根据进食情况调节胆汁的释放，对油脂的消化功能下降，故应控制油脂的摄入。因个体差异不同，每餐油脂摄入量应由少到多，大致了解自身耐受量后每次进食应控制在最大量之内。需要注意的是，胆囊切除并非失去对油脂的消化能力，只是调节能力下降，为保证均衡营养，不应进食"无脂饮食"。

　　对于保留胆囊的胆囊结石患者，首先应规律一日三餐，保证胆汁的正常排泄，防止胆汁淤积在胆囊内形成结晶、结石。一般认为适当控制胆固醇的摄入，有助于减少胆囊内胆固醇结石的发生率，但低胆固醇摄入者胆囊结石则以胆色素结石为主。脂质作为人体重要营养成分之一，并不建议为了减少胆固醇结石发生率而过度控制脂质摄入。胆结石患者存在胆管梗阻的风险，若条件允许，建议针对性治疗。

合并慢性胰腺炎或胰腺功能异常患者居家调护

原发性或转移性胰腺癌患者在病情稳定阶段因胰腺局部存在占位、侵犯情况，可能同时合并一定程度的胰腺功能异常，主要表现为淀粉酶轻度升高，上腹部疼痛或不适，并可有类似胰腺炎的表现，如恶心、呕吐、腹胀等，但一般症状较轻，无须住院治疗或药物干预。但由于病情存在随时合并急性胰腺炎的可能，而急性胰腺炎病情凶险，加之肿瘤患者身体基础差，疾病耐受及免疫力相对低下，如果不能及时发现，将可能导致不可挽回的后果。为降低相关风险，从以下几点给予建议：①非肿瘤情况下，急性胰腺炎的诱因主要为暴饮暴食、饮酒，因此要求患者应有严格稳定的膳食结构，每日三餐的时间、量、营养成分构成，尤其是油脂比例应相对稳定，忌酒。②当患者出现新发的腹胀、恶心、上腹部疼痛伴束带感症状，或原有症状加重时，应主动禁食、禁饮并立刻就医。③监测血糖，胰腺既是内分泌腺也是外分泌腺，胰腺病变患者可能出现继发性血糖水平异常，有些需要药物干预。急性胰腺炎可经血、尿淀粉酶及 CT 等辅助检查确诊，病情平稳患者居家无法监测相关指标，有时可通过血糖的异常变化间接反映胰腺病变的进展情况，此外，维持血糖的稳定对患者本身也十分重要。

4 养成良好的生活习惯，合理膳食很重要

养成良好的生活习惯、合理膳食很重要

消化系统作为人体摄取、利用外界营养物质的最主要途径，在肿瘤患

者治疗、康复及生命维持中拥有重要的地位，疾病本身、抗肿瘤治疗手段都可能引起消化系统功能异常，药物及相关治疗操作可起到一定的治疗作用，从患者角度出发，养成良好的生活习惯，调整心态，合理膳食，减少对消化系统的刺激和损伤，适度的功能锻炼，出现相关症状及时就医，均有助于延缓病情进展并促进机体康复。

小问答

(1) 网络及许多周边的朋友都说口腔溃疡是上火引起的，是不是口腔溃疡的时候我就不能吃肉、吃油炸的，葱姜蒜能不能吃？

多数人认为口腔溃疡与"上火"相关，事实上，从中医角度讲，火热毒邪、阳虚、阴虚等情况均有可能出现口腔溃疡，不同人的病机可能是不同的。但是对于辛辣、重盐、过酸、过甜（高糖）、高温以及其他带有刺激性的食物或是较为坚硬、表面较为粗糙，咀嚼时容易与口腔黏膜产生较大摩擦的食物，由于其对黏膜的刺激，均不利于溃疡的修复。另外，清淡饮食所指的主要是口味及烹饪方式清淡，而非素食主义。

(2) 口腔溃疡应补充些什么？何种食物含量较高？

口腔溃疡应适当补充维生素B族、维生素C、锌等。鸡蛋、瘦肉、牡蛎等食物均含有一定的锌元素；新鲜的果蔬富含维生素，橙子、橘子、柠檬、猕猴桃、菠菜、青椒（建议选不辣的）等均富含维生素C，西红柿、香蕉、梨以及豆类等均富含维生素B族。

(3) 反酸、烧心患者不宜食用酸性食物，网上有人说柠檬其实是碱性食物，能吃吗？

笼统地将食物划分为酸性或者碱性其实并不合理。首先，绝大多数食物并不是只有一种成分，而是同时含有酸性成分和碱性成分以及中性成分，只不过一些食物酸性物质含量相对较多，一些食物碱性物质含量相对较多罢了。其次，一些食物的口感或食用前的酸碱情况在进食后经机体代谢会发生转变。食物的酸碱性可以从很多角度进行判断，如食物进食前的酸碱度、食物的口感、进食后机体对食物吸收利用的主要成分的酸碱性、食物经消化吸收后最终对人体体液环境产生的酸碱影响等。同一种食物，从不同环节评测酸碱性，其结果可能是不同的，因此不应笼统地将一种食物定义为酸性食物或者碱性食物。针对柠檬与反酸来说，进食前柠檬无论从口感还是水溶液酸碱度来说都属于酸性，对于口腔、食管、胃的作用均属于酸性而不是碱性，故而并不建议在反酸的前提下食用柠檬。

(4) 都说反酸不应该吃酸性食物，建议吃偏碱性的食物，请问吃什么好？有哪些食物比较养胃？

无论是肿瘤患者还是身体健康者，膳食营养推荐以均衡为主。对于反酸、烧心明显的患者建议避免食用对消化道有刺激的食物，不建议专门或是大量进食某一类食物。例如苏打饼干虽能中和胃酸，但不能以苏打饼干替代其他食物提供能量或专门进食苏打饼干来缓解反酸症状，只可在膳食均衡的前提下将苏打饼干当作点心食用。事实上，胃酸作为消化液，各种食物对胃酸都有一定的中和作用，无须专门进食所谓碱性食物来中和胃酸。养胃的食物有很多，如脾胃虚寒者，花椒、川椒等虽具有一定的刺激性，但其性温对脾胃虚寒有一定功效，若是胃火炽盛或是胃阴亏虚的人食用则有害无益；又如小米性偏凉（也有部分医家认为性温），对于一健康人或胃火炽盛的人有助于改善脾胃功能，促进胃肠蠕动，但临床观察发现，部分胃底静脉曲张以及胃癌患者，食用小米粥以及其他"粗粮"可能增加消化道出血的风险。总之，多数所谓"养胃"的食物虽有其功效，但具体效果因人而异，并不建议患者自行服用，应咨询专业医生结合自身实际情况选择。

(5) 平素有饮茶习惯，胃不好能不能喝茶？

茶的性味的确属于碱性。无论何种人群，浓茶、浓咖啡、烈酒、烟等均认为不利于健康，因此应该限制饮用。但每个人的生活习惯、耐受程度有所不同，所以应根据自身需求自行决定，一般情况下，淡茶还是可以饮用的。对于对茶成瘾的患者，建议逐步减量，一次性戒断亦可能导致疾病。

(6) 部分晚期胃癌和食道癌患者在不能祛除病灶的情况下会出现频繁呕吐"痰涎"，每日总量可达数百毫升，这种情况与一般的恶心、呕吐相同吗？有什么好的治疗方法？

出现频繁呕吐"痰涎"与一般的恶心、呕吐是有区别的。一般的恶心、呕吐主要是上消化道蠕动异常造成的，而晚期胃癌和食管癌患者出现频繁大量呕吐"痰涎"则更多是与其吞咽困难有关。正常人每日分泌唾液1000~1500毫升，绝大部分随自然吞咽动作进入下一段消化道。晚期胃癌、食管癌尤其高位食管癌患者会出现明显吞咽困难，在尚可进食的情况下，食物（以流质、半流质为主）通过患者缓慢、主动吞咽进入下一段消化道。当肿瘤引起明显吞咽困难时，平时非特意地吞咽动作难以使所有唾液正常流入下一段消化道，部分停留在口咽部由患者主动吐出或反射性引起呕吐，从而出现频繁呕吐"痰涎"的现象。此外，肿瘤刺激引起分泌物增多也是原因之一。部分患者可经由食管支架置入改善吞咽困难症状后同时改善呕吐"痰涎"情况，但有时食管支架作为异物刺激亦可导致分泌物增多。由于唾液具有一定的免疫功能，且含有消化酶，因此不建议用药物抑制唾液分泌的方法来改善此种症状。建议患者可增加清水漱口次数，以保持口腔清洁并改善因呕吐"痰涎"引起的主观不适。

(7) 患者放、化疗后出现呕吐，不敢吃饭，靠静脉输注营养好不好？

许多患者在放、化疗后出现明显恶心、呕吐等不适，甚至入食即吐，导致患者对放、化疗产生恐惧和抗拒感。首先告知广大患者朋友，治疗产生的相关不良反应并非百分之百发生，其发生与否、症状程度等均因人而异，且随着药物代谢，机体自我调整，在没有其他病因的情况下，绝大多数患者是可以完全恢复的。对于此类症状，建议患者不应因呕吐而拒绝进食。从营养支持方面来说，肠内营养（经口营养）无论是营养效果还是保持消化道功能方面，都要优于静脉营养（即输液营养）。故而饮食方面建议患者仍尽量保持进食，以流质、半流质饮食为主，推荐糊状食物，如米糊、肠内营养液等，不推荐一般的半流质饮食（含较难消化的肉块、面团等），纯粹的汤水也不推荐。但应注意，对于入食即吐的患者，进食将直接加重症状，则建议控制饮食。另外，无论是进食还是呕吐，都不应卧位，以免误吸而造成窒息。对于体力情况较差，卧床时间较长的患者，若确实不便坐起，建议控制口腔进食或选择鼻饲管，当患者出现呕吐时，家属应协助患者调整为侧卧位或至少将头侧向一边，以降低误吸、窒息风险。

(8) 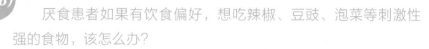厌食患者如果有饮食偏好，想吃辣椒、豆豉、泡菜等刺激性强的食物，该怎么办？

若患者出现厌食，首先应确定是否为单纯厌食，是否存在消化道黏膜器质性病变（包括消化道肿瘤），因多数刺激性食物容易加重原有黏膜损伤或影响黏膜修复。辣椒、豆豉、泡菜等刺激性强的食物，可以促进胃肠蠕动，从而起到改善食欲的作用，对于无黏膜病变的人群，并不需要过分限制，但是对于有黏膜损伤的患者，不建议食用。若将刺激性食物只放在口腔咀嚼而不下咽，则未尝不可。另外，对于厌食伴有口干的患者，餐前饮用少量温开水有助于改善食欲。

(9)　肠道支架置入术后患者，大便呈糊状，但排便时需要用较大力气才能排出，有时排便前及排便时伴有明显疼痛，是不是支架松动了？

临床上部分肠癌患者因出现肠梗阻而确诊，此时已出现癌转移，于是选择肠道支架置入术以改善患者生活质量。部分肠道支架置入患者，虽然在支架置入术后肠腔通畅，但由于病变处肠道蠕动功能较差，无法与上段肠道形成同步，且肠腔内形态较为固定，则进一步加大相对阻力，故而出现排便时疼痛和排便不畅感。因病变处肠道仍通畅，其实并不需要用力排便。建议此类患者适当延长排便时间，放松心态，可降低上段肠道痉挛及支架移位、脱落风险，若确实存在排便较困难的情况，可适当用药物润滑肠道。

(10)　膳食纤维可促进胃肠蠕动，但置入肠道支架或肠道术后患者均不宜进食膳食纤维，怎么进食膳食纤维？

植物来源的食物都含有一定量的膳食纤维。置入肠道支架或肠道术后对进食膳食纤维要有选择性。一般情况下，对同一种植物而言，根茎含膳食纤维量较高，其次是叶和果皮，相对而言，果实中膳食纤维的含量较少。一般块根类食物如红薯、芋头、土豆等，以及水叶菜、燕麦、米糠等都含有丰富的膳食纤维。绝大多数膳食纤维并不能为机体所吸收利用，因此摄入过多则会影响其他营养物质的摄取。

(11)　结肠改道造口的患者，若出现便秘，应如何处理？

从解剖结构和术式方面来说，多数结肠改道造口的患者并不容易出现肠梗阻和便秘，尤其是结肠起始段造口，粪便并未经大肠吸收水分即排出，若此类患者出现大便数日未解，应警惕小肠梗阻、腹腔病变或原发病进展，居家患者应首先就诊以明确病情。临床上也确实可见少数患者病情稳定，但排便不畅的情况，部分口服通便药仍可服用，必要时也可给予灌肠处理。饮食方面，同样不建议进食块根、笋类等较难消化的膳食纤维，应根据具体情况选择水叶菜的摄取量。

(12) 　　长期使用通便药物可能导致结肠黑变，晚期肿瘤患者长期使用口服止痛药物引起便秘需长期配合通便药物治疗怎么办？

　　首先结肠黑变并不一定发生，即使发生了也并不会直接导致实质性损害。对于确实需要长期服用通便药物的患者，则无须因此产生过多的心理负担。对于需长期使用止痛药的患者，在服药一段时间后相关不良反应可出现耐受，便秘、头晕、恶心等相关症状也可能自行缓解，应注意观察，如症状改善，应注意停药。另外，长期服用通便药物的患者，同样应注意饮食、运动、规律作息等良好生活习惯的养成。对于化疗药、化疗期间使用的中枢性止吐药所引起的便秘，药物代谢后症状可缓解，不建议长时间使用通便药物。

(13) 　　患者是肝癌，长期腹泻，每日 2~3 次，甚至更多，大便有时呈糊状，有时呈稀水样，无明显诱因，无明显寒热表现，应该如何处理？

　　对于原发性肝癌、转移性肝癌的肝病患者，当肝功能出现一定程度障碍的时候可出现肝源性腹泻，止泻药物效果不佳。但同时，对于肝病患者，一定程度的排便量增加有助于改善机体代谢，促进毒物排出，在症状较轻且对患者生活质量影响较小的情况下，可不予以特殊处理，就医以积极治疗原发病，改善肝功能为主，若腹泻次数较多，稀水便较多且患者出现乏力、消瘦的表现，可给予肠道吸附剂及菌群调节剂治疗，并给予营养支持。

(14) 有人说腹泻的时候要多吃，有人建议少吃，有人说腹泻的时候不能吃菜，腹泻期间饮食有何讲究？

在便秘的叙述中有提到膳食纤维可促进肠道蠕动，而肠蠕动亢进是腹泻的机制之一，因此腹泻期间应减少膳食纤维的摄入，急性腹泻可暂时不吃素菜、水果，但慢性腹泻患者仍应注意营养均衡。腹泻时不能进食或减少进食的说法是不对的，相反，必要的情况下应给予静脉营养支持。当患者病情较为复杂时，则应根据具体情况由临床医生判断。

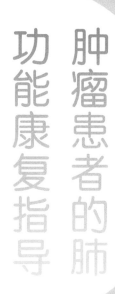

Part 15

肿瘤患者的肺功能康复指导

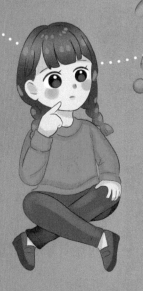

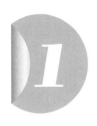

改善肺功能，提高生活质量

随着医学技术和经济的发展，肺功能康复治疗已越来越受到人们的重视。医护人员的职责不仅在于为患者诊断和治疗疾病，减轻痛苦，更重要的还要帮助患者尽可能地恢复身心健康，恢复受损器官的功能，减少疾病的复发。进入 21 世纪，随着生物医药领域的快速发展、放疗技术的提高、靶向药物及免疫治疗药物的涌现，恶性肿瘤正在向慢性病、向带瘤生存转变，患者生存期明显延长。肺癌患者就是现代医学快速发展的受益者，越来越多的肺癌患者带瘤长期生存，生存时间的延长就需要有更好的生活质量。因此对肺癌患者的治疗不能仅局限和满足于肿瘤的控制，而更应追求通过逐步的不懈努力以减轻病情，减少症状和提高生活质量。已有充分证据表明，通过对肺癌患者采取全面的肺功能康复措施，包括卫生教育、心理和药物治疗、氧疗、物理治疗、呼吸和全身运动锻炼以及营养支持等，肺癌患者的症状可明显改善，呼吸运动效率增加，生活自理能力加强，住院次数减少。

早期肺功能康复的对象是慢性阻塞性肺疾病患者，随着医学技术的发展，对疾病认识的深入，肺功能康复的对象扩展到包括哮喘、肺间质性疾病、神经肌肉疾病、肺癌和呼吸机支持等患者。1994 年国际康复会议重新定义的肺功能康复概念是多学科专业人员组成的肺功能康复队伍，以患者保持和获得最大限度地独立生活能力及社会活动能力为目的，多方位、持续性地服务于肺部疾病患者和他们的家庭。肺功能康复的内容已不仅仅是锻炼或教育方案，它包括患者的评估、训练、运动、心理社会干预和跟踪观察等一系列内容，肺功能康复队伍由医生、呼吸师、护士、理疗师、职业治疗师、社会工作者、心理咨询师或精神科医生等组成。肺癌患者肺功能康复主要是指肺癌（未治疗）患者本身或治疗后所并发的一系列呼吸系统并发症，并造成呼吸系统功能减退甚至呼吸功能衰竭的康复，如肺癌术后，放、化疗后，胸腔积液，阻塞性肺炎，呼吸道梗阻等。

在对肺癌肺功能康复前应对患者的身心状况进行评估，确定肺功能康复的目标。制订目标时应充分考虑疾病范围、病损程度，患者的性格、体能、生活方式及环境条件等。要把目标定具体、简单明了，切实可行。让患者充分表达自己的愿望以确定合理的目标。任何方案的近期目标都应是控制症状（如呼吸困难等），巩固疗效，防止病情反复，解除严重的心理压力；再致力于后续的呼吸和运动训练，增加体力和耐力，改善日常生活活动能力并争取恢复工作。应让患者了解呼吸系统症状的病理生理改变，以避免或减少病情的恶化。康复的远期目标是减少患者对别人的依赖，增加独立性，阻止或延缓肺部症状的进一步发展。

如何给肺功能做康复

了解肺功能，走好第一步

了解什么是肺功能，如何改善肺功能对我们有着重要的作用，不仅能够帮助大家提高自我保护和防治疾病的能力，而且能够让大家了解康复对自己的好处和缓解大家对疾病的忧虑。根据每个人的不同情况，针对每个人的疾病和所关心的问题进行宣传教育，如告诉大家正常的肺是如何工作，什么是肺癌，应该如何防治，康复锻炼为什么有用，什么时候需要找医生，平时饮食要注意什么，外出旅行或日常生活如何安排，怎样减少紧张和避免疲劳，以及如何看待疾病等。此外，患者的亲人也应当参与到这一过程当中，来更好的给予亲人以支持和配合。

无烟环境很重要

无烟环境对于肺癌患者而言十分重要，一方面肺癌患者自己应不吸烟，因为在肺癌的任何时候戒烟，都能够减轻肺部症状。戒烟是任何康复方案中不可缺少的部分。平时我们不仅要讲戒烟的好处，而且要具体帮助和指导大家如何去戒烟，毕竟吸烟者会有不同的想法和面对戒烟的具体困难，我们应与大家一起讨论，帮助吸烟者找出最适合的戒烟技术和方法。另一方面，肺癌患者也应当避免吸入二手烟及受到污染的空气、其他刺激性气体等，避免与有感冒、肺炎、咳嗽等人群接触。特别是在呼吸道传染病流行期间，应尽量避免去人群密集的公共场所或参加大型集会，减少呼吸道疾病的发生。

此外除了上述日常环境因素，我们还要将温度、湿度、海拔高度等因素考虑进去。温度和湿度过高或过低均可使呼吸道阻塞的症状加重。日常生活中我们在室内应用空调器、湿化器或空气过滤器，可能有益于患者肺功能的改善。

按时用药需记牢

在肺癌患者的康复方案中，药物治疗也是重要的组成部分。药物治疗能够帮助患者在短期内获得一个疾病的好转，有利于改善患者的不适，提高患者战胜疾病的信心，但是从长远来看应将药物治疗与其他治疗方式一起应用才能获得更好的疗效。肺癌患者往往同时服用多种药物，这时就要注意避免药物的不良反应和药物之间的交叉反应，应科学地安排用药时间和其他治疗或康复锻炼，以便使患者的日常生活协调、规律。例如在活动前雾化吸入一些能够促进支气管扩张的药物，可有效逆转或预防支气管的痉挛，从而改善患者的呼吸功能。

我们平时常用的一些扩张支气管的药物是治疗肺癌并发呼吸系统并发症缓解症状的主要措施。目前日常治疗中使用较多的药物有舒利迭（沙美特罗替卡松粉吸入剂）、信必可、思力华、异丙托溴铵等。

普通氧疗益处大

对于原有慢性阻塞性肺疾病或全肺切除的肺癌患者，长期氧疗能改善呼吸困难，还可阻断或延缓由于肺功能不好而引发的心脏疾病，能够提高肺癌患者的生活质量和生存率。对于平时伴有血氧偏低的肺癌患者应给予持续的低流量吸氧，能使患者在心理状态、日常运动和睡眠等方面得以改善。有研究表明，每天吸氧至少 15 小时，可使肺癌患者的肺动脉高压和肺心病等并发症延迟发生。目前国内外均已有多种便携式氧源或氧气发生装置，可供患者在家中或外出活动时使用。

平时咳痰较黏或者痰不容易咳出的患者可应用黏液溶解剂雾化吸入治疗，或以 2% 碳酸氢钠或温盐水来湿化呼吸道，帮助痰液排出。但对痰多、咳嗽较弱的患者则要少用。并且湿化疗法对处于肺部位置较深的痰液液化是否有用，目前还有人持怀疑态度。

合理运动添活力

平时我们建议进行的运动方式包括全身耐力训练、局部肌肉训练。我们可先试一下全身耐力训练，观察呼吸和心跳的变化，有无不适等，然后逐渐增加至身体可以接受的程度，摸索出符合患者自身条件的全身锻炼强度，以出现轻微的气急和心率增快为限。若运动强度过大，患者则会因出现不舒服而拒绝，如果运动强度过小则效果较差。多数患者对低强度、长时间锻炼，较高强度、短时间锻炼容易接受，并且安全有效。这些锻炼方式有步行、慢跑、登梯、骑自行车、打太极拳、练气功等。

呼吸肌锻炼好处多

肺功能锻炼是肺癌患者平时治疗的一个非常重要的内容和方法。比较有针对性的呼吸肌锻炼主要是增强呼吸肌的肌力和耐力，简单的方法有吹

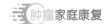

气球、吹蜡烛、缩唇－膈式呼吸以及全身性呼吸体操等。对原有慢性肺源性心脏病的肺癌患者来说，主要的表现是吸气时感到十分费力，因此，呼吸肌锻炼主要是吸气肌锻炼，帮助大家更好地吸气。训练患者缩唇－膈式呼吸，6个月为一疗程，能有效进行深慢呼吸，减慢呼吸频率，降低肺里面的残气量，改善呼吸症状，帮助患者轻松呼吸。

呼吸道也要"大扫除"

给呼吸道"大扫除"的目的是为了清除过多的或停留在气管中的分泌物，从而减少气流阻力，帮助肺里的气体更好地吸入、呼出，减少肺炎的发生。此外，也用于预防和治疗因分泌物较多堵住气管而出现的肺不张。常见的方式包括体位引流，胸部叩拍、振动，有效咳嗽训练和用力呼气等。这些治疗常用于患有基础肺部疾病的肺癌患者，以减少并发症的出现。

▶ 体位引流：是依靠重力作用促使各肺叶或肺段呼吸道分泌物的引流排出。

▶ 胸部叩拍、振动和摇动：在体位引流时，经常应用叩拍、振动和摇动等技术来松解分泌物在呼吸道壁上的黏附。

▶ 咳嗽训练：咳嗽，无论是有意的还是反射性的，都是清除呼吸道过多黏液的有效技术。

▶ 用力呼气技术：由1~2次用力呼气组成，呼气由中肺容量开始持续至低肺容量（用力呼气时不关闭声门），接着咳痰或进行有效的咳嗽，随后放松呼吸（最好用膈肌呼吸），一段时间后再重新开始。

营养支持是根基

肿瘤患者尤其是以前就有肺病的患者，由于长期比健康人更频繁地进行呼吸，能量消耗比健康人群要大。但在进食方面由于气急缺氧、心力衰竭等原因会影响食欲，减少进食量，常常出现营养不良。营养不良是肺癌患者健康状况恶化的一个重要原因。呼吸困难、辅助呼吸肌的过度工作而增加热能消耗致体重进行性下降的患者，适当的营养补充是必要的。患者的血钾、血镁、血磷水平应维持正常，以保证肌肉的强度和耐力；另外，部分肿瘤患者常常担心营养物质被肿瘤吸收，而惧怕进食，也会加重患者营养不良的发生。

卸下"包袱"天地宽

肿瘤患者常感到焦虑和抑郁。其心理健康状况恶化的产生机制可能是：①反复发作的气促、胸闷、心慌及加重期呼吸困难等痛苦造成患者对疾病恐惧和焦虑；②多次就医带来的经济压力，生活质量、家庭依赖性增加、社会活动受限使患者产生抑郁和焦虑；③患者的疼痛也增加了患者的恐惧、抑郁和焦虑；④家属、社会的漠不关心甚至反感情绪使患者自卑、孤独，甚至产生厌世情绪；⑤长期缺氧、高碳酸血症以及部分药物所致的不良反应，易产生心理紊乱。因此针对肺癌患者，我们在治疗中除了诊治患者的躯体疾病外，还应关注心理疾病的诊治。

肺癌术后患者常见并发症的治疗与康复

手术是治疗肺癌的重要手段之一。由于手术切除了部分正常肺组织及直接涉及胸腔，因此患者术后呼吸功能明显降低，很容易产生一些并发症。临床较为常见的并发症主要包括术后咳嗽、术后疼痛、术后没力气等。对于术后不同的并发症，运用相应的治疗方案和康复方式，有利于减轻及控制相关并发症，帮助肺癌术后患者更好地恢复，更好地适应术后的生活，

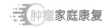

也能活得更加长久。

告别咳嗽，畅享生活

术后咳嗽对于肺癌术后患者特别是刚完成手术治疗的肺癌患者，是较为常见的并发症之一，其临床多表现为长时间的咳嗽、咳痰，对术后患者的康复产生不利的影响。

目前对于术后咳嗽的肺癌患者一方面应当加强术后患者呼吸功能的恢复锻炼，其中深呼吸运动及有效咳嗽能使肺更好地张开，帮助肺里面的分泌物排出体外，避免痰留在肺里面，有利于肺部扩张，增加肺活量和呼吸肌强度，从而改善肺功能。同时及时、合理、有效地选择消炎药对术后肺炎进行治疗，适当地增加部分止咳药物，如复方甲氧那明胶囊、复方磷酸可待因口服液、复方桔梗片等，均能够减少术后咳嗽的发生。而对于异物留在气管里面，刺激气管所导致的术后咳嗽，往往单纯依靠药物治疗难以获得满意的治疗效果，必要时需再次行手术治疗。此外，中医药对于术后咳嗽也具有一定的治疗效果，根据患者的临床症状进行辨证论治，采用止咳、化痰、平喘、益气、滋阴等治疗方法，能够有效地治疗术后咳嗽。

开启无痛新生活

肺癌术后所造成的疼痛是影响肺癌患者不舒服的一个重要因素，由于手术本身所导致的切口创伤、肌肉韧带拉伤、血管以及肋间神经受损等均会对机体造成不同程度的伤害，导致疼痛的发生。术后疼痛往往长时间存在，表现为手术部位及其周边像针扎、火烧样疼痛，对肺癌患者的术后恢复和日常生活产生不好的影响，严重者会直接影响患者的呼吸，从而不能很好地通过咳嗽把痰咳出来，导致肺炎的发生。

针对肺癌术后疼痛的治疗，主要是根据患者感觉有多痛和是怎么样的痛法来选择止痛药物，对于疼痛比较轻的患者，可选择塞来昔布胶囊、吲哚美辛、布洛芬等药物进行治疗。而对于疼痛比较重的患者则可选择曲马多甚至阿片类药物，如羟考酮缓释片、硫酸吗啡缓释片等对疼痛进行控制，部分患者由于手术对肋间神经损伤所出现的感觉火烧样的疼痛，可选择加巴喷丁胶囊进行治疗。另外，心理干预及安慰对于术后疼痛的治疗同样具有重要的作用。部分精神类药物如黛力新、奥氮平等对于术后疼痛的患者也具有一定的治疗作用。

肺癌术后的患者在康复锻炼中还可通过采取腹式呼吸，保持舒适体位，减轻胸部扩张，以缓解疼痛；剧烈咳嗽时用双手轻度按压患侧胸部，减少牵拉引起的疼痛；促进痰液排出及保持气管的通畅也可减轻术后疼痛。同时，对于持续存在的较为严重的术后疼痛，患者也应及时复查并完善相关检查，排除肿瘤转移、胸膜粘连、炎症等疾病的发生，避免单纯应用止痛药物而延误病情，造成病情的进展及恶化。

乏力也能变精神

对于肺癌术后的患者而言，术后感觉没力气也是临床上较为常见的并发症。肺癌术后大约 80% 的患者均会出现不同程度的疲乏感，特别以中、重度乏力较为多见。乏力不仅对肺癌患者的日常生活及恢复有着极其重要的影响，而且也与患者疾病的复发率紧密相关。因此，重视对肺癌术后乏力的治疗及预防，对于肺癌的恢复有着重要的意义。

临床上将术后乏力定义为术后出现的持续存在的一种主观感觉疲劳，就是我们通常说的没力气。多表现为疲劳、精神倦怠、情绪低落，严重者可出现情绪焦虑及抑郁、失眠等。

针对术后乏力的治疗应当由术后治疗向术前预防的转变，手术前我们要充分评估患者的病情及身体状况，进行有效的术前预防，如适当补充相应的营养物质，改善患者贫血及低蛋白血症等，尽可能根据患者病情，选择创伤小、术后恢复快的手术方式等。并且在肺癌术后也应当积极予以治疗干预，一方面指导患者合理有效地进行术后康复锻炼，适量补充营养，另一方面还应当对患者的精神心理进行积极乐观的引导，使患者

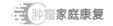

保持良好的心态，树立战胜疾病的信心。此外，中医药在肺癌术后乏力的治疗中也具有重要的作用，合理采用益气健脾、补血养阴、温补脾肾、调畅情志等治法，选择如黄芪、党参、生晒参、当归、熟地等具有补血益气作用的中药进行调理，对术后乏力的患者具有较好的治疗效果。重视对肺癌术后并发症的治疗在肺癌患者的康复过程中有着重要的意义。采用合理有效的康复锻炼方式及积极合理的治疗方案，能够有效减轻患者的痛苦，改善患者的生活，延长患者生命。在此基础上如何更加合理有效地指导患者进行肺癌术后的康复锻炼，预防术后并发症的发生，也值得进一步研究探讨。

呼吸系统并发症的治疗与康复

恶性肿瘤患者在疾病发生、发展及治疗过程中常常会出现各种并发症，特别是肺癌患者。有的是肺癌进展引起，如胸腔积液（俗称胸水）、阻塞性肺炎、呼吸道不通畅等；也有些是由肺癌的治疗所致，如放射性肺炎、药物性肺毒性等。这些并发症不仅对肺癌患者的生活质量造成不好的影响，同时会引起患者病情恶化，甚至死亡。因此对肺癌临床常见并发症的治疗及预防，应当给予足够的重视，在治疗并发症的同时，指导患者积极合理地进行康复锻炼及定期复查，对肺癌患者有着极其重要的意义。

胸水并非大问题

胸水是肺癌发展到晚期的常见并发症，约有一半的肺癌晚期患者会出现胸水。其表现主要为胸闷、呼吸困难、胸痛等。在肺癌中除鳞癌和大细胞未分化癌较晚出现转移外，其余均较易出现经淋巴、血液以及种植性转移，其中尤以腺癌最为明显，小细胞未分化癌次之。中、晚期肺癌转移形成胸水的主要机制为淋巴转移，壁层胸膜上的小孔可被肿瘤闭塞而直接阻塞淋巴管，纵隔淋巴结可因肿瘤生长而导致淋巴梗阻；肺癌也可破坏壁层胸膜上的小孔和引流纵隔淋巴结之间的淋巴管，导致淋巴回流受阻，出现胸水。同时脏层或壁层胸膜被癌细胞所侵犯，癌细胞的种植性转移能够在胸腔内引起炎症的发生，形成胸水。

目前，临床上针对胸水的治疗主要分为局部治疗和全身治疗。局部治疗主要包括胸腔穿刺置管引流及胸腔内注药治疗。胸腔穿刺置管引流有助于快速缓解患者胸闷、呼吸困难等临床症状，在此基础上可根据肺癌患者的病情进行胸腔内注药治疗，其常用药物主要有滑石粉、红霉素、四环素及其衍生物等，这些药物能够使胸膜产生弥散性炎症，并激活局部凝血系统，导致纤维蛋白沉积、脏壁层胸膜粘连融合、胸膜腔闭塞，从而减少胸水的产生，常见不良反应为发热、胸痛。而部分化疗药物如顺铂、博来霉素、阿霉素、氟尿嘧啶等，也是胸腔内注药治疗的常用药物，其可刺激胸膜产生化学性胸膜炎，促进胸腔粘连，同时通过直接杀伤肿瘤细胞而达到治疗目的。不良反应主要有发热、胸痛、恶心、呕吐及白细胞减少等。但相对于全身化疗，其不良反应较为轻微，患者多能接受，是目前临床上应用较多的治疗方式。此外，近年来，免疫抑制剂也逐渐成为胸腔内注药治疗的重要选择，如白介素-2、肿瘤坏死因子、干扰素等，其既能诱导机体产生免疫效应细胞发挥抗肿瘤作用，又能使胸膜产生化学性炎症粘连、闭塞胸膜腔，有效控制胸水的产生，常见的不良反应主要为发热。胸水的全身治疗主要是针对肺癌进行治疗，临床常用的治疗手段包括化疗、放疗、分子靶向治疗以及热疗等。采用局部与全身治疗相互结合的方式才能达到有效控制胸腔积液的目的。

肺癌患者在日常生活中，也应当注意预防胸水的发生，如饮食上选择低盐、易消化和高蛋白质的食物为主。若出现胸闷、胸痛等不适，应及时就诊，避免延误病情。同时在治疗过程中应将床头适当抬高，睡觉时保持正常肺脏那一侧向上或半卧位的体位，有利于气管的畅通。在胸水对肺脏压迫后，应适当进行有效咳嗽、深呼吸等呼吸功能锻炼，以促进肺重新张开，有利于疾病的康复。

阻塞性肺炎莫轻视

阻塞性肺炎是在支气管腔堵塞或狭窄的基础上继发的肺炎，临床表现为反复出现的咳嗽、咳痰、咯血、胸闷、气急等，以及怕冷、发热等全身症状。在肺癌的发生及进展过程中，肺癌在向小的气管内生长时往往会引起气管堵塞，从而导致阻塞性肺炎的发生。部分肺癌患者的首发症状即表现为阻塞性肺炎。因此，阻塞性肺炎的发生不仅提示肺癌的可能，其本身也是肺癌的主要危险因素之一。

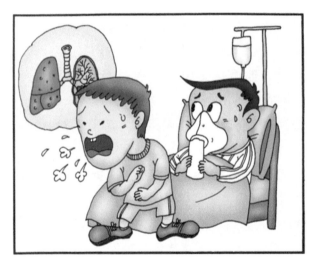

目前临床上对于阻塞性肺炎的治疗，一方面要及时完善痰培养等检查的基础上，选用敏感的消炎药控制炎症，另一方面是积极针对肺癌进行治疗。只有解除气管阻塞或狭窄，保证痰能够顺利地咳出来，才能有效地控制肺炎。其中在抗菌药物（俗称消炎药）的选择上，针对中央型肺癌在没有明确的检查结果指导时，首选亚胺培南、美罗培南及第三代头孢菌素治疗，必要时可联合氟喹诺酮类及抗真菌类药物治疗。而对于肺癌的控制，目前仍以化疗及放疗为主，尽管未控制的炎症是化疗的相对禁忌证，但对于肺癌合并阻塞性肺炎的患者，如果能够耐受化疗，可在使用消炎药的基础上进行化疗，通过对肺癌的治疗控制阻塞性肺炎。近年来支气管动脉灌注治疗、纤维支气管镜高频电刀治疗、^{131}I 粒子治疗等治疗方式在肺癌合并阻塞性肺炎的治疗中也显示出了较好的治疗效果。

肺癌患者在日常生活中，需养成良好的生活习惯，适当锻炼，增强机体的免疫力，避免炎症的发生。同时通过有效的咳嗽、咳痰以及缩唇－深呼吸，清除呼吸道分泌物，防治痰液积聚导致阻塞性肺炎的加重。可以适当地运用支气管扩张剂，缓解剧烈咳嗽时的呼吸道痉挛，改善呼吸道的通气情况，有利于阻塞性肺炎的康复。

让气道畅通无阻

肺癌合并呼吸道梗阻在晚期肺癌患者中较为常见，其主要是由于肺部肿块不断增大阻塞呼吸道或对呼吸道产生压迫导致呼吸道不通畅，部分肺癌患者由于纵隔淋巴结肿大压迫呼吸道也可出现呼吸道不通畅，导致肺不能很好地扩张。因此患者临床常表现为慢慢出现的胸闷加重、呼吸困难，且临床用药后也较难缓解。对肺癌患者而言，中央型肺癌较易出现呼吸道梗阻，临床上尤其应当重视。定期如做胸部 CT 等相关检查对病情进行评估，有利于早期对呼吸道梗阻进行治疗和处理。

对于呼吸道梗阻的治疗，应当在对患者呼吸道梗阻程度进行评估的基础上采用不同的治疗方案，如出现主支气管梗阻，胸闷、气急较为明显的患者可在纤维支气管镜下进行局部肿块切除或气管支架置入术，暂时解除呼吸道的梗阻症状，在患者胸闷、气急缓解后，根据患者的病情，选择放疗、化疗或分子靶向治疗等方法对肺癌进行有效的控制，避免或延缓梗阻的再次发生。而对于小呼吸道的梗阻，则主要选择针对病因进行治疗，即有效对肺癌进行控制。同时临床上还可选用支气管扩张剂缓解呼吸道痉挛等，在一定程度上改善胸闷等临床症状。

肺癌患者除定期进行相关检查复查病情外，在日常生活中还应当进行呼吸功能的锻炼，以及对胸闷、反复出现的肺部感染、咯血等保持高度的重视，及时就诊，避免耽误病情。对呼吸道梗阻进行积极有效的治疗，能够让肺癌患者生活得更好，更长久。

放射性肺炎可防治

放射性肺炎是由于胸部恶性肿瘤如肺癌、乳腺癌、食管癌等经放疗后，肺组织受到损伤而引起的肺部炎症反应，也可发生于核辐射事故及骨髓移

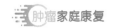

植预处理后。晚期可发展为放射性肺纤维化，严重者甚至会导致死亡。胸部恶性肿瘤放疗后放射性肺炎的发病率在13%~37%，其中有症状的放射性肺炎的发病率为1%~10%。

急性放射性肺炎可在放疗开始后一个时期即在治疗过程中发生，但大多见于放疗结束后。临床表现为没有痰的呛咳、长期低热，用消炎药治疗无效；严重者可有气急、呼吸困难及发绀。慢性纤维改变的症状多在放疗结束后较长时期才出现，早期症状较轻微，如咳嗽、吐白色泡沫痰，但可逐渐加重，并可出现肺功能不全的症状，如气短、呼吸困难等。

胸部放疗后，应遵循医嘱定期复查，门诊随访。同时注意保暖，预防感冒，加强营养。如出现新发的咳嗽、咳痰、胸闷、气促、呼吸困难、低热等症状，或该症状较前有加剧，应及时就诊，行胸部CT或X线等检查。如经医生确诊为放射性肺炎，应根据严重程度，决定是否住院治疗。如有高血压、糖尿病，注意监测血压、血糖，控制好血压、血糖水平。同时根据自身情况，可行适当康复训练。

糖皮质激素是目前治疗放射性肺炎常用且有效的药物，对于有症状的放射性肺炎应常规使用，特别是早期使用更为有效。它能有效地缓解患者的症状。同时，还应积极应用消炎药治疗、适当吸氧及其他对症处理。通常使用泼尼松，开始时剂量较大，2周后随症状好转而缓慢减量；或每日予以甲泼尼龙的短程糖皮质激素治疗。

药物肺毒性当警惕

抗肿瘤药尤其是化疗药引起的对肺的毒性反应严重影响患者的生活，甚至会导致死亡。抗肿瘤药对肺的影响可涉及呼吸道、胸膜、纵隔、肺血管，最常见的表现是间质性肺疾病。

常见可致肺毒性的药物，以博来霉素、氨甲蝶呤、丝裂霉素、白消安（马利兰）、亚硝服类（洛莫司汀）多见。其他可能导致间质性肺疾病的肿瘤药，如阿糖胞苷、紫杉醇类、环磷酰胺、吉西他滨、伊立替康、奥沙利丰白、长春碱、拓扑替康、多柔比星、依托泊苷，靶向药物如贝伐单抗、利妥昔单抗、曲妥珠单抗、厄洛替尼、吉非替尼等。

抗肿瘤药物治疗后出现间质性肺疾病，可在用药后几天至几周发生，发作时间较晚的多在用药后几周至几个月，更晚出现的间质性肺疾病可在用药后几年出现。

因症状和 CT、胸片等检查并不能很准确的判断间质性肺疾病，抗肿瘤药物引起的间质性肺疾病的诊断多是在排除了其他疾病后进行诊断的。需排除以下一些疾病，如各种细菌、病毒和真菌感染，肿瘤肺转移，其他原因引起的间质性肺疾病如结缔组织病、职业病，心源性肺水肿，非抗肿瘤药物引起的间质性肺疾病等。

间质性肺疾病多表现有咳嗽、呼吸困难、发热。

对于这种疾病在治疗前要进行肺部影像学、肺功能的检查，注意可能导致间质性肺疾病的病因。如果怀疑有间质性肺疾病则应进行支气管镜检查以排除炎症。对已经出现肺功能损伤的情况还没有特别有效的治疗方法，一旦出现肺毒性，最重要的是停药。严重时需使用糖皮质激素治疗，但应先排除炎症。糖皮质激素的用量应根据病情变化决定。其他治疗包括吸氧、平喘，甚至需借助机械通气治疗。

免疫检查点抑制剂应该在患者一般情况较好，患者症状较轻的时候尽早使用。在使用之前，应完善血常规、肝肾功能、电解质、甲状腺功能、凝血、心电图、腹部 B 超、胸部 X 线等检查。对于晚期、卧床不起的患者；有急性炎症，尚未控制的患者；做过肝移植、肾移植的患者；有系统性红斑狼疮、白塞病、干燥综合征、血管炎等自身免疫疾病，尚未控制的患者；携带 MDM2 扩增、表皮生长因子受体突变、JAK 突变等患者均不适合使用这类药物。

患者使用抗肿瘤药物后，应向医生了解相关不良反应，并定期门诊就诊。居家期比较长的时候患者需注意自身症状变化，并及时告知医生。

(1) 发生放射性肺炎怎么办？

- 及时就诊，并配合医生完善相关检查，积极治疗。
- 对放疗后出现放射性肺炎的并发症要有足够的认识，不乱用药。
- 按时服用相关治疗药物，定期复查。

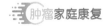

● 对病情的发展情况及时向医生反映，切忌放松警惕导致疾病恶化。

● 加强营养，注意休息，保证良好的生活习惯。加强免疫力，避免再次感染。

(2) 胸腔穿刺置管引流胸水有哪些注意事项？

● 克服胸腔穿刺恐惧感，及时配合医生治疗。

● 注意每日胸水引流量、胸水的颜色以及引流是否通畅等情况。

● 若引流过程中出现胸闷加剧、疼痛、咳嗽明显等病情变化时，应及时向医生反映。

● 多卧床休息，保持正确引流体位，避免过度活动，造成引流管脱落。

● 若发生引流管脱落，需及时就诊或向医生反映，不要自己处理，以免造成病情恶化。

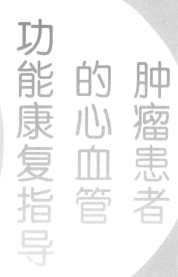

Part 16

肿瘤患者的心血管的功能康复指导

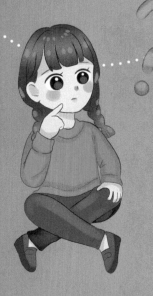

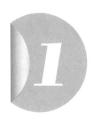

保护心脏动力，恢复心脏功能

随着肿瘤综合治疗的手段的进步，部分肿瘤可以治愈，部分肿瘤患者可长期存活。对于这些患者来说，假如抗肿瘤治疗伤到了"心"，带来了相关的心脏毒性，有时其危害可能比肿瘤复发还大，需要我们密切关注。只有降低抗肿瘤过程中心血管风险和减少肿瘤生存患者的心脏毒性，才能最终达到改善患者预后的目的。"提升肿瘤疗效，保护生命动力"是我们追求的目标。抗肿瘤药物治疗和放射治疗期间对心脏损害，包括高血压、QT 延长、心肌梗死 / 缺血、心力衰竭及心律失常等。早期筛查、积极预防及优化治疗方案，以减少心血管不良事件的发生。

化疗药物伤了"心"

蒽环类药物在所有化疗药物中"伤"心指数应该是"首屈一指"。目前临床常用的蒽环类药物包括多柔比星、表柔比星、吡柔比星，以及多柔比星脂质体等，其心脏毒性依次逐渐下降。蒽环类药物心脏毒性临床表现差异很大，包括无症状性心电图改变、轻度血压降低、心律失常、心肌炎、心包炎、急性心肌梗死、心力衰竭和慢性心脏病等。急性心脏毒性发生率约为 1%，多在患者用药后立刻发生，表现为可逆性心脏收缩力一过性下降。亚急性心脏毒性发生率为 1.6%~2.1%，多在治疗周期中或治疗结束后 1 年内发生。慢性心脏毒性发生率为 1.6%~5%，至少在治疗结束 1 年后发生。蒽环类药物导致的心脏毒性与累积剂量密切相关，严重者可引起左心室射血分数（LVEF）下降，QT 间期延长。蒽环类药物所致心肌损伤多为不可逆的、剂量累积性毒性。

紫衫类药物也存一定程度的心脏毒性，常用的紫杉类药物紫杉醇和多西他赛，其心脏毒性主要表现为心脏节律改变，以传导障碍为主，如心动过缓及房室传导阻滞，尤其在既往已经患有缺血性心脏病的患者，这种药物的毒副反应表现得尤为突出。

氟尿嘧啶（5-Fu）也存在心脏毒性，主要表现为心肌缺血综合征，以胸痛伴心电图改变为特征，而心功能衰竭和心源性休克很少发生。其缺血的发生机制认为与 5-Fu 导致的血管痉挛作用有关，此作用是可逆的，常在停药后和应用抗缺血药物后缓解。5-Fu 类口服药物卡培他滨的毒副作用类似 5-Fu，同样可引起心肌缺血甚至致死性心肌梗死。部分研究也发现有发生房颤、心肌炎、甚至室颤等情况，心肌缺血可能是由于冠状动脉痉挛和血栓形成所致。

靶向药物伤了"心"

肿瘤分子靶向治疗是当前肿瘤治疗的热点，与传统的化疗药物相比，靶向药物有更好的选择性，能减少对正常组织的损伤，但是人体的正常组织与肿瘤组织之间没有绝对界线，当靶向药物通过信号转导通路直接作用于肿瘤组织的时候，正常组织如心脏也会受到损伤。针对 HER-2 受体的单克隆分子靶向药物曲妥珠单抗（赫赛汀）的出现，则把 HER-2 阳性早期乳腺癌的复发风险降低了 50% 左右，也极大提高了晚期 HER-2 阳性乳腺癌的疗效。但值得注意的是，心脏毒性是曲妥珠单抗的主要不良反应，主要表现为心功能受损，发生 LEVF 下降和充血性心力衰竭（CHF）。曲妥珠单抗心脏毒性临床表现为多胸闷、气促、呼吸困难（端坐呼吸、夜间突发性呼吸困难）、疲惫、肺水肿、心脏扩大等，符合临床上心脏功能不全的表现。绝大部分患者心功能受损是一过性的，经对症治疗或停用曲妥珠单抗后多可恢复，真正由曲妥珠单抗引起的心脏毒性而死亡的患者少于 1%。此外，亦有报道曲妥珠单抗可引起慢性心肌病。曲妥珠单抗的心脏毒性发生率与使用过蒽环类药物、接受过胸壁放疗和既往有心功能异常相关，曲妥珠单抗的心脏毒性似乎与剂量无关。

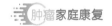

免疫检查点抑制剂药物伤了"心"

免疫检查点抑制剂药物的成功研发，改变了抗肿瘤治疗的格局。抗CTLA-4 单抗和抗 PD-1/PD-L1 单抗这两种免疫检查点抑制剂药物的使用，特别是联合使用，对于恶性黑色素瘤、肺癌等几种类型的肿瘤中均显示出较好的临床效果。目前有效率虽仅为 20%~40%，但重要的一点，对于少数疗效较好的晚期肿瘤患者达到了治愈，这在晚期肿瘤的治疗中是鼓舞人心的。在使用抗 CTLA-4 单抗或抗 PD-1 单抗，以及两者联合治疗的恶性黑色素瘤患者中，出现免疫相关心脏毒性，体征和症状包括胸痛、心律失常、心悸、外周水肿、进行性或急性呼吸困难、胸腔积液、乏力等。比较严重的心脏毒性包括心肌炎、心包炎、血管炎，其中心肌炎死亡率增高，接近 50%。多数患者经糖皮质激素治疗好转，也有患者需要加用麦考酚酯、英夫利昔单抗或抗胸腺细胞球蛋白。

如何早期发现药物性心脏毒性，如何预防

长期监测和早期发现是减少药物性心脏毒性发生的关键。临床常用的抗肿瘤药物众多，致心脏毒性的发生机制各不相同，尚无可靠的检查方法用于判定心脏毒性，将多种影像学方法与心肌标志物结合进行监测是目前最为可靠的手段。心肌标志物包括心肌酶谱、肌钙蛋白和肌红蛋白、N 端B 型脑钠肽（NT-proBNP）、心电图（ECG）、超声心动图、放射性核素心血管显像、心脏多层 CT/MRI/PET-CT，甚至心内膜下心肌活检等，对心脏损伤的诊断有较好的指导意义。

目前有关心脏毒性的预防的研究主要集中在蒽环类药物，处理原则限制心脏毒性药物的累积剂量；优化药物的给药方式（可分次给药，延长给药时间，从静脉注射改为 24~48 小时甚至 96 小时连续静脉滴注）。调整蒽环类药物的种类（如脂质体阿霉素）；必要时给予预防用药，首选使用右丙亚胺心脏保护剂。《中国蒽环类药物防治指南》建议，为了有效预防蒽环类药物导致的心脏毒性，应在第 1 次使用蒽环类药物前就联合使用

右丙亚胺。而靶向药物曲妥珠单抗造成的心脏毒性一般较轻，多为可逆性，重在监测，按照停药原则，及时停药，防止心脏毒性进一步加重，预防性用药尚无较多证据。免疫性心肌炎致死率较高，结合药物作用机制和不良反应进展快的特征，早期诊断和早期治疗显得尤为重要。建议对拟接受免疫检查治疗的患者进行药物不良反应教育，以早期自我识别包括心肌炎在内的免疫相关不良反应症状和体征，若有不适，应主动就诊、及时告知免疫治疗史。

如何预防静脉血栓和肺栓塞的发生，如何康复

肿瘤相关静脉血栓栓塞性疾病是什么

静脉血栓栓塞症（VTE），包括深静脉血栓形成和肺栓塞在内的血栓栓塞性疾病。VTE 在肿瘤患者中发生率为 4%~20%，是恶性肿瘤重要并发症之一，也是肿瘤患者除了复发转移之外的第二大死因。深静脉血栓部位好发于下肢深静脉，肺血栓栓塞症指来自静脉系统或右心的血栓阻塞肺动脉或其分支所致疾病，临床多以肺循环和呼吸功能障碍为主要特征，而腘静脉以上部位的近端深静脉血栓是肺栓塞栓子的重要来源。若恶性肿瘤患者合并 VTE，即使肿瘤分期较早，预后也很差。如何早期诊断、治疗和预防恶性肿瘤相关的 VTE 是患者自身和临床医生值得关注的问题。

正常情况下，人体中的凝血与抗凝血系统保持着动态的平衡，而肿瘤通过多种途径使机体凝血系统功能紊乱，使机体处于"高凝状态"。恶性肿瘤患者的高凝状态，本身就是 VTE 发生的主要病理基础和重要高

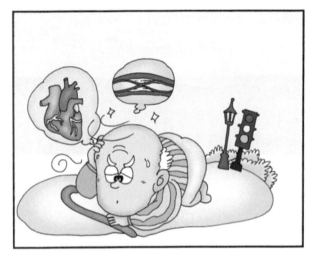

危因素。研究表明，肿瘤患者发生 VTE 的风险较非肿瘤患者至少增加 4~7 倍。而积极的抗肿瘤治疗如手术治疗和化疗药物治疗均可导致血管内皮细胞损伤、黏附分子增多，使 VTE 发生风险明显升高。另外，某些抗血管生成抑制治疗（如贝伐单抗、沙利度胺、来那度胺、恩度）、内分泌药物（三苯氧胺、芳香化酶抑制剂等）以及纠正贫血使用促红细胞生成素等药物，亦可使 VTE 发病率升高。除此之外，肿瘤或淋巴结压迫血管（比如上腔静脉综合征）、肿瘤类型和分期、长期卧床、深静脉置管、自身年龄和体质等因素也可以促使血栓形成。

如何正确做到肿瘤相关静脉血栓栓塞性疾病的诊断、治疗和预防

我的风险程度有多高呢，怎么评估

肿瘤相关 VTE 发生风险因素很多，总体归纳起来可分为三类：患者自身相关危险因素、肿瘤相关危险因素和治疗相关因素。

患者自身相关危险因素包括患者的年龄、种族、体力状况、肥胖情况、血栓史和存在其他基础疾病等。其中大于 65 岁、既往有 VET 病史、长期卧床均是患者自身相关性 VTE 的重要危险因素。

罹患恶性肿瘤是发生 VTE 最重要的危险因素。研究表明，有 16%~40% 的 VTE 患者其发病与罹患恶性肿瘤相关，其中胰腺癌和胃癌发生 VTE 概率更高，转移的晚期肿瘤较局部浸润肿瘤的发生 VTE 概率

更高。此外，若肿瘤或淋巴结压迫血管，导致血流淤滞、黏度增加，血流速度减慢，导致血栓的发生。

抗肿瘤治疗可能会增加肿瘤患者发生 VTE 的风险。手术、放化疗、介入治疗、靶向药物、抗血管生成药物、内分泌药物等均可造成血管内皮细胞的损伤，进而增加 VTE 的发生风险。在肿瘤治疗过程中使用促红细胞生成素及输血等均会增加肿瘤患者 VTE 的发生率。此外，进行中心静脉置管也会引起血管内皮细胞损伤，增加 VTE 的发生风险。

临床医生根据风险因素评分和生物标志物检测在内的风险评估模型，预测和识别出最需要预防 VTE 的患者，来进行 VTE 的预防，进而减少 VTE 的发生。

肿瘤相关 VTE 的诊断

VTE 缺乏临床特异性表现，容易造成误诊、漏诊。提醒患者朋友，若存在以上高危因素，又出现如肢体不对称性肿胀，大腿或小腿部位不适感，原因不明的持续性小腿抽筋，面部、颈部或锁骨上区肿胀，肢体局部皮肤温度升高，静脉走行部位压痛等临床表现时，应高度警惕深静脉血栓；若出现突发原因不明的呼吸困难、低氧血症、晕厥、低血压、休克、心脏骤停或胸痛、咯血、X 线胸片显示肺部阴影和胸腔积液，或严重程度无法用基础疾病解释，应高度警惕肺栓塞。建议患者朋友及时医院就诊，医生结合临床表现、血常规、凝血功能及血浆 +D- 二聚体检验、超声检查、肺动脉 CT 血管造影（CTA）、磁共振静脉造影等方法进一步诊断。

肿瘤相关 VTE 的治疗

若诊断考虑 VTE，需尽快启动抗凝药治疗。目前推荐用于治疗 VTE 急性期的抗凝药物主要包括低分子肝素、普通肝素、磺达肝癸钠、华法林以及口服直接 X a 因子抑制剂（如利伐沙班）。用于长期治疗的抗凝药物为低分子肝素和华法林。在明确无抗凝禁忌证的肿瘤患者，一旦确诊 VTE，应立即开始治疗（疗程 5~7 天），可以使用低分子肝素、普通肝素（静脉给药）或磺达肝癸钠。因低分子肝素长期治疗效果更佳，用药相对安全，

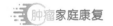

大多数研究表明不增加出血风险，因此急性期治疗采用低分子肝素更加可取。另外，推荐低分子肝素单药治疗（不联合华法林）用于近端深静脉血栓或肺栓塞的长期治疗及无抗凝禁忌证的晚期或转移性肿瘤患者的复发性VTE 的预防性治疗。

如果部分患者需要将低分子肝素更换为华法林作为长期用药，那么应该有1个短期的、至少5~7 天的过渡期，在此期间，需要联合使用低分子肝素与华法林，每周2次检测国际标准化比值（INR），直至INR ≥ 2，可停止使用低分子肝素，仅服用华法林。

抗凝药物停药指证：肿瘤患者合并深静脉血栓者应接受3~6 个月以上的抗凝治疗，导管相关性血栓通常给予3个月的抗凝治疗。而合并肺栓塞的患者应接受6~12 个月以上的治疗。对于活动性肿瘤或持续高危的患者，也应考虑无限期抗凝治疗。

目前推荐预防性抗凝药物可选择低分子肝素或华法林（调整至INR2~3），有关比较不同抗凝治疗方案对肿瘤患者VTE 预防作用的研究并没有明确哪个方案的疗效更加卓越。但对于高危患者更多建议使用低分子肝素预防，不仅可降低VTE 的发生，还具有调节肿瘤生长、增殖、浸润、转移和血管生成等抗癌的作用。因此有人推测抗凝治疗可以改善恶性肿瘤患者的生存率，长疗程抗凝的治疗可能使肿瘤患者获益，但证据尚不充分。

有方便安全的口服抗凝药物吗

目前常规的抗凝剂治疗肿瘤相关的VET 仍有缺点。低分子肝素具有需要持续的皮下注射，出血风险增加（尤其对于溃疡的胃肠道肿瘤）等缺点。华法林虽为口服制剂，但药效容易受食物和药物等因素的影响，需要定期监测INR，增加患者医院就诊次数和频繁检测凝血功能，给患者带来很大不便。新型口服抗凝药物，包括凝血酶抑制剂如达比加群和因子Ⅹa 抑制剂如利伐沙班、阿哌沙班、依度沙班等，具有口服给药简单方便、很少受到食物和其他药物的影响，可以给予固定的药物剂量，无须根据INR 调整剂量等优势。这些新型口服抗凝药物的疗效不差于低分子肝素和华法林，可能有相似或更高的安全性。目前，《肿瘤相关静脉血栓栓塞症的预防与治疗中国专家指南（2019 版）》已推荐利伐沙班治疗肿瘤相关 VTE。利伐沙班的治疗推荐剂量是前 3 周剂量为 15 毫克，每日两次，之后维持治疗及降低 DVT 和 PE 复发风险的剂量为 20 毫克，每日 1 次。

肿瘤相关 VTE 预防管理策略

机械性预防

对于住院的肿瘤患者，可采用静脉加压装置进行机械性预防。但前提排除机械性预防的禁忌证，如外周动脉疾病、开放性伤口、充血性心力衰竭、急性浅表静脉或下肢深静脉血栓形成等。分级加压弹力袜作为一种机械性预防方法，可与静脉加压装置联合使用。

药物预防

❱ 风险评估：临床医生参考 Khorana 评分和 Caprini 评分系统对肿瘤患者进行 VTE 风险评估，并根据患者就诊类型分为住院肿瘤患者、围手术期肿瘤患者及门诊化疗肿瘤患者等不同人群，提出合理的预防抗凝治疗指导意见。

❱ 住院肿瘤患者：对 VTE 高危患者或者活动量较少的、无进行抗凝治疗禁忌证的住院患者，应将抗凝治疗序贯在其整个住院期间。

❱ 围手术期肿瘤患者：预防性抗凝治疗对恶性肿瘤手术患者有益已经获得广泛共识，目前研究的重点在于手术抗凝治疗的持续时间。目前建议对高危恶性肿瘤手术患者术后进行 4 周的预防性抗凝药物治疗。

❱ 门诊化疗肿瘤患者：对于接受高凝风险化疗方案的门诊肿瘤患者，应考虑对其进行 VTE 的预防性治疗。见上文机械性预防。

(1) 哪些化疗药物在使用过程中需要格外重视心脏毒性的发生？

蒽环类药物、紫杉类药物、氟尿嘧啶等在治疗期间或治疗后短时间内需要格外重视心脏毒性。这些药物广泛使用在乳腺癌、软组织肉瘤、胃癌、妇科肿瘤等患者中。治疗过程需要监测心电图、超声心动图、心肌酶谱、肌钙蛋白和肌红蛋白以及脑钠肽等指标。

(2) 靶向药物和免疫治疗的心脏毒性有何特点?

以曲妥珠单抗为代表的靶向药物的心脏毒性绝大多数是可以防治的,在赫赛汀使用过程中需要监测左室射血分数,必要时及时停药,停药以及对症处理后,心脏损伤多可恢复。以免疫检查点抑制剂为代表的免疫治疗药物的心脏毒性,总体发生率较低,但一旦发生,病情进展速度快,重者危及生命,如果出现心脏不适症状尽快就诊,尽早处理。

(3) 在免疫治疗过程中该如何监测有无心脏毒性的发生?

在免疫治疗过程中需要定期做心肌酶谱、心肌标志、心电图、超声心动图等检查。若出现新发的心脏不适症状,如胸痛、呼吸困难、心悸、晕厥应及时联系主管医生。做到早发现、早诊断、早治疗。

(4) 为什么说恶性肿瘤患者预防血栓极为重要?

首先,多种因素导致肿瘤患者容易发生静脉血栓栓塞症,其次,血栓栓塞是肿瘤患者除了复发转移之外的第二大死因。

保护血管——为抗肿瘤治疗保驾护航

随着肿瘤分子生物学和遗传学研究的不断深入,肿瘤转化性研究的兴起，有效的抗肿瘤新药不断进入临床，提高了抗肿瘤治疗的效果和肿瘤患者的生存率。肿瘤内科治疗周期较长，化疗需半年左右的时间，而乳腺癌术后靶向治疗还需要持续 1~2 年。抗肿瘤药物多数是需要从静脉输液中给药的，对于需要长期静脉输注化疗药物的患者，为了保护静脉，减少输液过程中化疗药物渗出血管外造成局部皮肤的损伤甚至溃烂，静脉输液通路的选择和维护就显得非常重要。目前临床多采用从外周静脉置入中心静脉导管（PICC）和完全植入式静脉输液港（PORT）作为维持长期治疗的静脉通路装置。对于这些新工具的应用，患者需要对血管的功能和使用中可能出现的一些问题有所了解，这样可以更好地遵从医护人员的教育，做好对导管的自我管理工作。

人体血管是怎么分布的

人体的血管分为动脉和静脉，都与心脏相连接。动脉是从左心室起始的主动脉及其各级分支，在行径中不断分支变细，小动脉最后变细为毛细血管。动脉血从左心室流到全身的毛细血管，在此与组织液进行物质交换，供给组织细胞氧气和营养物质。动脉管壁较厚，平滑肌较发达，弹力纤维较多，管腔断面呈圆形，具有收缩性和一定的弹性，可随心脏的收缩、血压的高低而明显地搏动，我们平时能摸到搏动的血管就是动脉。心脏功能正常者动脉搏动和心脏跳动的节律是一致的。血液在毛细血管代谢后产生二氧化碳和代谢产物，动脉血变为静脉血，再经各小静脉、中静脉最后经过上、下腔静脉及冠状窦流回右心房、右心室，再从右心室到肺，静脉血变成动脉血，再到左心室，循环往复，所以叫血液循环。静脉管壁薄，平滑肌和弹力纤维均较少，缺乏收缩性和弹性，管腔断面较扁，平时我们看到身体表面的一根根"青筋"就是静脉。我们说的"打吊针"，就是把药物从这些静脉输入身体里，经血液循环将药物流到全身从而发挥作用。

化疗是怎么回事

化疗是化学药物治疗的简称，是利用化学药物阻止癌细胞的增殖、浸润、转移，直至最终杀灭癌细胞的一种治疗方法。它是一种全身性治疗手段，与手术、放疗一起，并称为癌症的三大治疗手段。治疗肿瘤的化疗药物可杀灭肿瘤细胞，又称为细胞毒药物。化疗药物有近百种，一些药物来源于自然植物，另一些药物是人工合成的。为了提高药物治疗的效果，临床上常以不同的强度联合用药，也就是说一次化疗可能会使用两种或两种以上的药物。当然也有一些化疗药物是以片剂或者胶囊剂的方式服用，还有一些是经肌内注射或皮下注射的，还有脊髓腔内注入（鞘内注射），胸腔、腹腔注入，但最常用的还是静脉用药，静脉注射可在数分钟内完成，也可放在大容积的液体内滴注数小时。

化疗会使皮肤溃烂吗

大部分静脉输注的化疗药物都会对血管造成一定的损害，联合用药较单一用药损伤更大。化疗药物浓度高，刺激性强，其 pH 和渗透压与血液的正常值相差较大，会对血管产生不同程度的刺激。化疗药物的刺激会使血管壁变薄，弹性下降，脆性增加，静脉萎缩变细。渗透压低时组织间液被吸入血管，使血管内压力升高，血管内膜受损，会引起化学性静脉炎。化疗药物在杀伤肿瘤细胞的同时对正常组织细胞也有一定的损伤，如丝裂霉素易损伤血管内皮细胞，阿霉素外渗后会引起局部严重的细胞炎症，若不及时处理会造成局部溃烂。还有少数化疗药物存在难溶物或未溶物，这些物质注入血管后，会被血管内的吞噬细胞吞噬，释放出 5- 羟色胺等导致炎症的物质，造成血管通透性增加，组织液渗出血管外，局部会出现红、肿、热、痛等炎症反应。

有什么方法可以保护血管

化疗药物可根据外渗化疗药物对皮肤的损伤程度分为三类：发疱性化疗药物、刺激性化疗药物和非刺激性化疗药物。发疱性化疗药物包括长春碱类（诺维本、长春新碱等）、蒽环类（阿霉素、表阿霉素等）及丝裂霉素，这些药物要避免从外周浅静脉（手背和前臂为主）输入，建议选用中心静脉通路。其他两类可根据化疗的疗程及患者自身情况选择最佳的静脉通路。临床常用的静脉通路有外周浅静脉留置针、PICC、PORT 及颈内或腹股沟深静脉置管（CVC），后面三种通路我们统称中心静脉通路。CVC 一般只能单次住院使用，不适用于长期使用，输液超过 1 周或需要多个疗程化疗的患者建议使用 PICC 或 PORT，可以一针穿刺满足整个治疗计划。经外周浅静脉行化疗的患者要尽量避免联合用药，以减轻静脉损伤的程度。外周浅静脉留置针可以避免短期内反复穿刺，能够有效减少因药物渗出导致的疼痛、局部肿胀、组织坏死等情况，适合于自身血管条件较好且化疗疗程短的非发疱性药物治疗的患者。但是外周浅静脉的应用不能保证化疗药物迅速被稀释，对血管的损害是依然存在的。外周浅静脉穿刺时应尽量选择双上臂粗、直、弹性好的静脉，避免选择关节处的静脉，以免活动不慎引起药物外渗后造成关节功能障碍。化疗药物输注避免使用钢针（头皮针），因钢针容易穿破血管使药物输在血管外，造成严重后果。

装了 PICC 应该怎样保护它

PICC 是一根细细的、柔软的导管，从外周静脉（手臂静脉）置入的头端到达上腔静脉中下段（接近心脏的大血管），是可以长期使用的静脉导管，能满足肿瘤患者多次输入强刺激性的化疗药物及高浓度的营养物质，可以减少患者反复打针，有效保护外周血管。PICC 可以留置 1 年或 1 年以上，但需严格消毒和有效维护。在导管留置期间，若不及时发现一些并发症和做好导管维护，则会产生如血栓、过敏、感染等严重后果。那么，在日常生活中该如何做好 PICC 的维护和观察呢？

置管后要注意以下问题

置管后的规范维护是保证导管按计划安全使用最重要的保证，患者要遵守医院护士的宣教要求，做好功能锻炼并按规定时间去专业医院进行维护，这样可以预防和及早发现并发症。

▶ 置管当天：置管侧手臂尽量少做弯曲、伸直等活动，可适当抬高带管侧手臂。为适应导管的存在及避免手指手臂肿胀，可做转腕、指尖弹钢琴等活动，不要过度用力，以免造成穿刺点出血。穿刺当天穿刺点有少量渗血是正常现象。

▶ 置管后 24~48 小时：必须由护士进行导管维护更换贴膜，护士会观察局部情况，同时清除局部的渗血、渗液，减少感染的风险。在护士操作时，注意配合将头转向对侧，避免对着护士在消毒的区域说话、呼吸。

▶ 置管后的前 3 天：为预防因导管对血管内膜摩擦而引起的机械性静脉炎，可以用红外线对置管部位上方进行照射或用热水袋适当热敷（水温 60℃左右），每次热敷 15~30 分钟，热敷时注意避免烫伤。

▶ 静脉输液结束时：必须用大于 10 毫升的针筒抽取生理盐水或稀肝素液冲封管。如果是紫色的耐高压导管，连续输液 12 小时需冲管 1 次，注意提醒护士按规范执行。平时每 7 天必须要到医院对导管进行冲封管、换贴膜、换输液接头等维护，天气炎热出汗多时要缩短维护间隔时间，必要时 1 周 2 次。注意保持穿刺部位的清洁干燥，不要擅自撕下贴膜。贴膜若有卷曲、松动、汗液、潮湿要及时到医院更换。

▶ 从置入导管 24 小时后开始：置管侧手可以捏握力球，建议每天 300~500 次，可以在每天不同时段分 5~6 次完成。起床时不要用穿刺侧手臂用力撑床。导管置入后注意适当增加饮水量，每天保持饮水 2000~3000 毫升。

日常生活中可以淋浴，淋浴前以导管为中心用干毛巾包裹再用保鲜膜在毛巾外缠绕 2~3 圈，然后在上下边缘用胶布贴紧；也可以使用专门的防水袖套保护；淋浴时尽量将手臂举到旁边，避免水进入到穿刺部位。淋浴后去掉保鲜膜后检查贴膜下有无浸水，若有浸水及时去医院更换贴膜。注意绝对不能用任何利器如剪刀去剪保鲜膜，以防误伤导管。不可以洗盆浴和游泳。

💧 在导管留置期间：可以从事一般性日常活动、学习和体育锻炼。置管侧手：避免拖地、洗衣服以及做肩关节活动幅度较大的甩手活动；避免举哑铃、做引体向上、做俯卧撑等锻炼活动；坐公交车时不能拉头顶上的拉环；避免抱孩子；避免弯腰捡地上的东西，要蹲下去捡；避免提超过 5千克的物品；避免做一些过度拉伸肩关节的活动。活动不当会造成导管头端移动到颈内静脉或其他静脉中，也有可能造成导管断裂，使导管不能按计划长期使用；避免碰触 PICC 导管体外部分，以免损伤导管或将导管拉出体外。

💧 需做造影检查时：请提醒护士不能通过该导管高压注射造影剂（除非是紫色的耐高压导管）；提醒护士不要在导管上测量血压及扎止血带。

💧 置管后：若不能在置管医院维护导管，可在当地找正规医院专业护士进行维护治疗。一般县级以上医院都设有专门的护理服务项目。

💧 做好记录：记得随身携带 PICC 维护记录本，便于护士维护后记录。

置管后要学会自我观察

置管后自我观察很重要，每天至少观察 2~3 次，如果出现下列任何一项都应立即到医院处理。

💧 导管穿刺点有明显渗液、渗血。

💧 穿刺部位出现皮疹和皮肤瘙痒。

💧 穿刺点至靠近腋下段有红肿、疼痛、静脉呈条索状发硬和局部皮肤温度增高，穿刺点有脓性液体流出，甚至有全身发热，体温升高 > 38℃的情况。

💧 沿着静脉走向部位出现疼痛和肿胀，有可能出现血栓症状，血栓的发病率为 2%~5%。

💧 导管存在内外滑动自由进出穿刺点的情况。

💧 导管内有回血。

💧 置管侧手臂麻木、疼痛、手臂肿胀、臂围增粗超过原臂围 2 厘米。

💧 有不明原因的呼吸困难和心跳加快。

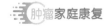

要不要装输液港，装了后要注意什么

输液港（PORT）是一种埋入皮肤下可长期留在体内的静脉输液装置，是由一个供穿刺的注射座和一根静脉导管系统组成，借助于专用的隔膜和导管，建立可以用几年甚至十几年的静脉通路，用于输注各种药物，包括化疗药、营养药、输血以及抽血等，因为放置时间可以很久，维护间隔时间长，同时还不影响洗澡等，现已越来越多地应用于肿瘤化疗患者。当然，应用输液港作为静脉通路的患者，在日常生活中也需要妥善维护输液港，必须严格遵守护士的教育，做好居家期间的安全管理。

植入输液港后需要做好的事

输液港植入后患者要遵守医院护士的教育，按相应的指导进行功能锻炼，按规定的时间去有服务能力的医院进行维护，做好预防并及早发现并发症。

▶ 输液港一般都埋植在胸壁皮下组织丰富的地方，植入后皮肤上会有3~4厘米的伤口，一般情况下7~10天可以拆除皮肤缝线，化疗期间建议10~14天拆线，防止因伤口愈合慢导致拆线后发生裂开。要记得及时到医院去拆线。

▶ 在日常生活中要注意保护输液港植入处皮肤，避免搔抓造成皮肤破溃，避免重力撞击输液港部位造成输液港港体移位或者损坏。伤口拆线以后可以正常洗澡，可轻轻擦洗输液港植入处皮肤，保持输液港植入处皮肤清洁干燥。

▶ 从最后一次拔针开始计算，如果连续4周未再使用输液港，需到医院冲管一次以保持导管的通畅，冲管时必须使用专用的一次性无损伤蝶翼针（医院里有），避免造成港体穿刺座损伤。冲管必须使用10毫升以上的针筒，冲管后用稀肝素封管，减少堵管的发生率。平时要适当增加饮水量，每天可饮水2000~3000毫升。

▶ 植入输液港后不影响一般日常工作、家务劳动，睡觉时尽量避免输液港植入侧卧位。

◗ 避免输液港植入侧上肢打羽毛球、练瑜伽等肩关节拉伸幅度大和过度扩胸的运动；避免举哑铃、做引体向上和俯卧撑等持重锻炼。可以打太极拳、散步及快走等。

◗ 严禁从输液港高压注射造影剂，如做 CT 及 MRI 造影检查等，以免造成导管破裂，除非植入的为耐高压输液港。

◗ 记得随身携带输液港维护记录本，便于护士维护后记录。

植入输液港后可能出现的问题

输液港植入后患者大部分时间都在家休养，因此要了解可能出现的相关并发症，注意是否会出现与输液港相关的不适症状。如果出现下列任何一条症状都应立即到具有专业服务能力的医院去处理。

◗ 局部皮下血肿：常见于术后 24 小时内，医生处理时可给予加压包扎或针筒抽吸。

◗ 感染：输液港周围皮肤有红肿、灼热感及疼痛等炎症反应，不明原因的发热，体温高于 38.5℃，输液港植入后感染发生率为 4.8%~8.8%，一旦感染，可能会出现比较严重的后果，要取出输液港。

◗ 导管堵塞：引起导管堵塞的原因有机械性堵塞、血栓性堵塞和药物沉淀，导管堵塞时护士在使用导管时就会抽不出回血，需要护士用尿激酶进行溶栓通管。

◗ 血栓形成：如出现输液港植入侧上肢、肩、颈部水肿或疼痛，手指、手掌等皮肤温度降低、皮肤颜色发暗等症状，应考虑血栓形成。必须立即就医，按医嘱使用抗血栓药物治疗。

◗ 注射座周围皮肤肿胀：一般是由于穿刺针刺入深度不够。也可能是导管与注射座连接处滑脱，输液时液体渗入皮下组织内所致。若发现局部肿胀疼痛，应立即报告护士，便于做相应的处理。

◗ 导管夹闭综合征：是输液港植入后的严重并发症之一。具体表现为：平卧手臂放在身体两边输液时抽不到回血；输液时液体滴速减慢或不滴，而平卧手臂外展时滴速又正常，考虑可能发生夹闭综合征。严重的夹闭综合征可致导管破损或断裂，虽然发生率较低（约为8%。），但一旦发生断管，断掉的导管会进入心脏和肺动脉，会引起肺动脉栓塞而导致严重后果。一旦发生断管需立即手术取出残留导管及注射座。

　　❯ 注射座翻转：放置注射座的皮下空间太大，或者患者出现明显消瘦，与植入时体重相差很大，皮肤及皮下组织松弛后可能出现。注射座翻转会导致输液时穿刺和固定困难，发现时医生、护士会做相应的处理。

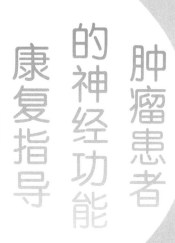

Part

17

肿瘤患者的神经功能康复指导

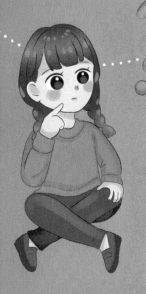

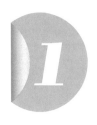

得了肿瘤为什么有中风症状

"偏侧瘫痪、说不出话、不能吃东西、身体麻木……"患者经常问，为什么得了肿瘤却是中风的症状呢？

其实这就是神经功能损伤，这在肿瘤患者中比较常见，有15%~20%的肿瘤患者在肿瘤的整个发展过程中会出现神经系统损害的症状。这种神经系统损害所导致的功能障碍是促使患者就诊的主要原因之一，而且也是除了常规手术和放、化疗以外，肿瘤患者住院治疗最常见的病因之一。随着医学的进步，肿瘤治疗手段的不断提高，患者生存期越来越长，故改善患者功能障碍、提高生活质量也显得非常重要。

肿瘤患者神经损伤包括神经系统自身肿瘤对神经的损害、非神经系统肿瘤所导致的神经系统损害及在肿瘤治疗过程中对神经系统的损伤。那么恶性肿瘤患者神经系统的损害有哪些情形呢？①神经系统肿瘤直接侵犯导致；②肿瘤间接导致神经系统损伤；③神经系统副肿瘤综合征，其中神经损伤不同部位，其功能障碍也不尽相同。

肿瘤怎么会损伤神经

神经系统肿瘤直接侵犯导致功能障碍

神经系统分为中枢神经系统和周围神经系统，故其肿瘤也可分为中枢神经系统肿瘤和周围神经系统肿瘤。

常见的中枢神经系统肿瘤有哪些

原发性中枢神经系统肿瘤，即最先发生在中枢神经系统的肿瘤，出现在脑组织、脑膜、垂体、脑神经、血管及残余胚胎组织，其发病率（7.8~12.5）/100 000，可发生于任何年龄。成年患者多为胶质瘤（约40.3%）、脑膜瘤（约16.9%）、垂体瘤（约12.3%）等，老年患者多为胶质瘤和脑转移瘤。根据肿瘤表现分类，中枢神经系统肿瘤有胶质瘤（神经上皮肿瘤）、脑膜瘤、淋巴瘤和造血组织肿瘤、生殖细胞肿瘤、鞍区肿瘤及转移瘤等，其中以胶质瘤最为多见，约占40%，其次为脑膜瘤16%。

常见的中枢神经系统肿瘤所引起的功能障碍有哪些

中枢神经肿瘤，如原发性的颅内肿瘤，其神经损伤及功能障碍主要取决于肿瘤在大脑中生长的部位，而生长部位与肿瘤类型有很大的关系。例如发病率较高的胶质瘤好发于大脑半球，垂体瘤好发于鞍区，髓母细胞瘤多发于小脑蚓部，因此我们还可以根据患者特有的症状和体征来大致推测

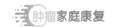

肿瘤的定位。那么大脑不同部位肿瘤会引起哪些功能障碍呢？

❱ 大脑半球肿瘤：额叶脑区肿瘤可引起对侧上肢运动障碍、痉挛性肌张力增高，如果双侧病变则表现为淡漠、痴呆；颞叶脑区肿瘤可引起失语、记忆改变，出现对陌生环境熟悉感或对熟悉环境陌生感；顶叶脑区肿瘤可出现相应区域的感觉减退或缺失，以及失语、失用、失读、失写、失算、对侧忽略、左右失定向、视觉性空间定向障碍等；枕叶脑区肿瘤可产生对侧同向偏盲。

❱ 两半球中线部肿瘤：胼胝体肿瘤，前部可侵入额叶产生进行性痴呆、失用症和人格改变，中部肿瘤可向两侧侵犯产生双侧运动及感觉障碍，后部肿瘤可压迫四叠体出现类松果体瘤症状；脑室肿瘤表现出颅内压增高如头痛、呕吐、意识模糊等；丘脑肿瘤可引起头痛、感觉障碍及内分泌障碍；基底节肿瘤可引起主观感觉障碍、共济失调、眼球震颤、偏瘫及偏身感觉障碍等。

❱ 颅中窝蝶鞍区：垂体瘤可引起视觉障碍如视力减退、视野的缺损，发病后发现看不清某一侧物体，经常需要调整头部。因垂体是人体的内分泌腺之首，因而会出现内分泌功能紊乱，男性表现为阳痿、性欲低下，女性表现为月经经期延长、闭经、不孕等。生长激素分泌过盛，在发育成熟前可导致巨人症，在发育成熟后则表现为肢端肥大症。

❱ 小脑半球：半球肿瘤可表现为颅内压增高，患侧肢体辨距不良、语音不清、眼震、行走步履蹒跚，易向患侧倾倒；小脑蚓部肿瘤可表现为步态不稳，逐渐不能行走；脑桥小脑角肿瘤可引起听觉和平衡功能障碍如眩晕、耳鸣、眼震、进行性听力减退，同时可引起共济失调，如行走不稳、左右摇晃似醉酒状态等。

❱ 脑干：中脑肿瘤可出现 Weber 综合征，表现为动眼神经麻痹如上眼睑下垂、视物重影，对侧痉挛性瘫痪；脑桥肿瘤可产生周围性面瘫如面肌麻痹、两侧脸部不对称，外展神经麻痹如舌肌麻痹、舌后部分味觉消失、咽喉麻痹、吞咽时呛咳、复视及对侧偏瘫等。

常见的周围神经肿瘤及其相对应的功能障碍有哪些

❱ 神经鞘瘤：可发生于全身的周围神经，常见的有听神经瘤，发生在脑桥小脑角处，有耳鸣、听力下降、眩晕、声音嘶哑、饮水呛咳、眼震等症。

❱ 神经纤维瘤：为常染色体显性遗传病，是基因缺陷使神经嵴细胞发育异常导致多系统损害。患肢可出现麻木、疼痛、感觉过敏等症。

转移性肿瘤

根据临床调查，由其他部位肿瘤转移至中枢神经系统而导致神经损害的约占全部临床肿瘤的 1/5，其中恶性肿瘤死亡病例中有 10%~50% 可有脑转移，而转移性肿瘤对神经的损害也与神经系统自身肿瘤一样，损害不同部位神经可产生不同的症状，基本症状与神经系统自身肿瘤所导致的症状相同。

肿瘤间接导致神经系统损害

除原发性及转移性肿瘤对神经系统产生直接损害外，在对肿瘤治疗的同时也可能间接损害神经系统，如放、化疗对中枢神经及周围神经都有不同程度的损伤，肿瘤致代谢障碍损害神经系统等。下面是几种比较常见的肿瘤治疗对神经系统的损害。

放射性脊髓损伤

放射性脊髓损伤常见于鼻咽癌、食管癌、甲状腺癌、纵隔肿瘤、脊椎肿瘤放疗后，是脊髓组织接受放射线治疗后损伤的表现，主要影响脊髓白质。不同阶段及损伤程度不同，其表现也有所差异。放射性脊髓损伤有短暂性和迟发性两种，其中最常见的是短暂性放射性脊髓炎，表现为感觉异常，如麻木、刺痛、触痛、皮肤烧灼感、颈肩部疼痛，屈颈或用力时症状加重，做屈颈动作时，有触电感，主要症状是感觉方面的异常及沿脊柱向肢体放射的触电感。迟发性放射性脊髓炎主要表现为下肢麻木、感觉迟钝，进而出现四肢无力如不能行走，括约肌功能障碍如大小便失禁等。

放射性脑病

放射线可以引起局灶性或者弥漫性脑坏死，根据发病时间的不同，可分为急性型、迟发型、晚发型。急性型常见于大剂量放射线治疗后，主要表现为头痛、发热、嗜睡；迟发型常见于全脑放疗后 1~4 个月，常有恶心、嗜睡、易怒等表现；晚发型为放疗后数年发生，表现为明显的记忆力减退，甚至认知障碍等。

▶ 放疗可能导致周围神经损伤，以喉返神经损伤、舌下神经损伤比较常见，主要表现为声音嘶哑、发音和吞咽困难。

化疗损伤周围神经，主要是指化疗药物对周围神经的损伤，如紫杉醇类、升白类、沙利度胺等药在治疗肿瘤的同时对周围神经有不同程度的损伤，表现为肢体麻木、疼痛、烧灼感、感觉过敏等，有的患者甚至因为忍受不了这些不良反应而停止化疗。

▶ 肿瘤可能导致代谢障碍进而引起神经症状，如低钙血症引起的肢体抽搐，高钠血症引起的头晕、头痛、言语错乱、意识障碍等。

不要忽视神经系统副肿瘤综合征

神经系统副肿瘤综合征不是由肿瘤的直接浸润或转移引起，而是由于原发恶性肿瘤的远隔效应造成的神经系统损伤及功能障碍，而在病变局部没有癌变细胞。远隔效应是指局部肿瘤对远处器官产生的影响。例如肺癌、卵巢癌等可以出现中枢神经系统的灰质炎性病变和神经退行性病变的远隔效应。副肿瘤综合征临床症状的严重程度与体内原发癌症的大小和生长速度无关，但与受损的神经系统部位和程度有关。常见受损部位有周围神经、神经肌肉接头、大脑、脑干、小脑、脊髓等，其中以副肿瘤性周围神经病和 Lambert-Eaton 肌无力综合征最为常见。下面是不同的受损神经系统部位及所引起的功能障碍。

▶ 副肿瘤性周围神经病变，是临床常见的神经系统副肿瘤综合征之一，主要表现为深浅感觉障碍，如不能确定自身所处位置、不能感受到痛温觉从而不能躲避危险等，疼痛过敏如自觉异常疼痛、触痛等。

▶ 神经肌肉接头病变，如 Lambert-Eaton 肌无力综合征和重症肌无力，以肌肉无力、容易疲劳为主要表现，并常伴有复视、眼睑下垂、吞咽困难、咀嚼无力等症状。

◗ 侵犯大脑，常见病变累及边缘系统导致记忆力障碍、明显焦虑抑郁，最后出现进行性痴呆，并可能伴有全身性癫痫发作、肌阵挛、言语障碍、共济失调等。

◗ 影响脑干，可表现出相应的脑干受损症状，如言语构音不清、吞咽困难、视物不清、视物重影、眩晕、眼球震颤等。

◗ 影响小脑致小脑变性，表现为小脑性共济失调，如行走不稳似醉酒步态，构音障碍如吐音不准、语速不均等，眼球震颤，呕吐等。

◗ 影响脊髓时病情较凶险，又称副肿瘤性脊髓病，临床表现始于双足感觉异常、行走无力，数天内发展为感觉完全丧失、瘫痪，继而影响上肢，大小便障碍，可能于数周内死亡。

肿瘤患者常见神经功能障碍的处理方式

对于肿瘤患者，神经功能康复治疗方法除了基础治疗方法如放疗、化疗、手术外，还有必要采取其他手段以改善患者神经功能障碍，进而提高患者的生活质量。下面详述临床中肿瘤患者常见的神经功能康复治疗方法及用药指导。

癌痛治疗，多管齐下

多数肿瘤患者在疾病发展过程中都会出现疼痛，而肿瘤影响神经系统时也会产生疼痛。中枢神经系统受损时最常见的是头痛，周围神经系统受损时常见的是麻痛、刺痛及痛觉过敏。这些疼痛都会引起患者情绪的变化进而影响患者生活质量，因此控制疼痛是肿瘤治疗的一个重要组成部分。

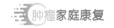

疼痛的药物治疗

对于癌痛，世界卫生组织建议采用癌痛三阶梯治疗方案，即针对癌痛的轻重选择不同的用药方案。对于轻度疼痛的患者应主要选用非甾体抗炎药如阿司匹林、对乙酰氨基酚、双氯酚酸、布洛芬、塞来昔布等；中度疼痛应选用弱阿片类药物如可待因、强痛定、双氢可待因等；重度疼痛则应选用强阿片类药物如吗啡、杜冷丁、美沙酮和芬太尼等。目前这个三阶梯原则可以使 77%~100% 癌痛患者的疼痛缓解。对于周围神经的麻痛、刺痛及痛觉过敏，可以加用营养神经类药物如甲钴胺、维生素 B 族制剂等增加止痛效果。

疼痛的物理治疗

癌痛除了药物治疗外，还有传统针灸、电刺激等治疗手段也能在一定程度上缓解疼痛。

疼痛控制过程中的居家建议

▶ 正确认识疼痛，协助医护人员制订出合理的治疗方案。

▶ 正确认识止痛药物的不良反应，不要因为怕产生不良反应而不用止痛药，同时对不良反应做出相应的防治措施。例如阿司匹林破坏胃黏膜屏障而引起的胃出血，可以改用肠溶片或者饭后服用，或与抗酸药同服以减少对胃的刺激。

▶ 家属应给患者创造一个舒适的环境，帮助患者采取舒适的体位并多与患者沟通以排除恐惧心理。

得了肿瘤也会出现感觉异常

肿瘤患者感觉异常主要为脑神经、末梢神经和自主神经损害所致，主要表现为手指、足趾的对称性麻木或疼痛等症状，还可出现感觉减退、感觉异常等。根据国际疼痛学研究协会指南，躯体感觉功能包括触觉、振动觉、温度觉和疼痛觉，感觉异常一般与疼痛分布区域相一致。

药物治疗

临床治疗药物包括预防性治疗药物和对症治疗药物。

▶ 预防性治疗药物：氨磷汀可有效缓解升白类化疗药所致的累积神经毒性，谷胱甘肽可有效防治升白类化疗药引起的神经病变且不降低其临床活性。此外，预防性治疗药物还有维生素类、核苷酸类、钙镁合剂、促红细胞生成素、谷氨酰胺、重组人白血病抑制因子等。

▶ 对症治疗药物：一种是三环类抗抑郁药如阿米替林、去甲替林和地昔帕明等，另一种是抗惊厥药如加巴喷丁、卡马西平、普瑞巴林等。

康复治疗

根据患者感觉障碍的程度选择适当的训练方法和训练工具，训练要循序渐进、由易到难、由简单到复杂。可使用木钉来提高手的感知觉能力，在木钉外侧用各种材料缠绕，如砂纸、棉布、毛织物、橡胶皮、铁皮等，在患者抓握木钉时，各种材料对患者神经末梢的感觉刺激和视觉的参与可提高其中枢神经的感知觉能力。此外还可以用冷、热水袋交替刺激四肢也可以提高中枢神经的感知觉能力。

居家生活注意

在家庭生活中，对于感觉异常患者还应注意以下几个方面。

▶ 感觉障碍患者除了使运动功能受到较大影响外，感觉的丧失或迟钝还易造成烫伤、创伤、感染等，所以要帮助患者在治疗和日常生活中，养成用视觉代偿的习惯，防止意外伤害的发生。因感觉异常，患者在遇到伤害刺激时不能及时躲避，可戴手套、穿袜子保护四肢末端避免受伤。

▶ 避免冷热刺激，避免冻伤或烫伤。

▶ 可行一些局部按摩及电刺激治疗，以缓解局部感觉异常。

如何控制肿瘤后的癫痫发作

癫痫俗称"羊角风"或"羊癫风"，肿瘤能通过脑转移、副肿瘤综合征、脑膜癌病等因素直接引起癫痫的发生，也可因代谢紊乱、感染及化疗药物的使用等继发性因素间接导致癫痫的出现。治疗原则包括病因治疗及抗癫痫治疗。首先确定病因，如对于化疗药物导致的癫痫，应立即停用该化疗药物，大部分患者停药后癫痫发作往往自行终止，大部分患者在原发肿瘤得到控制后，癫痫可不再发生。但少数患者有反复发作的癫痫，治疗包括原发肿瘤的控制及抗癫痫治疗。

药物治疗

抗癫痫药物的选择需要考虑其与抗癌药物的相互作用，某些抗癫痫药物，如苯妥英、苯巴比妥、卡马西平等药在长期服用后，会促进化疗药物的代谢，从而降低化疗药物的血清药物浓度，影响化疗的效果；反过来说，许多化疗药物也能会影响某些抗癫痫药物的作用效果。所以，推荐选择的抗癫痫药包括左乙拉西坦、加巴喷丁、拉莫三嗪、托吡酯和普瑞巴林等，具体用药种类由医生决定。

居家康复建议

➤ 定时、定量、规律服药，不能漏服或随意增减用药剂量，定期去门诊随诊。

➤ 生活规律，按时休息，保证充足的睡眠，避免熬夜、疲劳、感冒。

➤ 避免参加刺激性、兴奋性活动如打游戏、打麻将等。

➤ 避免长时间看电视，避免看过度兴奋、悲伤、刺激、恐怖的影视节目。

➤ 清淡饮食，避免咖啡、可乐等兴奋性饮料及辛辣食物，戒烟、戒酒。

➤ 当出现癫痫发生的征兆如焦虑不安、错觉、幻觉、肌肉阵挛时，家属要及时稳定患者情绪。

➤ 当出现癫痫大发作时，首先要保护好患者舌头，用毛巾包住铁制调羹放入患者口中避免咬伤舌头，并将患者立即放平，头偏向一侧以利于呼吸道分泌物及呕吐物排出体外，并同时送入正规医院治疗。

不可忽视的消化道症状

肿瘤患者神经系统受损引起恶心、呕吐，一般是颅内压增高、脑膜刺激或牵拉所致。恶心、呕吐很少危及生命，但却是患者最恐惧的不良反应之一，呕吐严重时，可引起脱水、食欲不振、营养不良，甚至影响化疗的继续进行，应给予止吐药及对症支持治疗。

药物治疗

依据临床症状采用一线药物治疗，可给予胃复安、维生素 B 等药物。

居家康复建议

▶ 家属应关心体贴患者，做好心理疏导，通过咨询医生了解相关知识后要纠正患者不正确的认识，减少患者的恐惧和焦虑。

▶ 饮食上以清淡易消化的高营养、高维生素食物为主，温热适中。

▶ 呕吐时患者应坐起，卧床不起的患者可取侧卧位或将头偏向一侧，以免呕吐物吸入呼吸道造成吸入性肺炎或窒息。

▶ 及时清除呕吐物，保持环境清洁无异味，避免对患者造成刺激。

▶ 呕吐频繁时，短时间内禁食，然后缓慢进食流质饮食，如果营养严重失调且不能经口进食者，可酌情给予肠内或肠外营养支持。

肿瘤后说不出话怎么办

语言是人际交流的主要途径，肿瘤患者说不出话即语言障碍是由肿瘤压迫脑组织引起或者喉癌后行喉切除术后所导致的。据调查，肿瘤患者的语言障碍大大影响患者后期生存质量，患者患肿瘤后有一定的恐惧心理，如果语言发生障碍后不能自由表达自己的意愿，常常会出现一定程度上的心理障碍，进而出现很多负面情绪，对治疗失去信心，甚至具有自杀倾向。居家康复建议有以下两个方面。

▶ 首先要解除肿瘤压迫，如果是喉切除术后所致，可重建新的可以代

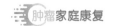

替声带振动的器官，并通过康复训练就有可能再度说话。目前主要有三种恢复发声的方法即食管音、气管食管音和人工喉。

◗ 对于有语言障碍的肿瘤患者，家属要注意对患者提供情感支持，并提供信息支持，帮助其尽快恢复语言功能或通过其他有效沟通手段，唤起其对语言康复的信心，以减轻对患者的实际影响，从而使其生活质量及心理健康水平得到较大幅度的提高。

吞不下东西了怎么办

肿瘤压迫脑组织及放、化疗均可引起吞咽障碍，它是指口腔、咽、食管括约肌或食管功能受损及发生病变时，患者无法吞咽食物或在吞咽过程中受到阻碍，不能安全有效地把食物由口送到胃内提供足够的营养和水分。由于进食困难，导致摄入的热量和营养素不足而引起体内水、电解质紊乱，营养不良以及不同程度的脱水，增加了对其他疾病的易感性和死亡率；同时吞咽障碍可能引起严重的并发症，如误吸、吸入性肺炎、惧食、窒息、心情沮丧、焦虑等各种生理和心理问题。

治疗建议：

◗ 治疗病因。

◗ 吞咽训练，包括咽部基础的训练，例如用冰冻的棉签蘸少许水，轻轻刺激咽后部，然后嘱患者做空吞咽动作；也可嘱患者经鼻孔练习深吸气，做清嗓动作，练习发"啊"声。

◗ 通过基础训练后再行进食训练，进食训练时进食体位是躯干30°仰卧位，要选择柔软半流质食物。

得了肿瘤后"变笨变傻"怎么办

得了肿瘤之后患者可能"变笨变傻"，即我们常说的认知障碍。认知障碍是各种原因引起的各种程度的认知功能损害。肿瘤患者认知障碍以轻度多见，可表现为记忆力、语言运用能力、注意力、推理和抽象思维能力、解决问题的能力等下降，低度恶性肿瘤患者因生存期较长，更易出现认知障碍。

药物治疗

可选用改善认知的奥拉西坦、尼莫地平、银杏叶制剂、多奈哌齐、卡巴拉汀、加兰他敏或石杉碱等药物治疗。

康复治疗

如果是轻度认知障碍可用心理咨询疗法。

居家康复建议

▶ 根据患者病情及个性特点进行心理知识宣教，采用安慰、鼓励、暗示等方法予以开导。

▶ 强化记忆锻炼，增加信息的刺激量，鼓励患者回忆往事，并叙述亲身经历的大事。

▶ 鼓励患者多参加娱乐活动如打牌、下棋，多用脑、勤用脑，以刺激大脑的思维活动。

▶ 多给患者进食核桃、芝麻、莲子、大枣、山楂、葡萄、鱼、鸡蛋、木耳等益智食物。

大、小便障碍该怎么处理

肿瘤患者会出现便秘、排尿困难或大、小便失禁等现象，患者会因此感到焦虑和尴尬，从而产生紧张、焦虑、烦躁等情绪，进而加重症状。

康复治疗

对于大、小便障碍的治疗，目前无明确有效的药物。一般采用康复治疗如盆底肌电刺激、传统针灸疗法、生物反馈、按摩疗法等方法。

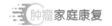

居家康复建议

- 注意患者的心理疏导，避免不良情绪。
- 养成良好的生活习惯，如定时排便。
- 注意清洁，要及时清洗及更换衣服、被单。
- 多吃富含纤维素的食物，多喝水。
- 积极锻炼身体，鼓励患者做力所能及的运动，如打太极拳、慢跑等。

 # 肿瘤患者神经功能损伤症状护理

什么样的环境才安全

提供安全的生活环境，对有认知不清、智力下降和癫痫发作的患者及年老体弱、动作变慢、走路不稳的患者应由专人陪伴照顾；对长期卧床的患者应安装床栏和适当保护以防止摔下床；对行走不便及反应迟钝的患者应适当限制其活动范围；患者有发作癫痫的先兆时应立即平卧，避免摔伤，癫痫发作时不能按压肢体，以免造成骨折或关节脱臼。有幻觉导致伤人、损坏物品、自伤等异常行为的患者，应清除生活环境中所有危险物品，提供舒适、安静、安全的生活环境。

记忆力越来越差，家人如何照顾

记忆障碍主要表现为容易遗忘，所以可鼓励患者应用记事本、备忘录

等辅助记忆方法，不但可以加强记忆，还可以减轻遗忘带来的焦虑。也可对患者进行记忆训练，目前常用 PQRST 训练法。

PQRST 训练法：给患者一段文章，篇幅由短到长，内容由易到难。

P（preview）浏览要记住的内容。

Q（question）向自己提问与内容有关的问题。

R（read）为了回答问题而仔细阅读资料。

S（state）反复描述阅读过的资料。

T（test）用回答问题的方式来检验自己的记忆。

怎么应对睡眠障碍

患者出现睡眠障碍主要表现为睡眠倒错，如夜间失眠白天却蒙头大睡。为患者提供良好的睡眠环境，如卧室内空气新鲜，温度适宜，周围环境安静等。为患者建立有规律的生活，白天安排适当的活动并减少卧床睡眠时间，睡前可用温水泡脚促进睡眠，必要时可使用数周的最小有效剂量催眠药，无效者需要接受睡眠心理专家的专科治疗。

怎么吃才更好

根据患者口味提供营养丰富、容易消化的食物，如新鲜的鱼、虾、蛋、肉等高蛋白食物，配以新鲜的蔬菜水果；鼓励患者选择自己喜爱的食物，有专人负责照顾，谨防噎食；避免同一时间吞咽固体和液体食物，因为同一时间把固体和水样食物放入口中，患者会倾向于把食物吞下而不加以咀嚼，可能因此导致呛咳；同时患者可能出现不知进食或不知饥饱的现象。照护人员不可过分对其指责或对其要求置之不理。对不知进食的患者，可适当调整进食环境，如安排与家人一起进食，以增加食欲，保证其摄入量；对不停想吃东西或不断索要食物的患者，可安置单独进食，亦可在正餐时

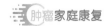

不要给予太多的食物，将部分食物留待患者要求时再给予，避免暴饮暴食，并为患者提供规律的生活和适当的活动来转移其注意力。

如何做好大、小便管理

对于伴有不同程度的感觉障碍、记忆障碍和智能下降的患者都会间断出现便秘、小便解不出或大、小便失禁等弄湿床褥和衣裤等现象，患者会因此感到焦虑和尴尬。照护人员应注意观察患者排便情况，评估大、小便的颜色、量及形状和次数；对便秘、尿潴留者，鼓励多做适当的活动以促进肠蠕动，指导和训练患者养成定时排便的习惯，鼓励患者增加饮水，每日保证供应 2500~3000 毫升（包含进食中所含的汤水），卧床患者解小便时扶患者坐起方便排尿。

必要时根据医生嘱咐给予药物或灌肠及导尿等专业治疗。对于大、小便失禁的患者定时督促，协助患者如厕或给予便器，提醒患者睡前尽量少饮水，并在入睡前先解小便，睡前避免饮用茶、咖啡等刺激性强的饮料，以减少对肠道和膀胱的刺激。

如何早期识别"羊癫疯"先兆

对住院治疗期间发生过癫痫的患者，出院后可继续按医嘱服用抗癫痫发作的药物，如苯巴比妥、卡马西平、丙戊酸钠、加巴喷丁等，具体应根据患者癫痫的类型由主管医生决定药物的使用。服药需注意定时定量，以保证药物疗效，注意不要漏服或随意增减用药剂量，万一发生漏服药，补服药物时需注意此次补药时间点距离下次服药时间点间隔的时间。具体可咨询治疗期间的医生。

通常癫痫发作前患者会出现错觉、幻觉、身体局部肌肉不自觉颤抖等。

▶ 身体感觉改变：如肢体麻木、刺痛等；肌肉颤抖、头部及眼球转向一侧；患者自觉心慌气短、呼吸加快、出汗、脸红、胃肠不适等。

▶ 情绪先兆：包括焦虑、不安、压抑、恐惧等，恐惧是最常见的；出现错觉、幻觉，或看见了、感到了实际上不存在的东西和场景等。

▶ 五官先兆：看见运动或静止的光点、光圈、火星、黑点、一团单色或彩色的东西等。

当出现以上这些症状时，家属首先要对患者做好心理安慰，稳定患者情绪；其次可临时加大原抗癫痫药的剂量，同时做好救治癫痫大发作的准备，如用不锈钢调羹外裹柔软小毛巾或手帕，在癫痫发作时垫在磨牙处（从磨牙处垫入，切忌用力撬动门牙，容易使门牙断裂），防止因面部肌肉抽搐导致牙关紧闭而咬伤舌头；此外，可协助患者侧躺，防止癫痫大发作时呕吐物吸入呼吸道，或倒地或碰撞而发生外伤。

出现头痛怎么办

脑部原发或继发肿瘤患者常因头痛到医院看病，部分患者在完成治疗后仍可存在间断性或持续性的头痛，可按医嘱服用止痛药物，缓解疼痛，改善患者的生活质量。当疼痛程度、部位或疼痛性质发生变化时，应及时就诊，排除疾病恶化的可能。

(1) 一侧肢体功能障碍的患者平地行走应注意哪些问题？

对一侧肢体功能障碍的患者，可使用拐杖帮助行走，将着力点分布在健侧肢体上以防止患者跌倒。

(2) 一侧肢体功能障碍的患者上下楼梯应注意哪些问题？

一侧肢体功能障碍的患者上下楼梯应遵循："上健侧，下患侧"；也就是当患者上楼梯时健侧脚先迈楼梯，再患侧脚跟上；下楼梯时患侧脚先迈下楼梯，再健侧脚迈下的原则；同时需有家人陪伴才能尝试楼梯行走。这里值得注意的是当患者患侧肢体肌力小于3级时（肌力3级相当于患者坐于靠背椅上时，能将脚后跟由前往后移动）不建议上下楼梯。

(3) 一侧肢体功能障碍的患者卧床休息时应该怎样安置体位呢？

详见二维码里的视频。

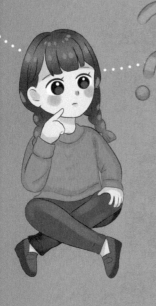

Part

18

肿瘤患者的泌尿生殖功能康复与生育指导

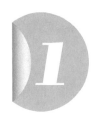

肿瘤患者泌尿系统功能康复与男性生育指导

肿瘤患者泌尿系统功能康复

肿瘤发病率逐年增长，经过各种治疗后，肿瘤患者尤其是泌尿系统肿瘤患者多数会有不同程度的泌尿系统功能异常。而居家的肿瘤患者最常见的泌尿系统功能异常是尿失禁和排尿困难，这给患者心理和生理上都带来了极大的痛苦。科学的居家康复训练及护理能提高患者的生活质量，甚至能使部分患者的泌尿系统生理功能恢复正常。

长期带尿袋的患者，居家如何进行康复护理

长期留置导尿的患者在家应注意保持导尿管功能良好，预防尿道损伤，防止逆行感染。

▶ 将集尿袋固定在床旁，集尿袋不得超过膀胱高度并避免挤压，防止尿液反流。

▶ 患者翻身时注意保护导尿管勿脱出，集尿袋内尿液达 1/3~1/2 时应立即倾倒，防止重力作用使导尿管脱出。对烦躁患者约束固定好四肢，以防患者强行拔管，使膨大的气囊强行拉出，而导致尿道黏膜撕裂出血。

▶ 保持外阴清洁，以减轻尿道口黏膜损伤和水肿及预防感染。

▶ 集尿袋每周应至少更换两次，男性患者每月更换导尿管 1 次，女性

患者每半个月应至医院更换导尿管 1 次。

 更换集尿袋时，避免用力牵拉导尿管，观察导尿管是否扭曲、受压、移位；若发现问题，及时至医院就诊。

 保持导尿管 - 集尿袋引流管接口的清洁。

 鼓励肿瘤患者多饮水，每天保持尿量在 2000 毫升以上，以达到膀胱自净的作用。

长期卧床的患者，如何进行排尿机能康复

长期卧床的肿瘤患者因卧床时间长、活动时间短，容易引起泌尿系统感染或尿路结石，应鼓励患者多饮水，利于排尿。每天清洗会阴 1~2 次，清洗后自然通风晾干，保持会阴部干燥。

泌尿系统肿瘤患者术后出现尿失禁，如何进行康复训练

泌尿系统肿瘤患者要培养定时排尿的习惯，下列措施可以作为训练定时排尿的方法：

 刚起床排尿。

 定时排尿。即不论有无尿意，白天每隔 0.5~1 小时排尿 1 次，以后逐渐延长至 2.5~3 小时排尿 1 次，夜间前后夜各起床排尿 1 次。

 就寝前排尿。如果规定的排尿时间未到，患者应尽量控制尿意，待排尿时间到时再排尿；若规定的排尿时间已到，患者无尿意，也应按规定时间进行排尿，排尿时应采取蹲式，这样能促进膀胱排空，形成规律的排尿反射。

盆底肌肉的康复训练

盆底肌肉训练可以加强盆底肌肉力量，达到恢复排尿控制能力的目的。盆底肌肉训练可以这么做：患者采用双膝分开的屈膝仰卧位或双足分开站立位和双膝分开坐位，平静呼吸，进行肛门会阴收缩并上提盆底肌，收缩持续时间每次 10 秒，放松休息 15 秒，然后再收缩提起。每次训练最少要进行 15 次收缩运动。训练流程：上午卧位完成 15 次，下午站立位完成 15 次，晚上坐位完成 15 次。

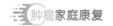

男性肿瘤患者生育指导

随着早期诊断与治疗技术的不断发展，肿瘤患者的存活率得到极大提高。年轻的癌症幸存者生活质量以及他们想成为人父的渴望应该受到重视。在育龄期肿瘤患者中发病率最高的恶性肿瘤是白血病、霍奇金淋巴瘤和睾丸生殖细胞瘤。而相关的化疗、放疗和手术等治疗，都会对男性生育造成威胁，恶性肿瘤本身对生育也能造成一定影响。肿瘤治疗所造成的男性不育可能是暂时性的，也可能是永久性的，程度也从轻微到严重不等。

罹患恶性肿瘤对男性精子活性的影响大吗

恶性肿瘤对男性生育的影响是存在的，有数据表明，癌症本身会影响精子产生。未开始行任何治疗的肿瘤患者，少精子症就比健康男性更常见。

有报道表明，少精子症存在于 28% 的睾丸癌患者、25% 的霍奇金淋巴瘤患者、57% 的白血病患者，以及 33% 的胃肠道恶性肿瘤患者中。引起肿瘤患者精液质量降低的确切机制尚不明确，多种因素都可能参与其中，包括治疗前生殖细胞中已经存在的缺陷以及癌症的系统性作用。肿瘤分泌的物质，如激素和细胞因子，可能会影响精子产生和精子的功能，导致精子活动力下降。恶性肿瘤也可能引起营养不良，并伴随着维生素、矿物质和微量元素缺乏，而这些物质是性腺保持最佳功能所需的。有些恶性肿瘤会伴随着一段发热期，这对精子产生也有不利影响。

化疗药物对男性生育功能的影响到底有多大

化疗对男性生育的影响主要集中在细胞毒药物上，细胞毒药物能自由到达位于生精小管外边缘的睾丸间质细胞和精原细胞中，很多甚至可以穿透支持细胞屏障并损伤晚期生殖细胞，其中分化中的精原细胞增殖最活跃，对细胞毒药物尤其敏感。细胞毒药物中的烷化剂与高风险无精子症相关，ABVD 与 MOPP 化疗方案都是治疗霍奇金淋巴瘤的常用方案，两种方案强度大且都含有多种烷化剂，因此都有可能使患者出现永久性不育。尤其是 MOPP 方案中的丙卡巴肼与长期的无精症相关，所以 MOPP 方案极可能导致患者不育，而 ABVD 方案相对来说导致永久不育的风险要小一些。其他肿瘤的化疗对男性生育的影响相对较小一些。

放疗对男性生育功能的影响

放疗通过直接诱导 DNA 损伤，对精子发生造成暂时或永久的负面影响。许多变量会影响放疗对性腺功能的有害效应，包括总剂量、放射源、性腺防护、散射辐射以及个体敏感性等。腹部及盆部放疗时，扩散到睾丸的剂量占应用于肿瘤的总剂量的 1%~2%。而没有进行睾丸防护的阴囊辐照通常与无精子症相关，所以应该常规使用性腺防护，但是一小部分的散射辐射是不可避免的。

外科手术对男性生育功能的影响

一些手术如睾丸癌患者腹膜后淋巴结清扫术，由于神经损伤导致的射精功能损伤，会使患者发生不育。随着外科手术的改良和发展，根据腹膜交感神经的解剖，施行保留神经的改良 RPLND 手术已表明能使 90% 的患者术后可以保留正常的射精功能。前列腺、膀胱、尿道或结肠手术可能会导致逆行射精，使男性有不育的风险。低前段或腹会阴处的胃肠道恶性肿瘤也可能引起男性射精障碍。

肿瘤治疗后男性生育力恢复需要多长时间

恶性肿瘤类型和治疗前精子浓度是影响治疗后精子参数以及精子发生的恢复最重要的因素。在睾丸癌幸存者中，大部分人能成功生育，即使其中有些病例需花费多年时间，当然这也取决于放疗和化疗的强度以及治疗后的健康护理。霍奇金淋巴瘤幸存者在治疗后通常要经历一段时期的无精子症，许多患者可在一定程度上恢复精子产生，但可能需要 5~10 年。非霍奇金淋巴瘤的治疗通常比霍奇金淋巴瘤的性腺毒性小一些，所有基于 CHOP 方案（环磷酰胺、阿霉素、长春新碱和泼尼松龙）化疗的患者在治疗期间是无精子的，但 5 年之后有 67% 的人会恢复精子产生。

辅助生殖技术的应用

辅助生殖技术（ART），指采用医疗辅助手段实现妊娠的技术，包括人工授精、体外受精－胚胎移植、卵泡浆内单精子显微注射、胚胎植入前遗传学诊断（PGD）。目前相关研究表明 ART 子代罹患恶性肿瘤的概率与非 ART 基本一致，但其远期的潜在风险尚未明确。

后代患恶性肿瘤的风险大吗

从目前可得的资料来看，经过治疗的男性恶性肿瘤患者自然生育的子代并没有发现罹患先天恶性肿瘤风险增高。而通过 ART 生育的子代，目前资料有限，也并未发现罹患恶性肿瘤的风险增高，但远期潜在风险还不明确，他们的子代需长期随访。

肿瘤患者怎样才能做好泌尿系统功能的康复？

肿瘤患者常见的泌尿系统功能异常为尿失禁和排尿困难。如果出现这些问题，要在医生指导下加强排尿控制及盆底肌训练。对于长期留置导尿的肿瘤患者，因为免疫力低下很容易发生泌尿系感染，所以要定期更换尿袋，多饮水促进排尿，也要注意对导尿管的保护。

男性肿瘤患者可以生育吗？

肿瘤可通过内分泌、营养改变等多种途径影响男性生育力。生育力的下降除肿瘤本身的影响外，更主要的是肿瘤治疗的作用。放疗对生育力的损害取决于性腺接受的射线剂量和放疗方法。化疗主要作用于快速增殖的细胞，不可避免地会导致生殖细胞的损伤，这种损伤主要与化学药物的类型、剂量以及作用的细胞周期有关。在对育龄患者进行化疗前，患者可向医生了解治疗的必要性、效果和不良反应，并在治疗中尽可能采取措施保存其生育力。放射线和部分化疗药物可导致精原细胞单基因突变和染色体易位，一般建议在治疗结束 6~12 个月后再进行生育。

(3) 男性肿瘤患者怎样才能保留生育功能？

早期生育功能保护措施及精液或睾丸组织冻存是保留生育功能的有效方法。随着精液冷藏技术的进步，在生殖毒性治疗前保存精子成为一种选择。辅助生殖技术的进步，让严重精子减少的患者也能生育。

乳腺癌患者生育保护与生育指导

经统计，乳腺癌已经成为女性疾病的"第一杀手"。在我国，乳腺癌有越来越年轻化的趋势。伴随着晚婚晚育比例的增加以及二胎政策的落实，很多女性患者在确诊为乳腺癌时还未曾怀孕，她们都有做母亲的权利，渴望幸福美满的家庭生活，渴望有活泼可爱的宝宝。因为担心怀孕会影响乳腺癌的治疗和胎儿的健康，很多患者都放弃生育，从而面临着身体和精神上的痛苦。目前专家共识认为乳腺癌患者在完成治疗后怀孕是安全的，在治疗期间则应该注意保护生育能力。

关于生育保护，我知道多少

中国乳腺癌患者的发病年龄呈现日益年轻化的趋势。这就导致一个问题，保护生育能力对乳腺癌患者日后能否怀孕非常重要，尤其是年轻人。但实际上绝大多数患者并不太关注保护生育能力。原因包括：①患者在确诊之初，更关心自己的乳腺癌问题；②担心保护生育会影响乳腺癌的治疗。有数据显示仅有 29% 的乳腺癌患者在刚确诊时就提出保护生育能力的要求。

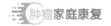

得了乳腺癌，还能生育吗

乳腺癌化疗对生育能力的影响

众所周知，乳腺癌的治疗绝非"单枪匹马"，主要包括手术、化疗、放疗、内分泌治疗及靶向治疗等。化疗对年轻乳腺癌患者的卵巢功能有负面影响，是导致患者不孕的主要原因，其中患者的年龄、肿瘤的类型、治疗时间长短和剂量大小都是重要的影响因素。

首先，年龄是一个独立的影响因素。一般认为 <35 岁的年轻乳腺癌患者化疗后更容易恢复月经，不孕的风险相对较小。

其次是化疗药物种类及剂量。如果化疗仅造成成熟卵泡受损，则出现可逆性闭经；如果原始卵泡全部受损，则出现永久性闭经，进而卵巢早衰，无法妊娠。原因有以下两点：一是化疗药物直接导致卵子的坏死；二是化疗影响卵巢的血流。但因证据有限，尚缺乏明确意见和建议。

乳腺癌最常用的化疗药物包括蒽环类和紫杉类。目前专家认为蒽环类药物相对安全，可以谨慎地使用于妊娠中晚期的乳腺癌患者，但紫杉类药物尚缺乏足够的证据支持。在所有的化疗药物中，烷化剂（如环磷酰胺）对卵巢功能损伤的可能性最大，因此对于有生育要求的年轻患者应避免使用含有环磷酰胺的化疗方案。

乳腺癌内分泌对生育能力的影响

他莫昔芬是治疗绝经前乳腺癌患者（尤其是年轻乳腺癌患者）的常用药。目前尚缺乏足够的数据证明他莫昔芬可以直接损伤卵巢功能，但该药有一定的致畸性，所以用药期间应避免怀孕。根据目前的指南推荐，他莫昔芬至少要服用 5 年，甚至长达 10 年。因此，35 岁以下的患者可能会错过最佳怀孕时间。对于这部分患者，是否可以缩短内分泌治疗还无明确定论。一项国外开展的研究可能会给出答案，认为对于低复发风险的患者，如果其愿意承担中断内分泌治疗所带来的风险，在他莫昔芬治疗 2~3 年后中断治疗可以怀孕，直至哺乳结束后再继续内分泌治疗。

乳腺癌分子靶向治疗对生育的影响

目前针对分子靶向治疗对生育影响的研究较少。多数学者认为靶向治疗药物如曲妥珠单抗、拉帕替尼等不会影响卵巢功能，但因数据证据不足，样本量较少，尚未定论。

做对这些，生育保护并不难

一些患者朋友在被医生告知得了乳腺癌后，就会陷入无比恐惧和焦虑。其实，大可不必，乳腺癌患者做好生育保护并不难。医生需要告诉育龄期患者乳腺癌治疗可能会造成不孕。最佳的保育治疗应该尽量减少对乳腺癌治疗效果的影响，并且尽可能提高怀孕率。目前保护方案包括：胚胎冷冻、卵子冷冻、卵巢皮质切片冷冻保存和卵巢功能抑制等手段。

▶ 胚胎冷冻和卵子冷冻保存是目前相对应用较为广泛和易于接受的保育方案，这两项技术都是基于体外生殖技术而发展起来的，且卵子冷冻技术已成功应用于临床，而非临床试验。

▶ 卵巢皮质切片冷冻保存：这是一项低温冷冻技术。从理论上讲这是最理想的生殖功能保存方法了，优点有：①可以一次保存大量未成熟卵母细胞；②经腹腔镜或超声活检获取卵巢皮质，不延误治疗，无须促排卵；③最适用于青春期女性的技术。

▶ 卵巢功能抑制在生育保护中的作用尚未定论。促性腺激素释放激素类似物（GnRHa）作为人工合成激素，主要应用于卵巢功能抑制。其具有较强的性腺抑制作用，可阻止原始卵泡的发育，减少卵泡被化疗药物破坏及卵巢对细胞毒药物的敏感性。对于激素受体阴性的绝经前患者，辅助

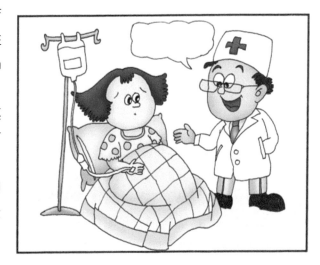

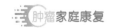

化疗期间加用 GnRHa 进行卵巢功能抑制可以保护卵巢功能并减少化疗导致闭经的可能性。但作为生育功能保护治疗尚缺乏足够的证据。

选对时间，乳腺癌患者也可以怀孕

经常会有乳腺癌患者咨询，"我什么时候可以怀孕呢？"对于乳腺癌综合治疗完成后何时可以怀孕，中国抗癌协会发布的《乳腺癌诊疗指南》建议生育时机必须充分考虑患者的疾病复发风险和治疗对后代的影响，同时与患者也要充分沟通。以下情况可以考虑怀孕：①乳腺原位癌患者手术或放疗结束后；②淋巴结阴性的浸润性乳腺癌患者术后 2 年以上；③淋巴结阳性的浸润性乳腺癌患者术后 5 年以上；④需要辅助内分泌治疗的患者，在怀孕前 3 个月停止内分泌治疗（例如诺雷得、三苯氧胺或其他选择性雌激素受体调节剂），直至生育后哺乳结束，再继续内分泌治疗。欧洲专家建议完成治疗 2 年后怀孕，以便卵巢功能恢复且避开复发高峰期。对于需要接受至少 5 年内分泌治疗，但治疗时间较长可能错过生育年龄的患者，若愿意承担中断内分泌治疗的潜在风险，可在他莫昔芬治疗 2~3 年后中断治疗并怀孕，直至生育结束后再继续内分泌治疗。

妊娠对乳腺癌的影响有多少

乳腺癌是一种激素敏感性肿瘤，其发生、发展与雌孕激素水平密切相关。为了阻止雌孕激素与乳腺癌细胞"狼狈为奸"，部分学者不建议患者治疗后怀孕。研究显示，高达 30% 的患者在医生的建议下流产。事实上医学研究显示妊娠并不会影响乳腺癌患者的预后。有一项研究对比了小于 45 岁的乳腺癌治疗后妊娠的患者和正常女性，剔除年龄、种族、疾病分期等影响因素后，结果说明妊娠没有增加乳腺癌的复发和转移风险。另外也有数据支持怀孕不增加乳腺癌复发风险，但有学者质疑这些研究样本量偏小，结论可靠性低。丹麦学者经过研究认为，完整的妊娠周期反而有利于降低患者的死亡率。

目前有两种假说：一种观点认为，乳腺癌患者在辅助治疗期间，长期处于低雌、孕激素水平环境，妊娠后高浓度雌、孕激素水平可以诱导乳腺癌细胞的凋亡；另一种假说认为，女性怀孕后体内出现胎儿微嵌合体，可以激发体内的免疫系统，清除母体循环中潜在的乳腺癌细胞，从而改善患者的预后。

孕期发现乳腺癌，孩子还能不能要

新生儿的健康是所有母亲最为关心的问题，但目前关于乳腺癌患者在新生儿健康方面的数据不多，有研究显示乳腺癌及化疗并不增加新生儿畸形等不良事件的发生率。对于携带有 BRCA 基因突变的患者，因其与家族性乳腺癌密切相关，妊娠前应当寻求医生帮助，以阻止突变基因遗传给下一代。总体而言，从目前的证据来看，乳腺癌患者治疗后妊娠是安全、可行的，若患者有妊娠的意愿，应当支持。

乳腺癌患者的母乳喂养问题

"我得了乳腺癌，还可以正常喂奶吗？"目前并没有证据表明乳腺癌患者的母乳喂养会增加乳腺癌的复发风险及第二原发乳腺癌的风险，也不会影响婴儿的健康。与此相反，母乳喂养期间因泌乳素水平的增高，可能在某些患者中能起到降低乳腺癌发生率及延长生存的效果。因此，推荐所有乳腺癌治疗后的患者在现实允许的情况下进行母乳喂养。一般而言，健侧乳房可以成功哺乳，这一点已很明确；对于行保乳加放疗的治疗侧乳房，亦有报道可以成功哺乳，但大部分患者的哺乳功能有不同程度的减退，数据显示约有 40% 的患者治疗侧乳房不能成功哺乳。此外，母乳喂养是一种母亲与婴儿特有的交流方式，能帮助患者完成社会心理康复。

乳腺癌患者哺乳时应注意的问题

对于哺乳期乳腺癌患者来说，若需要化疗，则应尽量避免哺乳，因为乳汁中化疗药物的含量尚不清楚。若患者产后需行内分泌治疗，由于该类药物可进入乳汁，因此在治疗期间应禁止哺乳。加拿大妇产科学会乳腺病委员会对乳腺癌患者哺乳做了以下推荐：①尽可能多地进行哺乳以排空乳汁，每 24 小时 8~12 次；②哺乳时改变体位有助于使乳汁充分排空；③经常对乳房进行从腋下至乳头的按摩有助于疏通乳管；④母乳喂养不得随意中断。假如在哺乳期间出现了异常情况，诸如乳房局部红肿、乳头血性溢液、新发的乳房肿物、腋窝下可触及的包块以及经久不愈的感染等，应尽快至乳腺专科医生处就诊。

当妊娠遇上乳腺癌，孕妈妈该何去何从

有数据显示孕妇的癌症发病率约为 1/1000。对于妊娠早期（前 3 个月），可以考虑终止妊娠，如患者要求继续妊娠，则应充分知晓并承担治疗可能对患者及胎儿带来的风险，尽早施行手术，并且在妊娠中期（第 2 个 3 个月）开始进行化疗，因为妊娠早期化疗有高达 20% 的胎儿致畸致死率，而中后期化疗的不良反应并不明显；对于妊娠中期发现的乳腺癌患者，推荐新辅助化疗（手术前的化疗）+ 产后全乳切除或保乳 + 腋窝分期；对于妊娠后期（后 3 个月）推荐行全乳切除或保乳 + 腋窝分期，且上述情况均需根据肿瘤情况决定产后是否行放疗和内分泌治疗等。

(1) 乳腺癌的治疗方案包括哪些？

乳腺癌是全球女性最常见的恶性肿瘤，目前治疗以综合治疗为主，包括手术治疗、化疗、放疗、内分泌治疗、分子靶向治疗及免疫治疗（目前尚未用于临床）等，其中手术治疗主要包括乳房全切、保留乳房的手术以及乳房全切 + 再造等。乳腺癌的化疗药物主要为蒽环类和紫杉类。内分泌药物包括他莫昔芬、托瑞米芬、阿那曲唑、来曲唑、依西美坦、氟维司群、CDK4/6 抑制剂等，根据激素受体表达情况的不同而应用于不同的乳腺癌患者。分子靶向药物包括曲妥珠单抗、拉帕替尼、帕妥珠单抗等。乳腺癌患者一旦确诊后，需要在乳腺专科医生的指导下，根据肿瘤的类型和患者自身情况制订个性化的治疗方案。

(2) 乳腺癌患者如何保护生育能力？

目前乳腺癌患者保护生育能力的方案主要包括胚胎冷冻、卵子冷冻、卵巢皮质切片冷冻保存和卵巢功能抑制等。其中胚胎冷冻和卵子冷冻保存技术比较成熟，安全可靠。但该技术的不足是需要男性的参与或精子捐献，且促排卵会延误乳腺癌治疗。另外促排卵还会促进雌激素分泌，增加了乳腺癌复发风险。卵巢皮质切片冷冻保存是一项迅速发展的低温冷冻技术，可以避免上述风险，是目前唯一适用于青春期乳腺癌患者的治疗方案。卵巢功能抑制在生育保护中的作用尚未定论，故暂时不作为保护生育能力的推荐。

(3) 乳腺癌患者怀孕是否安全，治疗后多久可以怀孕？

基于目前的大量研究数据支持，乳腺癌患者怀孕是安全的。一般推荐在完成乳腺癌治疗 2 年后可以怀孕。但对于 > 35 岁且正在接受内分泌治疗的患者，如果担心会错过生育年龄且有强烈要求，愿意承担风险，可考虑在医生的指导和评估下中断内分泌治疗，在分娩及哺乳结束后继续完成内分泌治疗。

(4) 如果怀孕期间得了乳腺癌该怎么办？

妊娠期乳腺癌需要根据妊娠时期制订不同的治疗方案。妊娠早期可以考虑终止妊娠，如要求继续妊娠则须早期手术，如果需要化疗，需要等到妊娠中期，以避免化疗药对胎儿的影响；妊娠中后期的患者可以考虑先化疗，等分娩后再手术治疗及后续辅助治疗。

女性生殖系统肿瘤患者生育保护与生育指导

关于女性生殖系统肿瘤，你知道多少

女性生殖系统肿瘤俗称妇科肿瘤，包括子宫、阴道、卵巢、输卵管、外阴等部位的肿瘤，按病变的性质可以大致分为良性肿瘤和恶性肿瘤，病变的性质决定了治疗方式以及结果。良性肿瘤以子宫肌瘤发病率最高，其次为卵巢良性肿瘤，如卵巢浆液性或黏液性囊腺瘤，以及卵巢成熟性畸胎瘤。恶性肿瘤以宫颈癌最多见，其次为卵巢恶性肿瘤和子宫内膜癌。女性生殖系统肿瘤占女性肿瘤的 12%~15%，其中 21% 的患者是育龄期女性。

妇科良性肿瘤：一方面，部分妇科良性肿瘤自身可能会影响卵子发育、成熟、排卵、配子输送、胚胎着床等孕育新生命的各个环节，例如子宫肌瘤突向宫腔以及黏膜下肌瘤，会不利于胚胎着床，甚至导致不孕，需要手术切除肿瘤来改善状况；另一方面，手术同时也会造成不良影响。盆腔手术后老引起盆腔粘连，则导致卵子不能顺利到达宫腔；卵巢肿瘤剔除术会附带将部分周围正常卵巢组织切除；手术中电凝止血、缝扎等手术操作会破坏剩余正常卵泡；这些状况可能会影响受孕能力。

宫颈锥切术：

◗ 手术切除部分的宫颈黏膜，可造成宫颈黏液的分泌减少，从而使精子进入子宫腔时阻力增加。

◗ 破坏宫颈局部免疫屏障，增加了上行性感染的机会，易产生盆腔炎从而引起输卵管性不孕。

◗ 宫颈锥切术后，宫颈再生修复、肉芽增生、瘢痕挛缩会引起宫颈狭窄与粘连，导致经血不畅甚至受孕困难。事实上，在治疗过程中，多数良性肿瘤均可以保留生殖器官，在现代生殖技术下，理论上都有怀孕的可能，但由于手术直接或间接地影响生殖功能，可能会不同程度地导致受孕难度的增加。因此患者需要充分了解手术目的以及可能带来的不良影响，积极地面对今后的问题。

妇科恶性肿瘤：妇科恶性肿瘤自身具有局部复发、远处转移的生物特点。往往需要足够的破坏性手段才能达到初始治疗目的，例如足够的手术范围，合适的辅助治疗，必要时放疗。当患者有生育需求时，足够安全的治疗以及生育功能的保护，却常常是临床处理中矛盾的双方，保留生育能力的情况相对比较复杂，需要专业的医生以及多学科团队的支持才可以进行正确合理的取舍。早期的患者保留生育能力的概率高，不同的肿瘤类型保留生育能力的概率大不相同。值得庆幸的是，近年来肿瘤生殖学颇受关注，医学界对恶性肿瘤手术改良的探究，以及深入研究化疗导致卵巢功能损害的预防和应对，给不少患者创造了获得生育以及更高生存质量的机会。

随着宫颈癌等妇科肿瘤的筛查以及早诊早治的开展，妇科恶性肿瘤保留生育功能不再是遥不可及的梦，越来越多的年轻患者通过不同的个体化治疗圆了做母亲的梦。

妇科常见的恶性肿瘤是宫颈癌、子宫内膜癌、卵巢恶性肿瘤；比较少见的肿瘤如子宫肉瘤、阴道癌、输卵管癌、外阴癌等。下面是妇科常见的恶性肿瘤保留生育能力的简要临床处理。

宫颈癌的发病年龄一般为 45~55 岁，近年来保留生育能力的理念及手术方式日趋成熟，医学上符合以下条件的早期宫颈癌可行保留生育能力的手术治疗：

◗ 渴望保留生育能力。

◗ 没有临床证据证明有其他影响生育的疾病存在。

◗ FIGO 分期 IA2~IB1。

◗ 局部肿瘤小于 2 厘米。

◗ 无淋巴结转移证据。

◗ 没有血管、淋巴管转移。在这些早期患者宫颈根治术与传统的宫颈

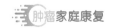

癌根治术相比，疗效相当。另外，宫颈癌是可防可治的疾病，定期的筛查、早期发现对广大年轻女性来说非常重要。

子宫内膜癌的发病年龄一般为 50~59 岁，约有 10% 的女性在 40 岁之前发病，标准的治疗是全子宫＋双附件＋盆腔和腹主动脉旁淋巴结切除，术后根据病理情况予以观察、辅助放疗和／或化疗，患者的生育能力是无法保留的。临床中，符合以下条件者，可以尝试生育能力的保全：

- 患者年龄小于 40 岁。
- 有强烈的生育要求。
- 病理类型为子宫内膜样腺癌。
- 病理分化程度为高分化。
- 病变局限于子宫内膜，无肌层浸润、子宫外扩散及淋巴结受累。
- 孕激素受体表达阳性（适用于孕激素治疗者）。
- 患者无孕激素治疗禁忌证。
- 患者经充分知情并能顺应治疗和随诊。

治疗前对患者应进行充分评估。治疗方式为经过宫腔镜电切后应用大剂量孕激素，或直接应用大剂量孕激素治疗。治疗期间需要间断进行诊刮、磁共振及超声检查以监测疗效，经过大剂量孕激素治疗后，子宫内膜癌患者复发率为 40.6%，生育率为 28%；不典型增生组治疗满意率为 85.6%，复发率为 26%，生育率为 26.3%。子宫内膜癌大剂量孕激素治疗后生育率远低于子宫颈癌，可能药物治疗使卵巢功能及子宫内膜容受性均受到一定程度的影响，影响了妊娠。

卵巢恶性肿瘤的分类繁杂，治疗方法复杂，治疗结局不同。如卵巢生殖细胞肿瘤的发病年龄多为青少年，无论早期和晚期都可以保留生育能力，但对于上皮性卵巢癌，保留生育功能仅限于早期患者。对于卵巢恶性肿瘤，目前的观点是卵巢交界性肿瘤、早期上皮性卵巢癌（IA 期 G）、性索间质肿瘤（IA 期）以及各期生殖细胞肿瘤均可行保留生育能力的分期手术，经术中探查，切除患侧卵巢、大网膜、盆腔及腹主动脉旁淋巴结、盆腹腔肿瘤，保留健侧或正常卵巢和子宫。

近年来妇科恶性肿瘤的发病率有升高和年轻化的趋势。我国生育政策的开放，使得女性生育年龄范围变宽；另外，随着社会生活、教育水平的普遍提高，妇科肿瘤患者个体化治疗的需求，包括生育的需求越来越明显，生育力保护成为一种常见的情况。因此当今妇科肿瘤的治疗已不仅仅局限于单一的治疗目的，生育以及正常生理功能的保护，已经成为医学发展的一个新的目标，是肿瘤治疗的重要组成部分。

当育龄期女性怀疑或诊断为妇科肿瘤时，不要慌乱，不要出现病急乱投医的情况。由于肿瘤尤其是恶性肿瘤的首次诊断及治疗非常重要，因此建议找妇科肿瘤的专科医院就诊。如果患者已婚已育，但还有生育需求，需要尽早将自己的生育需求以及迫切程度告知医生，如果已婚未育或者未婚的年轻女性，医生比较容易主动关注到患者的生育保全问题。当今生育问题已成为妇科肿瘤治疗中伴随的非常重要的医学以及人文问题，是需要医患在良好沟通基础上来解决的复杂的医学问题。在疾病的初诊初治阶段，患者必须通过以下的步骤。

第一步：妇科肿瘤的初步诊断。患者可能由于腹痛、腰酸、阴道不规则出血、白带增多等不适而就诊；也可以是无症状，如体检发现异常，继而进行相关检查，包括影像学检查（B超、CT、MRI）、血液检查、妇科检查等，根据检查结果，初步判断是否有妇科肿瘤，以及肿瘤来源的部位及肿瘤性质。部分肿瘤如宫颈癌、外阴癌可以取肿瘤局部组织活检进行病理检查来确诊，多数肿瘤的性质需要术后的病理检查才能确诊。

第二步：决定是否需要接受治疗。不是所有的妇科肿瘤都需要即刻接受治疗，例如无症状的子宫小肌瘤、卵巢小囊肿，可以暂时不处理，定期随访，这个是否治疗的决定往往由医生来进行推荐，并且是建立在与患者沟通、了解患者病史、生育史的基础上。

第三步：接受治疗。当需要接受治疗时，接受何种治疗方式是重要环节。治疗方式是由肿瘤部位、大小、性质以及程度决定的，其中关键是肿瘤的性质，肿瘤性质的确定需要依赖肿瘤组织的病理检查。而能否保留生殖器官以及生育功能的保全程度是由治疗方式决定的。

女性生殖系统肿瘤治疗后是否能进行性生活，是否就变老了，是否丧失生育能力了

大部分女性生殖系统肿瘤治疗后可以保全完整的生殖器官的外形以及

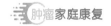

功能，可以进行性生活，调整心态，心态不老就不老。老与不老不是看生理年龄，心理年龄更重要。不同部位、大小、性质以及程度的妇科肿瘤接受不同的治疗，结局不同。一般来说良性肿瘤保留生育能力的机会高于恶性肿瘤，随着近年来肿瘤治疗中不断出现的新理念、新方法，恶性肿瘤患者保留生育能力的机会在逐渐增多。目前妇科肿瘤主要的治疗方式是手术、化疗、放疗、化疗联合其他治疗（如射频治疗等），这些治疗方式不同程度地会对生育功能造成影响。从肿瘤的治疗方式而言，能够较好地保留生育能力的治疗方式是手术治疗和化疗，而放疗是保护生育能力最为困难的一种治疗方式。

手术方式

当今妇科肿瘤的手术方式主要有三种：即开腹手术、腹腔镜手术、机器人辅助手术。三种手术方式各有优缺点，前者为传统手术方式，优点是比较容易完整地取出肿瘤，无瘤的手术原则容易遵循，是经典的手术方式。后两者为微创手术方式，其中腹腔镜手术已成为一种越来越普遍的手术方式。由于机器人价格昂贵，机器人辅助手术在国内开展的并不多，以腹腔镜手术为代表的微创手术，在有丰富妇科肿瘤治疗经验以及微创手术经验的医生操作下，可以切除大多数妇科肿瘤。微创手术可治疗的肿瘤包括子宫肌瘤、卵巢肿瘤、子宫内膜癌、宫颈癌等良、恶性肿瘤，可以达到开腹手术的效果。同时还具备腹部切口小、组织损伤小、恢复快，降低了术后粘连等优点，因此有利于维护盆腔正常解剖及术后功能的恢复，对保留生育功能具备一定的优势。

化疗

化疗是妇科恶性肿瘤的重要治疗方式，根据治疗目的可分为根治性和辅助性。例如卵巢生殖细胞肿瘤和子宫滋养细胞肿瘤是化疗敏感的肿瘤，前者可以通过较小的手术范围（保留生殖器官）结合化疗，后者单用化疗，均可以达到根治的目的；在上皮性卵巢癌治疗中，化疗是整体治疗策略中不可缺少的一个环节。由于化疗药物具有很强的生殖毒性，轻则影响卵泡的生长成熟，表现为黄体功能减少或丧失从而月经失调，患者妊娠机会减少，容易发生妊娠后流产或胎儿死亡；重则影响卵巢卵泡储备，卵泡数减少，导致卵巢间质纤维化、萎缩、坏死。不同的化疗药物生殖毒性有区别，对卵巢损害较大的化疗药物主要为烷化剂，如环磷酰胺、白消安、氮芥等，使用烷化剂化疗卵巢早衰的发生率增加 4.52 倍，使年轻女性发生卵巢早衰的风险增加 9 倍，环磷酰胺治疗后约 60% 的患者发生卵巢早衰；对卵巢损害较小的化疗药物如顺铂、氨甲蝶呤、氟尿嘧啶。保留生育功能的年轻患者在接受化疗时，尽可能采用生殖毒性低的药物，预先采取保护措施，如下丘脑促性腺激素释放激素类似物（GnRHa）用于患者化疗前，通过抑制下丘脑－垂体－卵巢轴，使大部分卵泡处于静息状态，减少化疗药物对生长期卵泡的损伤。胚胎冷冻、卵母细胞冷冻、卵巢组织冷冻等新技术提供了治疗前介入的机会，但目前部分技术未成熟，能开展实施的医院不多。

放疗

卵巢对放射线非常敏感，卵子对放疗尤为敏感，2Gy 以下的放射剂量足以破坏整个卵泡池中一半的卵细胞，约 3Gy 的照射剂量就可以造成卵巢功能不可逆的丧失。卵子是生育的基础，因此放疗是最容易破坏女性生育能力的一种治疗方法。常见妇科恶性肿瘤所需要的盆腔放疗剂量一般为 45~50Gy，除非在盆腔放疗前采取卵巢移位、卵巢皮质组织冷冻保存、促排卵治疗、卵子冻存（未婚者）、胚胎冻存（已婚者），否则患者会因为盆腔放疗完全丧失生育能力。不同部位、大小、性质以及程度的妇科肿瘤接受不同的治疗，结局不同，一般来说良性肿瘤保留生育能力的机会高于恶性肿瘤，随着近年来肿瘤治疗中不断出现的新理念、新方法，恶性肿瘤患者保留生育能力的机会在逐渐增多。

女性生殖系统肿瘤治疗后，还能怀孕吗，治疗后什么时候适宜生育

从优生优育的角度来看，女性的最佳生育年龄为 24~30 岁，男性的

最佳生育年龄为 27~35 岁。高龄女性怀孕，有诸多弊端，妊娠的并发症会增加，如妊娠高血压综合征、妊娠合并糖尿病等；难产的概率增加，因为产道弹力下降、骨盆变硬；胎儿的疾病发生率增加，如先天愚型等。因此妇科肿瘤治疗后的患者，如果肿瘤已处于治愈或稳定的状态，手术瘢痕（主要是指子宫瘢痕及宫颈瘢痕）能耐受妊娠过程，经过医生评估后，允许备孕的情况下，建议尽早怀孕。

一般认为子宫肌瘤剔除术后 2~3 年子宫瘢痕肌肉化达到最佳状态，此前，瘢痕组织多为纤维结缔组织，其强度和韧性仍较差，妊娠后子宫破裂的风险较高，严重时可致大出血、休克，甚至危及母婴生命安全，因此多建议患者在子宫肌瘤剔除术后 2 年内避孕。由于子宫肌瘤剔除术后有一定的复发率，或因孕妇年龄偏大希望术后短期内受孕，因此现在新的观点是术后 18 个月就可以再次怀孕，尤其是肌瘤不大，剔除范围小、瘢痕小、未损伤子宫内膜者可以适当提前怀孕。

宫颈锥切术破坏了宫颈的完整性，术后的再生修复是炎性浸润的过程，需要一定的时间。修复后的组织不同于原来的宫颈间质，会导致宫颈功能不全而引起早产、流产等，因此一般建议宫颈锥切术后 6 个月可以怀孕，间隔时间越久、宫颈切除范围越小，孕妇早产、流产率越低。

至于早期子宫内膜高分化腺癌患者孕激素治疗后间隔多长时间可以准备妊娠，目前意见不一。一种观点建议：一旦病变消退应即刻助孕，以缩短停止治疗到妊娠的时间，减少病变复发的风险；也有作者建议：经间隔 3 个月的两次内膜活检证明病变消退后方可怀孕，这些患者多数都经历过数次内膜活检，以诊断疾病或鉴定疗效，反复的刮宫术可能造成子宫内膜的损伤，降低胚胎着床率。另外，内膜本身的病变和大剂量孕激素的应用可能也影响了内膜的容受性。对此，目前还没有很好地应对策略。由于自然受孕比较困难以及存在疾病复发风险，病情缓解后建议尽快施行助孕技术。

良好的生活习惯有助于备孕：

◗ 均衡营养，保持良好生活习惯。保证充足的睡眠。做到按时休息，早睡早起；保证营养、科学、健康饮食，要适量补充一些营养丰富的食物或保健品；尽量不要食用刺激性的食物，以免引起肠胃不适等症状；备孕夫妻双方的任何一方饮酒或吸烟过度，都可能造成胎儿某些方面缺陷；在医生指导下可适量补充叶酸，可预防胎儿畸形、贫血。

▶ 要适当地进行锻炼，可以选择适合自己的一些运动，如慢跑、游泳、大步走等；运动有助于拥有好体质、好心情，但是不宜过量。

▶ 保持健康的心理状态。妇科肿瘤经过治疗后，许多患者背负精神压力，容易产生自卑、焦虑的情绪，担心不能受孕，担心自身及胎儿的健康。当经过妇科、肿瘤科与产科医生的共同评估后被允许备孕，说明目前肿瘤的病情是稳定的，受孕是安全的，胎儿的健康则通过产前检查来筛查。因此备孕女性不必给自己造成不必要的思想负担，事实上，沉重的思想负担对备孕有害无利。若女性情绪变化较大，容易致使内分泌发生紊乱，进而降低受孕概率。心理健康与受孕是彼此相依的，不可分割的，保持情绪稳定，摄养心身，是受孕的重要前提。丈夫应多加体贴、谅解，保持家庭快乐。做到这些，怀孕有子的愿望是可以达到的，抱上可爱的小宝宝不再是梦。

▶ 美化、净化居家环境。干净整洁的居家环境能使人心情愉悦。保持室内空气的清新与湿度，定期整理及清洁室内外，包括卫生死角。使用优质的装饰材料和家具，减少来自这些材料散发的有害物质。

怀孕是复杂的生理过程，不能期待一次就成功，要放平心态，不要操之过急，循序渐进，有时候也需要寻求外界的帮助。被允许怀孕后，如果准备充分，无避孕的情况下，6个月内还未能受孕，考虑原有肿瘤的特殊情况，夫妇二人要寻找医疗帮助。在诊疗过程中，要做到以下几点：

● 做好与医护人员的沟通，不隐瞒病史。

● 由于每次以及总的诊疗时间可能会漫长及繁琐，要调整好心态，事先安排好工作，保持耐心。

● 家属给予足够的心理、经济支持及身心关怀。

如果自然受孕困难，则应及早采取医学助孕。由于助孕技术是比较复杂的医学过程，从准备、实施到观察的过程环环相扣，一丝不苟，均需要夫妻之间的共同配合。夫妻需要做好相关的准备，包括心理、生理等各方面，以及夫妻双方与医护团队之间的配合；夫妻要保持良好的心态，避免互相指责；配合医嘱进行各项准备，不明之处应当及时与医护沟通，不可焦虑不安，要以平和的心态对待这一漫长而又令人期待的过程。

与一般的不孕患者相比，妇科恶性肿瘤患者医学助孕的难度及效果存在差异：

▶ 妇科恶性肿瘤的手术、化疗或放疗都可以引起卵巢储备功能降低，这些患者在促排卵治疗中常常出现卵巢低反应，妊娠率显著下降。因此，在医学助孕前，患者及家属要有一定的心理准备，必要时可以放宽体外受精－胚胎移植的指征，使患者尽快妊娠。

▶ 着床率下降，最明显的是保留生育能力的子宫内膜癌患者都经历过数次内膜活检，会造成子宫内膜损伤，降低胚胎着床率。另外子宫内膜本身的病变和大剂量孕激素的应用也影响了子宫内膜容受性，对此，目前还没有很好地应对策略。

▶ 医学助孕对妇科恶性肿瘤有一定的影响。子宫内膜癌是雌激素依赖性肿瘤，促排卵治疗过程中高水平雌激素是否会引起子宫内膜癌的复发目前尚无定论，是否影响卵巢癌患者的远期预后目前亦无定论，因此必须加强孕期和分娩后的远期随访。

如果怀孕了，怎么样才能顺利分娩？

妇科肿瘤手术，如果损伤子宫肌层、子宫内膜、子宫颈，这些部位的瘢痕形成，会对妊娠以及分娩带来不良的影响。如流产、早产的发生率会上升，甚至妊娠晚期瘢痕破裂导致大出血危及生命等，因此，在妊娠及分娩过程中患者需特别注意并密切观察。

怀孕初期

怀孕初期应避免出入高温场所，因为身体持续高温会使孕妇血管扩张，血液大量流到皮肤表层，增加心脏的负荷，可能导致有心脏病的孕妇心脏病发作；而子宫、胎盘血流量也会相应减少，使得胚胎的营养供给锐减。怀孕期间腹痛是很常见的现象，腹痛的原因很多，最常见的原因乃是由于怀孕后子宫变大，子宫韧带受牵扯而引起，一般这种疼痛并不严重，可能会造成一些不适，但不会影响日常生活，通常并不需要特别治疗。但若疼痛程度较重，必须到医院就诊，确定有无流产、宫外孕等异常情况。定期通过B超检查了解胎盘种植部位与瘢痕的关系，密切注意先兆流产、先兆早产症状，如有上述症状，需积极处理，必要时终止妊娠。

怀孕中期

怀孕中期随着胎儿逐渐成长，加重了孕妇腰椎、尾椎的负担，加上盆腔淤血，均会导致腰酸。因子宫增大，压迫到大肠，使得排便时不易用力；怀孕时肠胃蠕动不好，肠胃中食物的运送比怀孕前慢 30%，因此容易造成便秘。日常生活中应维持定期排便习惯，排便时不要用力过猛，多喝水，多吃纤维类食物。忌食辛辣、燥烈的食物。每天早晚做适量的运动，如散步、体操等，要避免长时间站立。白天活动时，最好穿弹力袜及平底鞋，将重心往后调整；晚上平躺时，可在膝下垫个枕头，或以特殊枕头托住肚子。同样要注意腹痛情况，定期通过 B 超检查了解胎盘种植部位与瘢痕的关系。

怀孕后期

怀孕后期胎儿发育迅速，胎盘、子宫及母体乳房增大，羊水及血液量增加，故而应加强营养。对于瘢痕子宫者，定期做 B 超检查，观察子宫前壁下段厚度及子宫瘢痕的回声状态，测量子宫下段厚度。B 超检查若发现子宫下段瘢痕出现缺陷，或下段厚薄不一，子宫下段局部失去肌纤维结构或羊膜囊自菲薄的子宫下段向母体腹部前壁膀胱方向膨出，应考虑子宫不全破裂，建议提早剖宫产。对于子宫肌层、子宫内膜、子宫颈不存在手术瘢痕的患者，怀孕过程的注意事项同普通妊娠女性。至于分娩方式，对于子宫无瘢痕者，分娩方式如健康女性，不必考虑腹部瘢痕。对于瘢痕子宫患者，分娩方式上存在争论，一种观点认为考虑子宫破裂的隐患，选择剖宫产；另一种观点认为子宫破裂终究是少数，可以选择顺产。产前客观评价，分析产妇阴道分娩的可能性，要先向孕妇及其家属讲清阴道试产的利和弊，认真分析两种分娩方式的优缺点及可能发生的并发症和预防措施。专业人员的助产技能是影响孕妇分娩方式的重要影响因素。阴道试产的成功取决于产前对阴道试产指征的合理掌握。经阴道试产者必须具备：

◗ 不存在双胎或多胎、前置胎盘、胎儿宫内窘迫、羊水过少、过期妊娠、脐带绕颈、胎位异常等。

◗ 子宫瘢痕为子宫体部纵瘢痕。

◗ 孕妇全身营养状况好，无营养不良、贫血、严重组织水肿、低蛋白血症。

◗ 本次妊娠无严重内科合并症。

◗ 医院具备随时手术、输血和抢救的条件。

◗ 禁止使用镇痛分娩，因其将掩盖下腹压痛及腹痛的症状，致使先兆子宫破裂的诊断、处理延误。

◗ 宫颈锥切术后并不降低阴道分娩的成功率，并不一定导致宫颈性难产，不应成为剖宫产的指征。另外，加强孕期管理，及时发现并治疗阴道炎症，减少不良事件发生。

经过抗肿瘤治疗，我的孩子会畸形吗？

目前的抗肿瘤治疗大部分不致畸。抗肿瘤治疗后，如果可以生育，致畸的可能性与无抗肿瘤治疗的女性是同等的，怀上健康宝宝的希望还是很大的，少部分化疗药，有轻度的致畸作用，致畸率很低。

(1) 常见的妇科肿瘤有哪些？

良性肿瘤以子宫肌瘤发病率最高，其次为卵巢良性肿瘤，如卵巢浆液性或黏液性囊腺瘤，以及卵巢成熟性畸胎瘤；恶性肿瘤以宫颈癌最多见，其次为卵巢恶性肿瘤和子宫内膜癌。

(2) 妇科肿瘤的治疗有几种方式？哪种治疗方式对生育能力破坏最大？

妇科肿瘤的主要治疗方式有手术、化疗、放疗，根据肿瘤的性质来决定治疗方式。一般来说，手术以及化疗保留生育的概率较大，放疗对生育力破坏最大。

(3) 患者有子宫肌瘤病史 5 年，定期复查，一直处于稳定状态，现在想备孕，这个肌瘤要不要处理？

小的子宫肌瘤尤其位置好的肌瘤不会影响怀孕，一般可以不予处理；大肌瘤、位置不好的肌瘤会影响怀孕，无避孕 6 个月后未怀孕者，建议切除肌瘤。

(4) 宫颈癌患者是否必须切除子宫？

医学上符合以下条件的早期宫颈癌可行保留宫体的手术治疗：①渴望保留生育能力；②没有临床证据证明有其他影响生育的疾病存在；③ FIGO 分期 IA2-IB1 常大；④局部肿瘤小于 2 厘米；⑤无淋巴结或淋巴管转移证据；⑥没有血管转移。这些早期患者宫颈癌根治术与传统的宫颈癌根治术相比，疗效相当。另外，宫颈癌是可防可治的疾病，定期筛查、早期发现对广大年轻女性来说非常重要。

(5) 最近体检发现有卵巢囊肿，医生要我做手术，可是我还想要生孩子，怎么办？

卵巢囊肿如果是生理性囊肿或良性肿瘤，完全可以保留生育能力。如果术后发现为卵巢恶性肿瘤早期，则还是有机会保留生育能力。

(6) 宫颈癌行宫颈切除术后已 3 年，无避孕 1 年，至今未怀孕，可以进行辅助生育吗？辅助生育会导致肿瘤复发吗？

正规评估病情，如无复发迹象，建议尽早接受辅助生育计划，辅助生育不会导致肿瘤复发。

(7) 　　5 年前因卵巢恶性畸胎瘤进行过化疗，现在怀孕了，非常担心胎儿的健康。

　　化疗药物的确可以影响生殖细胞，有致畸的潜在可能。研究表明，妇科恶性肿瘤化疗幸存者下一代先天畸形无显著提高，因此不必担心，借助现代医学产前诊断手段进行筛查即可。

(8) 　　终于怀孕了，因为有子宫肌瘤手术史，我是否应减少活动，以免流产？

　　有子宫肌瘤手术史后怀孕，可以选择适合自己的一些运动，如慢跑、游泳、散步等，运动有助于拥有好体质、好心情，但是要注意适量，不宜过量。

(9) 　　宫颈癌会不会遗传给下一代？

　　宫颈癌不会遗传给下一代。

(10) 　　小林近日愁眉不展，经检查发现怀孕的同时患有宫颈癌，陷入治疗癌症还是要孩子的两难境地。

　　对于宫颈癌 IA1 期的患者，可行宫颈锥切术，保证足月生产；对于大于 IA1 期的宫颈癌，若为早孕，可先行流产，若为孕中晚期，则可剖宫取胎或剖宫产的同时采用手术治疗。

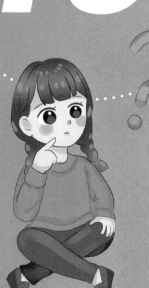

Part 19

肿瘤患者的肢体淋巴水肿防治指导

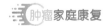
灵巧的四肢是执行大脑各种指令的关键工具之一，是生活质量的重要保障。但是，有一种大家并不是很熟悉的疾病——淋巴水肿，它会影响肢体的灵巧活动、甚至正常活动。若合并肢体感染，则会导致肢体肿胀发热，严重影响生活质量。在以前，针对淋巴水肿的发生，由于其发病原因不明确，既没有好的预防措施，也没有好的治疗措施。导致淋巴水肿发生的原因有很多，目前主要是由于肿瘤治疗引起的多见，因为更多关注了肿瘤本身，对于不会危及生命的淋巴水肿，关注的人就很少了。随着肿瘤治疗效果的提高、治疗后长期生存的患者增多，患者对于生活质量的要求已经越来越受到重视，淋巴水肿导致的生活质量下降的情况已经受到广大患者的重视。事实上，医务人员也对早期淋巴水肿等相关治疗后不良反应进行了一定的研究，并总结出了一整套的预防及治疗方案。所以说，淋巴水肿已不再像以前那样被忽视。

那么，淋巴水肿该怎么发现和治疗呢？

我手术侧的肢体怎么就肿起来了

淋巴水肿分为原发性淋巴水肿和继发性淋巴水肿。原发性淋巴水肿一般由遗传性原因引起，主要由淋巴管系结构缺陷导致；而继发性淋巴水肿的原因多见于肿瘤根治性手术和放疗后。其他病因还包括患肢反复丹毒、淋巴结特异性和非特异性炎症、淋巴结增殖性病变、淋巴瘤、淋巴结活检手术、副乳切除手术等。目前，淋巴水肿发生的主要原因是继发性原因，而又以肿瘤根治性治疗相关引起的为主。在我国，保守估计淋巴水肿人数约有数千万。一般认为，只要涉及淋巴清扫的手术均可导致淋巴水肿，在肿瘤中，又以乳腺肿瘤、盆腔肿瘤相关的淋巴水肿最为常见。

乳腺癌相关淋巴水肿

乳腺癌相关淋巴水肿，一般指的是上肢淋巴水肿。目前考虑病因主要是淋巴液回流的"道路"被破坏或被堵塞，引起犹如货车样的大分子不能顺利回运至血管，货车堵塞的主干道，像电解质等的小汽车也一样被堵住，越积越多，导致肢体发生肿胀。而导致"道路"被破坏或者堵塞的原因可能与涉及淋巴结手术有关。

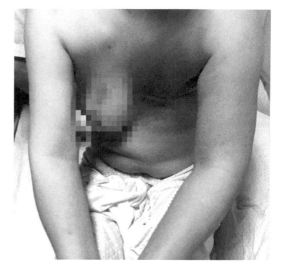

上肢淋巴水肿

在外科治疗中，行前哨淋巴结活检者，其淋巴水肿发病率平均为 6.3%（0~23%）；行腋窝淋巴结清扫者，其淋巴水肿发病率平均为 22.3%（11%~57%）。放疗也会增加淋巴水肿的发病率、加重"堵车"的严重程度。另外，腋窝反复积液、术区或上肢的感染、年龄偏高、肥胖等因素均是发生淋巴水肿的高危因素。发生淋巴水肿，最直观的感受就是手臂变粗了、手臂上的"皱纹"变少了，同时会伴有上肢的肿胀感、活动障碍、皮肤紧绷感，可见肘部软组织增厚，也有部分患者会合并感染，从而出现皮肤发红、疼痛等表现。

盆腔肿瘤相关淋巴水肿

盆腔肿瘤相关淋巴水肿，一般指下肢淋巴水肿，是妇科恶性肿瘤术后或放疗后的常见并发症之一，其发病机制与乳腺癌相关的淋巴水肿类似，只是盆腔肿瘤相关的淋巴水肿主要影响的是下肢，而乳腺癌相关的主要影响的是上肢。研究表明，妇科恶性肿瘤治疗后患者的淋巴水肿的平均发病率为 25%，其中子宫内膜癌发病率为 1%，宫颈癌发病率为 27%，外阴癌发病率则达到了 30%。

虽然淋巴水肿发病率不低，但未引起足够的重视，来医院就诊者就更少了。在欧美国家，有 1/3 发生淋巴水肿的患者未被诊断和治疗。在我国未得到系统、有效诊断与治疗的淋巴水肿患者人数可能更多。这主要与淋巴水肿的非致命性有关。临床更关注于肿瘤围手术期的治疗和护理、术式的改良和复发率的降低，而忽视了淋巴水肿的危害性。

该怎么检查才能知道肢体淋巴水肿程度

我们该如何发现淋巴水肿呢？淋巴水肿一般慢性起病，早期仅有轻度肿胀时，用手指按压可有凹陷性压窝（指凹征），抬高患肢和卧床休息后肢体肿胀可以消失或减轻，大部分患者这时候往往不会太在意。此时如果不加以注意和治疗，肿胀会继续加重，导致肢体变得粗肿而硬，皮肤增厚，弹性消失，指压时凹陷性压窝不明显，休息和抬高患肢都不能使肿胀消减，两侧肢体明显不对称，严重者会有肢体疼痛、酸胀或活动障碍。提重物、感染等都会诱发淋巴水肿病情加重，有时会合并淋巴管炎，出现皮肤发红、皮温升高、酸胀感明显等表现。以上的变化，不管在上肢还是在下肢情况都类似。

根据美国理疗协会的分度标准，将淋巴水肿分为三度。①轻度水肿：患侧肢体体积大于健侧 20% 以内；②中度水肿：两侧肢体体积相差 20%~40%；③重度水肿：患者肢体体积大于健侧 40% 以上。也可根据国际淋巴协会（ISL）分级标准进行分期。0 期：亚临床肿胀状态（肿胀不明显，淋巴运输功能受损）；Ⅰ期：早期阶段，肢体有凹陷性水肿（指凹征），患肢抬高可使水肿消退；Ⅱ期早期：患肢抬高水肿难以消退、指凹征明显；Ⅱ期晚期：病变组织纤维化，患肢可伴有或者不伴有指凹征；Ⅲ期：患肢出现组织硬化（纤维化），指凹征消失，皮肤增厚。不管采用何种测量方法和分度标准，关键在于动态监测，以评估水肿发生的动态变化及治疗效果。

因此，发现淋巴水肿最简单的方法就是自我感觉 + 测量。自我感觉包括自体的肿胀感、活动情况、红肿情况等；测量就是测量肢体的周径，并与健侧进行比较，看看有无增大，以及增大比例有多少。当然，如果要准确的测量或者说准确的评估淋巴水肿的严重程度，影像学检查能够给我们很大的帮助。目前，核素淋巴显影是观察淋巴系统的首选方法，它是一种安全、非侵入性、符合生理且对淋巴管内皮无损伤的检查方法。该技术不仅能观察淋巴管形态，而且还可以观察周围淋巴管的功能。MRI 可以了解肢体水分的储存分布；吲哚菁绿荧光成像可显示出浅层淋巴管的状态，并能进行动态观察。CT、B 超、近红外荧光成像等也是常用的技术。

值得一提的是，有一种与淋巴水肿很像的疾病，即静脉血栓性水肿。两者临床表现很相似，但在发病原因、治疗方式上有很大区别，应注意鉴别。静脉血栓性水肿是由静脉血栓引起。静脉血栓本身是恶性肿瘤患者的一种常见并发症，1968 年 Trousseau 首次提出恶性肿瘤患者易发生血栓症的观点，其发生危险度为普通人群的 4.4 倍，这一方面可能与肿瘤导致的血液高凝状态有关；另一方面则与患者接受的治疗（包括手术、化疗、激素治疗、放疗及留置中心静脉导管）有关。妇科恶性肿瘤治疗后血栓性下肢水肿发病率为 0.3%~23%。危险因素除了恶性肿瘤诊断和化疗外，还有高龄、肥胖、吸烟史、遗传等。静脉血栓可以发生于浅静脉、深静脉，其中深静脉血栓发生又最常见，不易发现多为突然出现。表现为肢体疼痛，有皮肤温度变化，与血管供血好坏有关，严重者的患肢皮温明显下降，肢体肿胀，后期发展为静脉曲张；一些患者有皮肤颜色发青，或难治性溃疡；若累及动脉，则会出现动脉搏动减弱或消失。乳腺恶性肿瘤治疗后血栓性上肢水肿发病率没有妇科肿瘤那么高，一般为 0.3%~3%，发病原因除了化疗、PICC 置管外，还有就是使用内分泌药物治疗引起的血栓性肿胀，这类药物引起的血栓可发生在身体的任何部位，应该引起患者们的注意。

③ 怎么做才能减缓淋巴水肿程度

淋巴水肿的治疗目的在于改善肢体的肿胀程度，增加肢体的活动度，减少肢体发生继发性病变（如感染、纤维组织增生）的机会。目前治疗淋巴水肿的方法可分为两大类，即保守治疗和手术治疗。

保守治疗

保守治疗主要指的是综合消肿治疗（CDT）。CDT是近几年来兴起的治疗淋巴水肿的方法之一，对于有完整淋巴回流的水肿患者效果尤为明

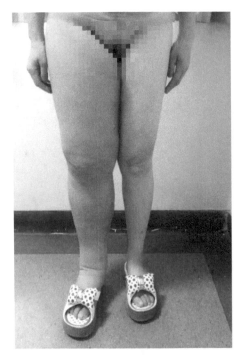

显，包括人工淋巴引流、压力绷带治疗、皮肤护理等。患者一般需要接受每周5天、每天2小时的人工淋巴引流按摩，持续3~8周。该过程完成后，再经过长时间的自我皮肤护理及锻炼，并使用专用的绷带包扎患肢，以完成整个CDT过程。CDT的原理是依据人体淋巴系统的分布，利用手法按摩，打通"任督二脉"，即各个体表淋巴引流区之间的交通支，使患侧区域的淋巴通过交通支从通畅的淋巴系统回流。经过治疗滞留的组织水肿液得到疏通和排除，患肢变得松软，体积随之缩小。有研究证实，CDT可有效减轻淋巴水肿、

提高患者生活质量。一般情况下，患肢体积平均下降 50%~63%，若能一直坚持，患肢体积下降能达到 79%OCDT 模式作为治疗上肢水肿的有效方法之一，具有无创、不良反应少、疗效持久等优点，但不足之处在于治疗时间长，需要患者坚持不懈地配合。

锻炼、药物治疗也是保守治疗之一。美国国家综合癌症网络（NCCN）指南建议，肿瘤患者保持健康的生活方式，特别对于淋巴水肿中度风险者，锻炼不仅可以减轻水肿程度，还会增加关节的运动范围。药物治疗包括使用利尿剂等，在部分淋巴水肿患者中有效，但疗效不持续，也不稳定。淋巴水肿在中医学属"水肿""脉痹"范畴，治疗原则为利水消肿、补气通络。CDT 后淋巴水肿的保守治疗方法还有空气波压力治疗，但其挤压的压力过大，会造成肢体近心端水肿液滞留，长期使用会加重组织纤维化，远期效果不佳。

手术治疗

在过去的十年中，手术往往被运用于保守治疗无效的淋巴水肿中，一般运用于水肿严重患者（重度水肿的患者）。尽管如此，手术治疗的效果目前仍有待证实。手术治疗淋巴水肿的方式多种多样，其目的在于把被破坏或被堵塞"道路"，进行修复或重建。重新建立淋巴回流，包括局部切除术、吸脂术、淋巴重建和组织转移手术等。

手术治疗淋巴水肿是一种有创的操作方式。较之保守治疗，其减轻淋巴水肿的短期效果好，远期效果仍有待进一步观察。目前，已经有多项研究手术与保守治疗联合的治疗方式，初步结果均具有良好的治疗效果。但手术治疗一般创伤较大，需要麻醉的配合，因此，对于有麻醉手术禁忌证的患者，可能并不是很适用。对于手术时机没有一定的限制，当患者不能忍受肢体带来的痛苦时，或患者的手腕或脚踝开始出现肿胀，而保守治疗疗效又不确切时，即可以考虑手术治疗。目前乳腺癌术后上肢水肿的治疗是一项临床难题，现阶段强调以预防为主，可根据个体差异制订综合治疗方案。

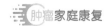

 **淋巴水肿可以预防吗**

　　淋巴水肿是可以预防的，主要以减少手术范围、适当的治疗后锻炼以及注意平时生活细节为主。

　　◗ 手术范围的减少：如针对早期乳腺恶性肿瘤的前哨淋巴结活检替代腋窝淋巴结清扫，已经将术后淋巴水肿的发病率降至 10% 以下。再者，对于保乳手术，即使前哨淋巴结存在 1~3 枚淋巴结的转移，也可考虑放疗代替腋窝淋巴结清扫。手术范围的减少，在保证疗效的前提下，不仅利于患者的顺利康复，也利于减少包括淋巴水肿等并发症的发生。

　　◗ 肢体功能的锻炼：术后 3~4 天即可进行适当的肢体功能锻炼，按不同阶段先易后难，循序渐进。锻炼时避免过劳，适可而止，重在坚持。功能锻炼不仅有利于肢体静脉血和淋巴液的回流，促进上肢功能恢复，也能减轻瘢痕形成和因长期不能舒张所致的瘢痕挛缩影响淋巴回流通路。

　　◗ 日常注意事项：患侧肢体尽量不负重劳动，保持清洁，避免外伤，防止感染。尽量不用患侧肢体进行抽血、静脉穿刺、输液等医疗项目。坚持适度的体育锻炼，建立良好的饮食习惯，控制食盐量，保持理想体重。

　　随着大家对淋巴水肿认识的不断加深以及对其研究的不断深入，将会有更多更好的方法来减轻、消除已发生的淋巴水肿；也随着肿瘤治疗技术的不断进展和精准医疗的施行，因肿瘤治疗导致的淋巴水肿的发生率也必定越来越低。

什么原因导致了淋巴水肿？

目前考虑病因主要是淋巴液回流的"道路"被破坏或被堵塞，引起犹如货车的大分子不能顺利回运至血管，货车堵塞的主干道，像电解质等的小汽车也一样被堵住，越积越多，导致肢体发生肿胀。而导致"道路"被破坏或者堵塞的原因可能与涉及淋巴结手术有关。水肿最常见的部位在上肢及下肢。

淋巴水肿能治愈吗？

一般认为，去除了导致淋巴水肿的原因，就可以治愈淋巴水肿。例如由丹毒、感染等原因导致的淋巴水肿，感染得到控制后，淋巴水肿也就会被治愈。而对于肿瘤相关的淋巴水肿，通过积极的治疗，可以减轻淋巴水肿肿胀程度或延缓淋巴水肿的发生，恢复到正常的水平。

发生淋巴水肿后能做家务和正常工作吗？

抗肿瘤治疗后，并不是人人都会发生淋巴水肿。目前研究表明，肿瘤相关的淋巴水肿发病率为3%~30%，这其中大部分是轻中度的，一般并不会影响日常的工作和生活。但是，平常生活和工作需要注意一些基本事项，例如勿使患侧肢体负重过多、勿发生肢体感染等。

发生淋巴水肿后能锻炼身体吗？

生命在于运动！身体锻炼是人人需要的，只不过在患有淋巴水肿的患者中，或者患者存在发生淋巴水肿高危因素时，锻炼需要注意一些事项。对于患侧肢体，可按照医院告知的方法进行一些适当锻炼，不能用力过度，也不要进行负重运动，平时可对患侧肢体进行按摩，按摩方向是从远到近，力度要轻微，其目的不是放松肌肉，而是促进淋巴回流。

(5) 淋巴水肿日常生活要注意些什么？

患侧肢体尽量不负重劳动，保持清洁，避免外伤，防止感染。尽量不用患侧肢体进行抽血、静脉穿刺、输液等医疗项目。坚持适度的体育锻炼，建立良好的饮食习惯，控制食盐量，保持理想体重。

(6) 淋巴水肿什么时候要来就诊？

如果感觉一侧肢体明显较对侧肢体肿胀，表面皮肤发红、紧绷，有时会合并瘙痒、疼痛，肢体活动障碍加剧，这些都是淋巴水肿发生的信号，提醒患者尽快到专科门诊就诊。

(7) 淋巴水肿与肿瘤复发有关吗？

一般认为淋巴水肿与肿瘤复发无关。淋巴水肿的发生是由于治疗或其他原因破坏了淋巴系统正常的回流导致的，与肿瘤发生的机制是不同的。但是，肿瘤复发可能会加重淋巴水肿回流障碍，加重组织间液的潴留，从而使淋巴水肿发生或加重。

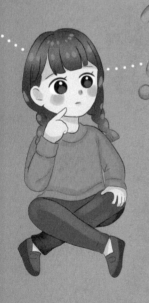

Part

20

肿瘤康复期患者的就医指导

1 肿瘤治疗有哪些特点，为什么
治疗涉及多个科室

2 医院科室那么多，我如何选择

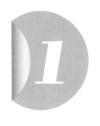

肿瘤治疗有哪些特点，为什么治疗涉及多个科室

　　恶性肿瘤是一种严重威胁人类健康和生命的疾病。近年来无论在发达国家或发展中国家，恶性肿瘤的发生率和死亡率均不断上升。在我国恶性肿瘤已位于死因的首位，成为国家医疗卫生政策和预防控制关注的重点。随着医药科技的迅猛发展，肿瘤的治疗方式也不断创新、进展。在肿瘤治疗中有多种治疗手段，如外科手术、微创手术、放疗、化疗、血管介入治疗、内分泌治疗、微创消融治疗及中医药系统诊疗，等等。近些年来，基因靶向药物治疗、免疫治疗、生物治疗、精准放疗等学科迅速发展，这也要求在治疗中根据不同患者的具体病情选择不同方法进行治疗。

　　同时，在积极科学的治疗过程中，肿瘤患者自身体质的锻炼、生活方式的调整、饮食的合理搭配及适当的引导按摩、科学的康复方式等，对整体治疗也尤为关键。

　　正如 WHO 指出的，恶性肿瘤是一种慢性全身性疾病。科学、规律、系统的诊疗以及积极乐观地面对它，我们总能找到战胜它们的方法，充分享受优质健康、充实美好的生活。目前，肿瘤的主要治疗手段包括手术、放疗、化疗、生物免疫治疗、基因靶向治疗等，每种治疗手段都有各自的优势与不足之处，针对不同人的疾病特点，科学合理地应用它们，从而使治疗事半功倍，疗效更佳。

　　因恶性肿瘤具有复发转移的特点，经规律合理治疗后的患者处于肿瘤康复期，仍需要长时间定期随诊、治疗、复查。因而对于患者而言，正确有效的临床治疗很重要，而康复期的康复治疗尤为关键。这是因为肿瘤治疗与一般疾病有不同之处：①肿瘤患者临床治愈不等于真正的生物学上的治愈，因为有相当一部分患者还会复发和转移，需要做好预防复发和定期检查。②现代治疗均为损伤性治疗，如手术会造成患者形体损毁和脏器功能损害，化疗和放疗会造成严重的并发症。因此临床治疗后需要继续做康复治疗，减轻器官伤残的影响，改善功能障碍。③ WHO 认为肿瘤是一种慢性病，慢性病不仅需要注重治疗，更需要重视康复，可以说康复治疗决定了患者的生活质量和生存周期。

随着大量循证医学证据的问世，现代肿瘤的治疗已经进入了临床多学科综合治疗（MDT）时代，MDT 是根据患者的机体情况、肿瘤的病理类型、肿瘤侵犯范围（病期）和发展趋势，有计划地、合理地应用现有的治疗手段，较大幅度地提高了肿瘤治愈率、延长了生存期、提高了患者的生活质量。其最大限度地发挥了各学科的专长。加强学科协作的 MDT 模式对于肿瘤患者的规范化、个体化治疗具有不可替代的重要作用。MDT 的成员一般包括多学科的专家，如外科、内科、放疗科、医学影像科、检验科、病理科、介入科、护理和心理治疗的专家以及社会工作者等。

肿瘤康复期患者常根据自己病情及治疗手段的不同，与其随访相关的科室也各有特点。下一节将对肿瘤康复期的相关科室进行简单的介绍，为患者科学、客观地认识和选择诊疗方式提供帮助。

医院科室那么多，我如何选择

已经做完手术了，还需要在肿瘤外科就诊

目前，外科治疗作为肿瘤治疗的主要手段之一。根据不同目的，如明

确诊断、手术治愈的目标，以及依据患者年龄、全身状况而选择的术式来减少肿瘤的增长、提高患者的生活质量等，临床常有以下多种术式：诊断性手术、治愈性手术、姑息性手术、远处转移癌切除术、激素依赖型肿瘤的内分泌腺切除术、重建与康复术、肿瘤的预防性手术，等等。而外科术后的康复对提高疗效、改善预后意义重大。本节主要介绍肿瘤外科治疗后患者的术后康复活动指导与术后复诊随访指导两个方面。而与其相关的饮食、心理等指导请详见相关章节。

术后康复活动

指导肿瘤患者术后适当的全身活动是非常有必要的，要以适合自身当前的身体状况为前提，因人而异。

> 术后若无禁忌证，患者应在 1~7 天后下床活动，早期下床活动，可由家属搀扶在病房里走动，以促进身体各部位功能的恢复。

> 如果手术创伤较重，术后体力较差，不能下床者，可在床上做肢体运动和翻身动作。

> 如果身体恢复良好，可逐步加大运动量，变换锻炼内容，从散步、练气功、打太极拳到做操乃至慢跑等。

术后复诊随访指导

通常来说，临床治愈的含义往往指的是没有肿瘤复发迹象，同时有与未患肿瘤者相同的预期寿命。但对于多数肿瘤患者来说，5 年生存率常被作为肿瘤恢复期的评价指标。而事实上，对于一些侵袭性较强或者恶性程度较高的肿瘤患者来说，常用 3 年生存率来评价是否治愈。正因为任何肿瘤都有复发的可能，而定期复查和早期发现、早期治疗则显得尤为重要。患者应对自己所患肿瘤的特性有所了解，要遵照医生建议定期复查。不同肿瘤复查时因侧重点不同，肿瘤相关指标也不同，因此应定期咨询医生，不能千篇一律。

总之，对于外科术后患者而言，术后康复的意义重大。对于患者术后机体创伤的愈合、脏器功能的恢复、肢体运动功能的锻炼，以及早日回归社会生活和积极预防术后疾病复发等方面均有积极意义，良好的医患配合的积极康复方案，会对患者有重要的指导意义。

肿瘤内科治疗那么多，该如何选择

在肿瘤的治疗过程中，肿瘤内科是大家经常需要接触的科室之一。内科治疗作为肿瘤治疗的主要手段之一，其包含了化疗、药物治疗、减轻药物毒副反应、对症支持、营养支持等多个方面。其中化疗是一种全身治疗性手段，对于全身性癌症（如白血病、淋巴瘤）和临床及亚临床远处转移性癌症或局部晚期癌症，化疗常为

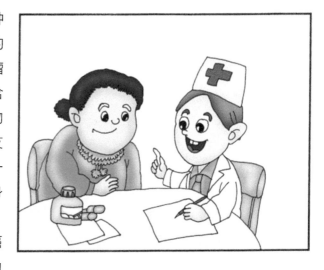

唯一可选择的有效治疗手段。肿瘤内科医生的康复指导将会对大家既往治疗的疗效提高、改善体质、减轻毒副反应。

常见肿瘤内科治疗的内容和意义

在现实生活中，肿瘤患者以中晚期及年老者为主，肿瘤内科治疗更是人类抗击疾病的重要方式之一。肿瘤内科治疗常包括：细胞毒药物治疗（即通常说的化疗）、靶向药物治疗、免疫治疗、药物对症治疗（如提升白细胞数量、对症止吐、改善贫血等）、营养支持治疗（如改善食欲、静脉营养支持等），其康复的主要目的有密切观察毒副反应，评估用药和治疗后长期随访，观察缓解期长短与远期毒性等。

常见内科治疗的周期特点

常见的内科治疗一般包括治疗周期和治疗疗程。治疗周期指的是一个治疗方案做一次治疗所需要的时间，其中包含了用药时间和用药后观察、监测、对症治疗的时间。治疗疗程指的是整个治疗计划所需要的时间，常包括多个治疗周期。

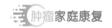

治疗后康复的注意事项

肿瘤内科治疗的康复根据治疗周期和治疗疗程可以分为两个方面。前者，患者在一个治疗周期中完成治疗用药后，其康复主要以减轻治疗药物的毒副反应和缓解患者身体不适为原则。大多数情况下，常见的化疗毒副反应有胃肠道反应、骨髓抑制、神经毒性等，因而用药间隔时期内，给予抑酸护胃、镇吐止呕、促进红细胞、粒细胞、血小板生成及营养神经、改善食欲等治疗。期间配合积极的生活方式、饮食、运动锻炼等合理的康复方案，会使患者降低毒副反应发生率、减轻毒副反应程度、提高治疗依从性和改善生活质量。

在患者已顺利完成治疗疗程计划后，其康复主要以促进患者身体体质恢复、恢复器官正常功能、增强免疫力、更好地引导患者顺利回归正常社会活动为目标。

要"烤电"放疗，该怎样康复？

肿瘤放疗是一种局部治疗手段，对放射敏感的肿瘤可被根治，常规放疗具有剂量限制性毒性。放疗适应证广，效果确切，广泛应用于综合治疗。根据其适应证分为：根治性放疗，即消灭肿瘤的原发和转移灶，常用于皮肤癌、鼻咽癌、早期喉癌；姑息性放疗，主要用于抑制肿瘤生长、减轻痛苦、提高生活质量、延长生存。

放疗的并发症主要包括放射部位皮肤损伤、骨髓抑制、消化道反应及疲乏、脱发等。其康复内容也相对简单，在治疗过程中，密切与医护人员交流，可以降低其发生的概率。

影像科总是拍片，有意义吗？

随着科技的进步，先进的医学影像设备如同医护人员的"华佗之眼"，借助它们医生可以清楚地看到身体内部器官的构造与发生病变的情况。这为肿瘤的治疗提供了直观、可靠的依据，也是明确诊断、确定分期、指导治疗方案、评价治疗疗效、判断预后、有效预防治疗并发症出现的重要依据。目前主要有 X 线片、超声、CT、MRI、PET-CT 检查等，其成像原理各不相同，因而各有优缺点。合理的应用不同手段，充分发挥它们的优点为我们的治疗获益良多。肿瘤影像学在恶性肿瘤的防治康复中有以下几点意义。

肿瘤筛查

肿瘤筛查是对无症状人群进行检查，以期发现早期恶性肿瘤，提高肿瘤患者治愈率，降低患者死亡率。设备的不断进步使早期癌症的发现越来越多。如今，先进的 CT 技术可以成像出如同纤维结肠镜效果的动态影像，达到结肠镜的观察效果，称之为 CT 仿真结肠镜。CT 仿真结肠镜对结肠癌、的敏感性为 100%，对直径大于 10 毫米的息肉的发现可达到 90% 以上，准确性与纤维结肠镜相当，对年老体弱者、不能耐受内镜及胃肠道造影的人群，是较好的筛查手段。目前欧美发达国家已在广泛应用。

肿瘤精确分期

现代影像学使肿瘤的临床分期更精确，已经成为肿瘤临床治疗的主要决策依据之一。例如胃肠道双对比造影，明显提高了早期癌症的诊断准确性；CT 和 MRI 在胃肠道肿瘤中的应用，为肿瘤的术前分期和评估提供了更多的影像学信息。

微创医学的快速发展，也使肿瘤的治疗模式逐渐向低损伤方向发展。微创医学要求影像科医生应用先进的影像仪器，为临床医生提供肿瘤准确的空间定位和周围准确的解剖结构信息，尤其对于血管和器官解剖结构变异的检出，对于微创手术的成功至关重要。目前应用先进的影像技术提供模拟手术入路、重建解剖结构、完成复杂的体积和血流动力学的测量等，都为肿瘤的个体化治疗提供了有力的帮助。

肿瘤的监测与疗效评估

通过观察肿瘤体积、径线等形态的变化来监测和评价疗效。灌注成像、

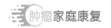

扩散加权成像、磁共振波谱、PET 等功能成像和分子影像学方法，使肿瘤早期评价和预测疗效成为可能。

复查肿瘤指标那么多项目，有什么意义

肿瘤标志物是肿瘤细胞在癌变过程中由于癌基因的表达而生成的抗原和其他生物活性物质，可在肿瘤患者的体液及排泄物中检出，而在正常组织或良性疾病中不产生或产生极微。绝大多数肿瘤标志物对肿瘤的诊断仅有相关性，而无特异性。所以多种肿瘤标志物联合检测对肿瘤的诊断意义更大。

肿瘤标志物（TM）的检测意义重大，概括如下。

肿瘤筛查

肿瘤筛查是从无症状人群中寻找可疑者。肿瘤标志物检测是肿瘤初筛的有效方法，常用于高危人群筛查。例如，AFP：筛查原发性肝癌；PSA：50 岁以上男性筛查前列腺癌；高危型 HPV：筛查宫颈癌；CA125+ 超声：50 岁以上女性筛查卵巢癌。肿瘤标志物异常升高，无明显症状和体征，需进行复查、随访。若持续增高，应及时做进一步检查确诊。

辅助诊断

肿瘤标志物的特异性不够强，不能单纯依据肿瘤标志物确诊肿瘤，但可提供进一步诊断线索。但是肿瘤标志物缺乏组织器官特异性，不能定位诊断。其主要用于辅助和鉴别诊断。如本－周氏蛋白、AFP、HCG、PSA 等具有特征性癌谱。另外动态观察肿瘤标志物进行性升高具有明确的诊断意义；良性疾病的标志物升高常为一过性的，而恶性肿瘤的标志物升高多为持续性。

监测病情和疗效

监测疗效、复发转移是肿瘤标志物最重要的临床应用。肿瘤患者经手

术、化疗或放疗后，特定的肿瘤标志物含量升降与疗效有良好的相关性，通过动态观察可反映肿瘤有无复发、转移。

我需要去中医科就诊吗

因恶性肿瘤具有复发、转移的特点，经西医住院治疗后的患者属于肿瘤康复期，仍需要长时间的定期随诊、治疗、复查。中医治疗在肿瘤患者的康复阶段能发挥其独特的优势，恰当地应用中医调理能减轻既往治疗对身体造成的不可避免的某些损伤，提高机体的免疫力，并能够"扶正抗癌"，一定程度上预防肿瘤复发、转移，从而起到"已病防变""愈后防复"的目的。

肿瘤康复期患者应在辨病辨证相结合的基础上进行中医辨证论治康复治疗。应在中医肿瘤专科医生的指导下进行治疗。使用中成药时，更要注意中医理论的指导，才能产生更好的疗效，减少不良反应的发生。中医中药调护常在减轻放、化疗后的骨髓抑制、改善化疗药物致手足麻木、防治放疗后溃疡及创口等方面有很大优势。

总之，现代肿瘤的治疗已经进入了临床多学科综合治疗（MDT）的时代，其最大限度地发挥各学科专长、加强学科协作的 MDT 模式对于肿瘤患者的规范化、个体化治疗具有不可替代的重要作用。肿瘤康复期患者常根据自己病情及治疗手段的不同，与其随访的相关科室各有特点。笔者简单总结一个顺口溜，也可以帮大家介绍和参考：

肿瘤诊断往往是：症状体征无特异，

肿标检查响警铃，影像检查明有无，

病理穿刺可确诊。

确诊之后常规思路是：

影像检查助分期，分期决定手术否？

临床往往中和晚，全身化疗占大半。

局部治疗技术多，放疗射频氩氦刀，微波粒子光动力，各有所长有奇效。

骨转移有磷酸盐，核素以及骨水泥，科学合理搭配好，专科综合疗效好！

中药最能保平安，辨证论治才有效，围手术期助恢复，化疗前后解毒副，增强药物的疗效，减轻症状有特长。

康复患者重随访，医患配合保安康！

肿瘤患者的康复运动有哪些注意事项？

运动有益强身，在肿瘤患者的康复运动中，首先值得推荐的就是散步。古人云："散步者，散而不拘之所谓，且行且立，且立且行，须持一种闲暇自如之态。"古人认为："饭后食物停胃，必缓行数百步，散其气以输于脾，则容易腐化。"睡前散步，可使精神放松，促进睡眠。其他时间，亦可散步，贵在坚持，久必获益。

长期卧床的患者，康复运动有哪些方式和注意事项？

肿瘤患者如果长期卧床，身体处于失用状态，会使关节僵直，肌肉萎缩。卧床时间越长，恢复体力所需的时间也越长。在此种情况下，可以让患者循序渐进地在床上做些适合于自己体力和耐力的保健操。当病情好转并可以下床活动时，则可进行活动量稍大的保健操锻炼。这样可使肌肉不至于萎缩，关节不至于僵硬。还可减轻骨脱钙，防止压疮和血栓形成，并使患者增进食欲，产生健康感。